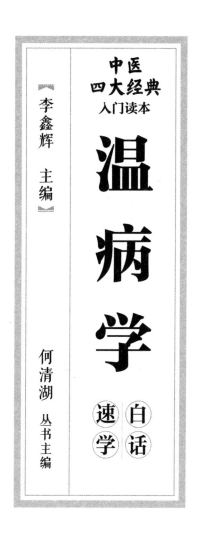

中医
四大经典
入门读本

【 李鑫辉 主编 】

温病学

何清湖 丛书主编

白话
速学

全国百佳图书出版单位

化学工业出版社

·北京·

温病学是中医四大经典之一，是研究温病的发生发展规律及诊治、预防的一门临床基础学科，也是中医学专业主干课程之一。《温热论》及《温病条辨》铸就了卫气营血辨证与三焦辨证，开创了温病辨治体系。本书精选原著内容进行白话解说，介绍了温病学的基础理论、基本知识和诊治温病的基本技能。全书通俗易懂，适合中医药爱好者、中医初学者阅读使用。

图书在版编目（CIP）数据

温病学白话速学/李鑫辉主编 . —北京：化学工业出版社，
2017.7（2020.8 重印）

（中医四大经典入门读本/何清湖主编）

ISBN 978-7-122-29796-9

Ⅰ.①温… Ⅱ.①李… Ⅲ.①温病学说 Ⅳ.①R254.2

中国版本图书馆 CIP 数据核字（2017）第 120788 号

责任编辑：陈燕杰	装帧设计：关　飞
责任校对：王素芹	书名题字：何胤星

出版发行：化学工业出版社（北京市东城区青年湖南街 13 号　邮政编码 100011）
印　　装：凯德印刷（天津）有限公司
710mm×1000mm　1/16　印张 16　字数 316 千字　　2020 年 8 月北京第 1 版第 2 次印刷

购书咨询：010-64518888　　　　　　售后服务：010-64518899
网　　址：http://www.cip.com.cn
凡购买本书，如有缺损质量问题，本社销售中心负责调换。

定　　价：69.00 元　　　　　　　　　　　　版权所有　违者必究

《中医四大经典入门读本》
丛书编委会

丛书主编

何清湖

丛书副主编

喻　嵘　刘富林

编委会

（按姓氏笔画排序）

王佳娜	王海兰	文艳萍	方　鹏	邓　娜	艾碧琛	危　玲
刘旺华	刘国华	刘　娟	刘墨熙萱	许福丽	苏丽清	苏联军
李　花	李夏静	李彩云	李雅婧	李鑫辉	杨艳红	杨　梦
肖　青	肖碧跃	别明珂	何宜荣	何　栋	余亦程	邹旭峰
宋邦宪	张伟宁	张　婕	张　翔	陈妍妍	陈　婷	易亚乔
罗惠文	周湘乐	胡康丽	钟银玲	郜文辉	徐　佳	徐靖婷
唐冰镕	唐　菲	黄　振	黄淼鑫	曹　雯	崔玉辉	彭晓芳
彭智远	舒　译	曾序求	谢雪姣	睢世聪	解冬白	蔡华珠
霍铁文	戴玉微					

学术秘书

肖碧跃　刘仙菊

《温病学白话速学》
编写人员

主编

李鑫辉

副主编

何宜荣　李彩云

编写人员

许福丽　肖　青　李彩云　李雅婧　李鑫辉

何宜荣　陈研焰　苏丽清　唐　菲　黄森鑫

崔玉晖　戴玉微

前言

中医学是中华民族优秀文化的重要组成部分，博大精深，是国之精髓，国之瑰宝！中医典籍蕴含医学之精华，是历代医家经验智慧的结晶，是培养中医思维的源泉。王冰说："将升岱岳，非径奚为，欲诣扶桑，无舟莫适。"历代医家之典籍就是"径"、就是"舟"，入门中医学领域，须研读中医典籍，中医经典是解决问题的法门。因此"做名医，读经典"一直是中医莘莘学子的座右铭，古今中医大家的成长，无不验证了这一真理，凡成一代大家者，必是熟读经典、领悟经典，以知其源、溯其流，而终有所成就。

《黄帝内经》《伤寒论》《金匮要略》《温病条辨》是中医典籍中四部具有重要意义的经典著作，对临床都具有巨大的指导意义和研究价值。

《黄帝内经》是现存最早的中医学典籍，它奠定了人体生理、病理、诊断以及治疗的中医认识基础，是中国影响极大的一部中医学著作。尤其是其养生之道内容翔实，是从医学角度对养生之道和长寿之法进行系统论述的巨著。

《伤寒杂病论》是我国现存最早的理论联系实际的临床诊疗专书，奠定了理、法、方、药的基础。《伤寒杂病论》又分为《伤寒论》《金匮要略》两部著作。《伤寒论》系统分析了外感病的病因、症状、发展以及治疗，发展并完善了六经辨证之理论体系，是中医临床医学的奠基之作。

《金匮要略》是我国现存最早的一部论述杂病诊治的专著，其用方遣药，法度严谨，是治疗疑难杂病的典范之作，对后世临床医学的发展有着更重大的贡献和深远的影响。

《温病条辨》为清代吴鞠通所著，是温病学的集大成之作。其集成了《黄帝内经》及张仲景、喻嘉言、叶天士等大家之学术思想，建立并完善了温病学说体系，创立了三焦辨证纲领。

本丛书以《黄帝内经》《伤寒论》《金匮要略》《温病条辨》四部经典的主要内容为核心，以全国高等教育国家级规划教材内容为蓝本，精选原文，展现原著风貌。并附以提要、词解，提炼原文中心思想，以通俗易懂的白话逐句解释原文。分析速记部分以图表形式，一目了然，便于记忆。方解与临床运用旨在解析方药的配伍及加减特点，提炼方证临床的应用基本要点，启迪读者临床思路，快速掌握方证的临床运用。医案部分节选名医运用经方治疗疑难杂病的典型医案，培养读者的中医临床思维。

丛书力图通俗易懂，简单易学，方便实用。期望能把原本深奥、难懂的古代原文通俗化、直观化，让无中医基础的中医爱好者容易入门经典，理解经典，从而运用经典，传播中医知识。然中医经典博大精深，理论深奥，编写之时如有疏漏之处，欢迎各界专家学者和广大读者提出宝贵意见和建议，以利于进一步修订完善。

何清湖
湖南中医药大学
2017 年 3 月

编写说明

《温病学》是数千年中华民族积累的医学经典，是中华医学史上一颗璀璨的明珠。光辉灿烂的中医《温病学》横贯五千年的岁月，《温热论》及《温病条辨》铸就了卫气营血辨证与三焦辨证，开创了温病辨治体系，对后世医学发展产生了深远的影响。千古名医，吴又可、叶天士、吴鞠通、薛生白……使中医屹立于世界医学之林。翻阅温病学形成历史，就翻阅了波澜壮阔的中医发展史，就犹如薪火相传的火种，点亮世代相承的中医学子智慧之灯。

《温病学》是研究温病的发生发展规律及其诊治和预防方法的一门临床基础学科，为中医四大经典之一，其辨证体系——卫气营血辨证和三焦辨证更是中医临床各科诊治疾病的重要理论与实践基础，对于临床实践的指导意义非常深远。临床内、外、妇、儿、五官、骨伤各科，凡是具有温热性质的急性外感热病，都可参鉴《温病学》理法方药进行诊治，尤其是近年来流行的"SARS""禽流感"等传染病，用温病理论指导诊治，功效卓著。所以历代名医名家一直重视并倡导对温病学的研习。《温病学》对于中医的学术贡献是巨大的，其学术地位是其他学科不可替代的，温病学对于提高临床诊治能力具有重要的作用，我国自建立中医药类高等院校以来，《温病学》就一直是中医专业的主干课程，在中医药人才的培养过程中发挥着重要作用。

《温病学》是我国历代人民和医学家与温热病作斗争的实践总结，具有很高的实用价值，一直有效地指导着临床实践，不仅为防治各种急性传染病和感染性疾病做出了重要贡献，同时对内科杂病诊断治疗，起到巨大作用。

本书力图通俗易懂，便于初学者掌握《温病学》的基础理论、基本知识和诊治温病的基本技能。由于水平有限，书中难免有疏漏之处，敬请读者批评指正。

李鑫辉

2017 年 3 月

目录

第一篇 基本理论

第二篇　临床诊治与预防方法

第四章　温病的常用诊法 / 38

第五章 温病的治疗 /53

第六章 温病的预防 /69

第三篇 临床常见温病

第七章 温热类温病 /78

第四篇　名著选读

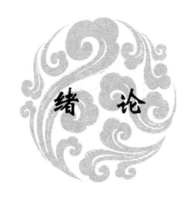

绪 论

一、温病学概述

《温病学》是中医临床基础学科的重要课程，是研究温病的发生发展规律及其诊治和预防方法的一门临床基础学科，为中医四大经典之一，对指导温病的诊治有很强的临床实践性。《温病学》一直是中医专业的主干课程，在中医药人才的培养过程中发挥着重要作用。

1. 温病学研究的对象　温病学研究的对象主要是温病，广泛见于临床各科的病证，相当于西医学多种急性传染病和感染性疾病。

2. 温病学的主要任务　温病学的主要任务是研究温病的病因、发病、病理变化及其转归，以揭示温病的本质，并进而掌握其诊断方法、治疗和预防措施，从而有效地保护广大人民的身体健康。温病的发生发展及临床表现具有共同特点，这些特点既是理论上确立温病概念的基本内涵，也是临床上鉴别温病与非温病的主要依据。

3. 温病的范围　有关温病的范围，温病是外感热病中性质属热的一大类别，它包括的范围非常广泛，在外感热病中除了风寒性质以外的疾病几乎都属于它的范围。根据历代中医文献记载，温病范围是随着温病学的发展而逐步扩大的。在明清之前，温病所指范围较小，多数医学文献中所说的温病仅指发生于春季的一种性质属热的外感热病。明清以后随着温病学的发展形成，温病的范围扩大为包括一年四季多种外感热病在内的一大类疾病。另外，尚有一些急性传染病和感染性疾病，如湿热痢、湿热黄疸、麻疹、风疹、水痘、痄腮、百日咳、白喉等，温病学中所讨论的病种与西医学中的急性感染性疾病，特别是许多急性传染病有关。

4. 温病辨证　温病的辨证，是以卫气营血和三焦所属脏腑的病机演变和临床特点为基础，阐发温病的病因、病机和辨证，从而为确立温病的治则和遣方用药提供依据。叶天士以卫气营血的生理功能为基础，将卫气营血的表里层次用来概括病变的浅深及病情的轻重程度。三焦辨证为吴鞠通所倡导，三焦辨证能反映温病的发生、发展及传变规律。卫气营血与三焦辨证理论体系，对临床外感病与各科热证辨治具有重要的指导意义。

5. 温病的诊法 温病常用诊法主要内容包括辨舌、验齿、辨斑疹及常见症状。辨舌是温病诊断中的一种非常重要的方法。斑疹是许多温病在病变过程中肌肤上出现的红色皮疹。斑与疹的形态及其成因有所不同，在临床上的诊断意义也各异。通过观察其色泽、形态、分布等情况，并结合全身的表现，有助于了解感邪的轻重、病变的浅深、气血津液的盛衰、病势的进退及预后的顺逆等情况，对于温病的辨证及进而指导临床治疗有重要的意义。

发热、口渴、汗出异常、神志异常、痉、厥脱等症状在温病过程中经常出现，这些临床症状是温邪入侵人体后，邪正相争引起卫气营血和三焦所属脏腑发生相应病理变化而产生的。

6. 温病的治则 温病的治疗是在温病辨证论治理论的指导下，在分析病因、病位、病机、邪正消长、有无兼夹等情况的基础上，制订相应的治法。叶天士根据温病卫气营血不同阶段的病理变化，提出"在卫汗之可也，到气才可清气，入营犹可透热转气……入血就恐耗血动血，直须凉血散血。"吴鞠通则在三焦辨证理论的基础上提出："治上焦如羽（非轻不举），治中焦如衡（非平不安），治下焦如权（非重不沉）。"这就是卫气营血治则和三焦治则。

温病学是我国历代劳动人民和医学家与温热病做斗争的经验积累和理论总结，具有很高的实用价值，长期以来，一直有效地指导着临床实践，为防治各种温病范围内的急性传染病和感染性疾病做出了重要贡献。

二、温病学起源和发展概况

（一）战国时期至唐代——温病学的萌芽阶段

战国至唐代，医学界对温病只有初步认识，这一时期是温病学术成长的萌芽阶段。其表现主要为：

1. 温病在概念上归属于伤寒范围 温病此时已有特定的名称，但理论上却未与伤寒区分开来，在叙述上仍将其归属于伤寒范围。

《素问·六元正纪大论》所说"温病乃起"是温病名称的最早记载。《素问·热论篇》说："今夫热病者，皆伤寒之类也。"《难经·五十八难》说："伤寒有五：有中风，有伤寒，有湿温，有热病，有温病。"两篇经典文献均将伤寒作为一切外感热病的总称，而温病只是伤寒范围的一个类型。

2. 对温病的病因、证候、治疗有了初步认识 如在病因方面，《内经》首先提出了"冬伤于寒，春必病温"的病因学说。在证候表现方面，从《内经》、《伤寒论》的记载来看，均体现了热邪亢盛、热象偏重的特点。在治疗方面，《素问·至真要大论》提出的"热者寒之"、"温者清之"的治疗原则，是后世温病清热法确定的理论根据。《伤寒论》提出的清热、攻下、养阴等治法和方剂亦可用于温病的治疗，从而为后世温病治则治法的发展奠定了基础。在预防方面，《素问·刺法论》首先提出了预防疾病的关键在于"正气存内"和"避其毒气"。唐代方书中也收载了一些预防温病的方剂。

总之，自战国时代的《内经》、《难经》开始，直至唐代，人们对温病的因证脉治已有初步认识，但内容较为简单。温病在概念上从属于伤寒范围，辨证施治没有形成自身的独立体系，理论朴素而零散，所以把这一时期称为温病学发展的萌芽阶段。

$$
战国至唐代——萌芽阶段
\begin{cases}
概念：归属于伤寒范围 \\
病因：伏寒化温 \\
证候：热象偏重 \\
治法：初步奠定治疗基础 \\
预防：已有专门的预防方药
\end{cases}
$$

（二）宋、金、元时代——温病学的成长阶段

首先，温病治疗学有了新的突破。一是宋代之后人们开始能够灵活运用经方，从而打破了墨守经方的局面。二是至金元时代，随着医学界学术争鸣的兴起，温病的理法方药有了重大突破。其中贡献最大的医家是金元四大医家之一的刘河间，他在外感热病的治疗方面提出了新的理论，创立了新的方法和方药，开温病治疗学的先河。

其次，温病理论有了新的进展。元末医家王安道在《医经溯洄集》中明确提出"温病不得混称伤寒"，并从理论上深入分析了温病与伤寒在病因病机和治疗原则上的区别。从此，温病开始摆脱了伤寒体系的束缚。

（三）明清时代——温病学的形成阶段

明清时期，众多的医家在总结、继承前人有关温病的理论和经验的基础上，结合各自的实践体会，对温病学的多个领域进行了开拓性的深入研究，编著了大量有关温病的专著，在因、病机、诊法、辨证论治诸方面形成了较为完善的理论体系，故这一时期，可称为温病学的形成阶段。

明代医家吴又可著第一部温病学专著《温疫论》，明确提出温疫与伤寒有"霄壤之隔"，其性质完全不同，对温疫的病因、病机、治疗等提出了许多独特的见解。如在病因方面，提出温疫是感受杂气所致，杂气非风、非寒、非暑、非湿，故又称作异气，其中的疬气为病颇重，众人触之即病

清初医家喻嘉言，在《尚论篇》中提出瘟疫三焦病变定位，以及以逐秽解毒为主的三焦分治原则，创制了治疗燥热伤肺证的清燥救肺汤。

在清代众多医家中，温病大师叶天士对温病学所做出的贡献最为突出。由叶氏口授，其门人笔录整理而成的《温热论》，为温病学理论的奠基之作。与叶天士同时代的医家薛生白，立湿热专论，所著《湿热病篇》对湿热病的病因、病机、辨证论治做了较全面、系统的论述，进一步充实和丰富了温病学内容。此后，温病学家吴鞠通著成《温病条辨》，倡导三焦辨证，使温病学形成了以卫气营血、三焦为核心的辨证论治体系。此外，清代戴天章《广瘟疫论》、杨栗山《伤寒瘟疫条辨》、余师愚《疫疹一得》等。王孟英则"以轩岐仲景之文为经，叶薛诸家之辨为纬"，旁考他书，以经验，经纬交错，著成《温热经纬》，系统地构建温病学理论体系，至此，温病学在中医热病学方面取得了划时代的成就。

$$
清代四大\\温病学家
\begin{cases}
叶天士——《温热论》\begin{cases}创立卫气营血辨治理论\\丰富了温病的诊断方法\end{cases}\\
薛生白——《湿热病篇》——系统论述了湿热性温病的因证脉治\\
吴鞠通——《温病条辨》\begin{cases}提出温病的分类方法\\创立三焦辨治理论\\提出一整套三焦分治的治法方剂\end{cases}\\
王孟英——《温热经纬》"以轩岐仲景之文为经，叶薛诸家为纬"
\end{cases}
$$

（四）中华人民共和国成立前后——发展提高阶段

1. 中华人民共和国成立以前 期间涌现出了一批在温病学领域有较大成就的医家，如张锡纯著有《医学衷中参西录》一书，主张中医学应与西医学相参合。在温病治疗方面也很有心得，书中记载了不少颇具特色的温病治疗方剂和临床诊治病案，对丰富温病治疗学内容，开拓温病治疗思路作出了一定的贡献。吴锡璜在诊治温病方面大力主张中西汇通，他所著的《中西温热串解》、《八大传染病讲义》即充分体现了这一思想，是中西医结合的早期倡导者之一。医家丁甘仁在运用清代温病理法方药治疗四时温热病方面颇有心得，总结他丰富临床经验的《孟河丁氏医案》里即记载有不少病机分析深刻、治法方药严谨的温病医案，称得上是理法方药环环紧扣的典范性病案。此外，他还根据自己治疗喉痧的独到经验编撰了《喉痧证治概要》一书，也从一个方面丰富了温病学的内容。医家何廉臣亦以善治外感热病而著称，他编著的《全国名医验案类编》即收载有不少温病验案，为学习温病学提供了宝贵的临床资料。总之，这一时期中医治疗外感热病运用温病学的理论和方法已非常广泛，特别是江南诸省尤为盛行。由于临床疗效卓著，所以深受广大医家推崇。

2. 中华人民共和国成立以后 一是温病学的理论和方法在临床被广泛运用于诊治急性传染病和感染性疾病，并取得了显著疗效。二是在整理研究古代文献和总结临床经验的基础上，各地先后编著出版了一批具有较高理论水平和临床实用价值的温病学专著和教科书，通过这些论著，对温病学中一些比较重要的学术问题，进行了深入探讨，从而使温病学中的一些概念得到了进一步明确，理论阐述更为规范系统，认识更加深刻，不同见解也得到了统一。三是运用现代实验手段对温病学中的重大理论问题和主要诊治方法进行深入研究，如卫气营血证候本质的研究、舌苔形成机制的研究，主要治法方药（如清热解毒、攻下泻实、活血化瘀、滋养阴液等）的药理研究等，所有这些研究都取得了较好的成果，丰富发展了温病学的内容，为温病学的进一步深入研究开创了新的途径。

三、温病学学说流派概述

按照温病各家的学术渊源、主要研究内容及其理论与经验的特点，明清时期的温病学家主要划分为温疫学派、温热学派、兼容学派、伤寒学派和伏气学派。将其按流派加以归类，有助于执简驭繁地进行研讨，更全面、系统地把握丰富多彩的温病证治内容，在温病临床实践中能左右逢源，提高疗效，现分述如下：

1. 温疫学派　温疫学派以温疫为研究对象，其代表医家有吴又可、余师愚、杨栗山、戴天章、刘松峰等。此派开创于吴又可，所著《温疫论》代表了温病学发展初期的学术成就，影响深远。其后有刘松峰《松峰说疫》、余师愚《疫疹一得》、戴天章《广瘟疫论》、杨栗山《伤寒温疫条辨》等。其学术特点在两个方面尤为引人注目：一为强调特殊致病因素；二为重视尽早采用攻击性的驱邪治疗。吴又可认为温疫的病因是感受自然界的"异气"，且这种邪气从口鼻侵入人体，致病具有强烈的传染性，由此创立杂气学说，此后还出现了余师愚的时气热毒说、刘松峰的三疫说等，使得人们对传染病的认识更加符合临床实际。

2. 温热学派　温热学派是以卫气营血辨证、三焦辨证体系为核心对温病进行研究，也称为"核心学派""主流学派"，是温病学自成体系的重要标志。其主要代表医家被称为清代"温病四大家"，代表著作如叶天士《温热论》及《临证指南医案》中有关温病的内容、薛生白《湿热病篇》、吴鞠通《温病条辨》以及王孟英《温热经纬》等。较其他各派，其理论体系更加系统完整，治法方药平和精细，易为广大医家所接受，故而对后世影响最大，其学术特点主要表现在：一为强调伤寒与温病之区别；二为创立了卫气营血和三焦辨证体系；三为在治疗上强调病位有浅深层次，故有缓急之法，重视养阴生津，擅用开窍，长于治湿，辨证精细，规范温病证治。其完善温病分类：温热学派开始在理论体系上摆脱传统六经辨证的束缚，主张温热与伤寒分论；规范了温病病种，弥补了温疫学派无法"审因论治"的缺陷，使其更贴切临床实践。叶天士创立温病卫、气、营、血辨证后，又确立了温病的治疗原则，吴鞠通则以三焦为纲，把脏腑辨证引进了温病主治体系，此后薛生白又详论湿热病之病因，完善了湿热三焦辨证体系。

3. 伤寒学派　这里的伤寒学派是指属于温病学中的一派，而不是指专门研究《伤寒论》的学派，其对温病的认识和诊治基本上从《伤寒论》所论出发。此派有两个突出的特点：一是坚持用仲景学说研究温病诊治，即研究的对象是温病，而研究的观点、方法则尊崇仲景学说；二是具有强烈的排他性，抨击以叶天士为代表的"温热派"的学术见解，认为该派之说是"标新立异，数典忘祖"。代表医家及著作：陆九芝《世补斋医书》、恽铁樵《药盫医学丛书》以及章巨膺《温热辨惑》等。完善《伤寒论》之不足：陆氏在临床实践中，亦积极汲取温热学派的轻灵之法，用药亦每多相似，以弥补《伤寒论》方之不足。陆九芝此对温热学派的"轻灵"之法充分地兼收并蓄，此不仅证实了温热学派轻清透邪之法的优越性，以及陆氏的抨击有失公允，也反证了陆氏对苦寒之弊也是有所顾忌。

4. 兼容学派 所谓兼容学派，即将伤寒、温病、温疫等熔为一炉进行研究，每每兼用六经辨证及卫气营血、三焦辨证，处方用药不拘、经方、时方，并复有创新，终以追求实效为旨。虽其理论稍嫌驳杂，然方药则颇多效验。代表医家及其著作：俞根初《通俗伤寒论》、吴坤安《伤寒指掌》、雷少逸《时病论》等。其融汇多种辨证方法：兼容派在保持六经辨证体系独立的同时，以八纲辨证、六淫病因分析为基础，以脏腑辨证、其他致病因素分析为辅，构建起八纲—六淫辨证框架，并将部分温病学说思想融入其中。该派为追求最佳疗效，其处方往往多法并施，推陈出新，如俞根初治疗暑热湿邪郁阻少阳的蒿芩清胆汤，取张仲景小柴胡汤中柴胡、黄芩和解少阳之意，易为青蒿透泄，黄芩清热；合入温胆汤以泄化三焦湿热痰浊，疏利表里枢机；增入碧玉散清导胆热而利湿。从而将小柴胡汤与温胆汤两方有机结合而活用，在临床上可以治疗多种痰热、湿热在少阳的病证。

5. 伏气学派 伏气学派以伏气温病为研究的主要课题，以叶天士《三时伏气外感篇》为端绪，继以柳宝诒《温热逢源》和何廉臣《重订广温热论》等伏气温病专著为代表而形成。其特点一是专著少而兼论多，如叶天士《三时伏气外感篇》提出春温"伏于少阴，发于少阳"说，吴鞠通《温病条辨》中的伏暑晚发说，雷少逸《时病论》的四时伏气说等，都与该派的学术内容密切相关；二是伏气理论能较好地解释某一类温病的发病机制，从而指导临床实践。详述伏气温病病因病机：柳宝诒《温热逢源》为论述伏邪的一部专著，详述了伏气温病的病因病机及辨证施治的若干问题，明确指出温病乃冬令感受寒邪而伏藏体内，至春夏阳气内动化热外达而发病。

在温病学理论体系中，包涵着众多温病学家宝贵的学术理论及丰富的临床心得，而各家各派的温病学理论与实践，相互启迪，互为借鉴，在临床实践中推陈出新，不断发展，有力地促进了临床疗效的提高。但应当注意，温病流派的划分是相对的，一方面各流派中互相渗透，互相影响，某一流派中可能吸取了其他流派的观点；另一方面有的温病学家对某几种流派的学术思想兼收并蓄，如叶天士、吴鞠通等人，既是温热学派的代表人物，但同时也对伏气学派的学术作了大量的论述。各派彼此不能相互取代和否定，也不应简单地"缝合"或回避，而应当重视对各流派的研究，拓展视野，兼收并蓄，取长补短，更好地指导临床实践，促进医学发展，保卫人类健康。

伤寒学派和温病学派之争

	伤寒学派	温病学派
代表人物	陆九芝	叶天士、吴鞠通
主要观点	伤寒是所有外感热病的总称。《伤寒论》的"六经"证治,同样可用于指导温病的辨治,温病不应再另创学说,新立学科。白虎汤、承气汤可治所有温病	温病与伤寒是外感病的两大类别,它们的病因病机完全不同,概念上不能混为一谈,治疗上应严格区分。其中阳明病治法虽然可运用于温病,但远远不能适应所有温病和温病中所有证候治疗的需要

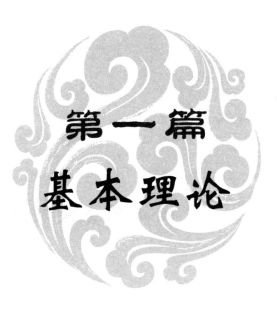

第一篇
基本理论

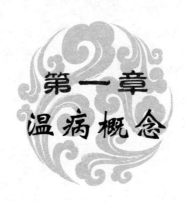

第一章
温病概念

【学习目的】

1. 明确温病的含义。
2. 掌握温病的特点。
3. 了解温病的范围、命名及分类方法。
4. 从概念、范围、临床特点分清温病与广义伤寒、狭义伤寒、温疫、温毒之间的关系。

第一节　温病的含义及特点

一、温病的含义

温病是由外感温邪引起的以发热为主症，具有热象偏重、易化燥伤阴等特点的一类急性外感热病。从这个含义看，病因为外感温邪；主症为发热及热象偏重，病机特点为易化燥伤阴，具有外感疾病的特点和温热性质，因此统称为温病。在含义的外延上，温病不包括风寒类外感疾病和内伤性质属热的疾病。

二、温病的特点

温病所包括的多种外感热病在发生、发展及临床表现等方面具有以下共同的特点，这些特点是确立温病内涵，鉴别温病与其他外感热病如伤寒及内伤发热疾病的主要依据。

（一）致病因素的特异性

温病之所以有别于风寒类外感疾病，更有别于内伤杂病，其根本原因在于病因不同，即温病是由特异的致病因素"温邪"引起。温邪包括风热病邪、暑热病邪、暑湿病邪、湿热病邪、燥热病邪、温热病邪、温毒、疠气等，及温邪可兼具有风、暑、湿、燥等外感病邪的性质。其特异性体现在：从外侵袭人体，有别于内伤杂病的病因；温热性质显著，易消耗人体阴液；不同的温邪大多具有特定的侵犯部位等。

明代医家吴又可根据前人的论述，结合温疫大流行的特点，认为温疫的发生原因是六淫之外的一类致病物质，称为"异气"，因其致病物质"种种不一"，又称之为"杂气"，其中致病最严重者称为"疠气"，突出了温病致病因素的特异性，在现代病原微生物学诞生之前，这是一个重大的创见。但在临床实践中，仍需按温邪来辨证求因，审因论治。

（二）多数温病具有传染性、流行性、季节性、地域性

1. 传染性 传染性是指感受温邪，并可通过各种途径传播给他人。大多数温病具有程度不等的传染性。传染在古代又称染易，最早见于《素问·刺法论》："五疫之至，皆相染易，无问大小，症状相似。"易，即移的意思，染易即指温邪可在人群中移易。正如巢元方《诸病源候论》中说："人感乖戾之气而生病，则病气转相染易，乃至灭门，延及外人。"其后刘完素《伤寒标本心法类萃》称为"传染"，并列有传染专节。吴又可又把空气传染的称为"天受"，通过直接接触感染的称为"传染"，《温疫论》说："邪之所着，有天受，有传染。"当时已认识到源于患者的病邪，可通过口鼻或直接接触等途径传染给其他人，引起人群间的相互传播。不同的温病传染途径不尽相同，例如烂喉痧（疫喉痧）主要通过呼吸道传染，清代医家陈耕道就说："家有疫痧人，吸受患者之毒而发者，为传染。"温病之所以具有传染性，主要取决于温邪的性质、毒力和人体对病邪的反应状态，后者即指正气的强弱。

西医的急性传染病多数属于温病范围，这就决定了温病大多数具有传染性的特性。需要明确的是，西医的狂犬病、破伤风、大部分寄生虫病等，虽然具有传染性，但不具备温病的特性，不属于温病的范畴，故不能说急性传染病都是温病。此外，西医的大叶性肺炎、中暑等疾病虽属于温病范围，但一般不具备传染性，可见温病中尚有不具备传染性的少数病种。

2. 流行性 流行性是指温病发生后，温邪在人群中连续传播，引起程度不等的蔓延、扩散。流行过程必须具备传染源、传播途径及易感人群三个基本环节。由于大多数温病具有传染性，因此，只要具备条件，即可在人群中引起程度不等的流行。在古代称为"天行"或"时行"，并认识到温病流行的程度和范围各不相同。如宋代庞安时在《伤寒总病论》中说："天行之病，大则流毒天下，次则一方，次则一乡，次则偏着一家。"不仅指出温病流行的程度有大流行、小流行和散发等情

况，而且说明了不同温病流行也不相同，甚至同一种温病在不同条件下流行亦有差异。

决定温病流行程度及范围的因素是多方面的，有疾病本身的因素，也有与社会因素、自然等密切相关。

3. 季节性 季节性是指温病在特定季节条件下发生及流行，大多数温病具有这一特性，因此温病又称为"四时温病"。一年四季的气候及变化不同，形成的温邪各具特性，例如春季温暖多风，故多风热病邪为患，容易发生风温；夏季酷暑炎热，或加雨湿偏多，故暑热或暑湿为患，容易发生暑温、暑湿等；长夏季节，天气炎热，湿气尤重，故多湿热致病，容易发生湿温病。同时，在不同的季节，不同的气候条件的影响下，人体的反应性及抗病能力也有所不同。例如长夏季节气候虽热、雨湿较盛，湿热影响人体功能，运化功能呆滞，水谷之湿停聚，此时外在的湿热病邪就容易侵犯脾胃，内外合邪，易诱发湿温、暑湿等病。

4. 地域性 温病的发生与流行常表现出一定的地域性。我国地域辽阔，自然环境不同，气候条件不同，对温邪的形成和致病均会产生影响。不同地域的人，体质类型、生活习惯、卫生条件等均有差异，对不同温邪的感受性、传播、流行等也会产生影响。这就导致了温病的产生和流行具有地域性特点，及某些温病在某一地域较易发生，而在其他地域则较少见。如江南水乡，河网密布，气候炎热而潮湿，则多见湿热类温病，如叶天士说："吾吴湿邪害人最广！"即指此种情况。

（三）病理演变有一定的规律性

温病病程的发展具有明显的阶段性，这是温病区别于内伤杂病的重要标志之一。温病病程发展的阶段性是由于在温邪的作用下，导致卫气营血及三焦所属脏腑的功能失调及实质损害具有规律性变化所决定的。卫气营血理论将温病的病理变化分为卫分、气分、营分、血分四个层次，并按由卫入气，由气入营，由营入血的规律发展。三焦理论按温邪侵犯上焦、中焦、下焦所属脏腑而产生的病变概括温病的病理变化和证候演变，并按由上焦传入中焦，由中焦传入下焦的规律发展。同时，温病卫气营血和三焦的病机变化既有联系又有区别，既相互包容、相互渗透，又互为补充。

温病的病变发展趋势多表现为温邪由表入里，由浅入深，病情由轻到重，病变由实转虚的发展变化规律。温病的病种虽然很多，但发病初起，大多从卫分表证开始，病位较浅，病情较轻。随着病程发展，病邪内传入里，病情随之加重，出现里热实证。此后，如病变继续发展，病情进一步加重，则可出现邪热更甚正气虚衰或邪虽不甚但正气衰败的严重局面。

总体来讲，温病的前期阶段以机体功能失常为主，后期阶段则以实质损害为明显，主要是阴津的耗损及重要脏器的虚衰。

（四）临床表现具有特殊性

温病大多起病急骤，来势较猛，传变较快，变化较多。所谓起病急骤，是指患者有较确切的近期发病时日。传变较快，则有相应的复杂多变的证候出现。发热是温病必具之症，而且多数热势较高，不同的温病在不同的病程阶段有特殊的发热类型。同时，还易内陷生变，致迫血发斑、动风闭窍等危重证候，直接威胁患者生命。病变过程中又易耗伤阴液，病在上焦多伤肺阴，病在中焦多伤胃阴，病变后期，多深入下焦损伤肝肾之阴。

以上四个方面，是四时温病的共同特点，就某一温病而言，这些特点可显示出程度上的差别及自己固有的特性。因此，不同的温病又各具个性，而有别于其他温病。

第二节　温病范围、命名和分类

一、温病的范围

温病属于外感疾病的范畴，从病因上来讲，外感疾病中除风寒性质以外的急性热病都属于温病范围。

在中医历代文献中，对温病的含义认识不同，所指范围亦有差别。在明清之前，温病所指范围较小，大多数医学文献都沿袭《素问·热论》："凡病伤寒而成温者，先夏至日者为病温，后夏至日者为病暑"的认识，把温病仅看作是发生于春季的一种性质属热的外感热病。明清以后随着温病学的发展，温病的范围明显扩大，包括发生于一年四季的多种外感热病。如清代医家吴鞠通在《温病条辨》中说："温病者，有风温，有温热，有温疫，有温毒，有暑温，有湿温，有秋燥，有冬温，有温疟。"本书论述的温病范围主要是与四时季节关系密切的温病，简称"四时温病"，包括风温（冬温）、春温、暑温、暑湿、秋燥、伏暑、大头瘟、烂喉痧、温热疫、湿热疫等。原本属于温病范畴的温疟、疫毒痢、急黄、麻疹、白喉等，其病程发展亦符合卫气营血与三焦的病理变化，现在已分别按其特点归属其他相关学科，本书不予论述。

结合现代医学疾病类别，温病的范围大致可以概括为三大类：一为具有温病特点的急性传染病，如常见的病毒性疾病有流行性感冒、麻疹、风疹、流行性腮腺炎、传染性单核细胞增多症、流行性乙型脑炎、流行性出血热、登革热等；常见的细菌性传染病有伤寒、副伤寒、沙门菌属感染、霍乱、猩红热、流行性脑脊髓膜炎等；立克次体病如流行性斑疹伤寒、地方性斑疹伤寒等；螺旋体病种的钩端螺旋体病；原虫病中的疟疾。二为具有温病特点的某些急性感染性疾病及常见综合征，如大叶性肺炎、化脓性扁桃体炎、败血症、感染性休克、成人呼吸窘迫综合征等。三为具有温病特点的其他发热性疾病，如中暑、热射病、小儿夏季热、急性白血病等。

二、温病的命名

对温病的命名大致有五种方式：一是根据发病季节命名，例如发生在春季的春温，发生在冬季的冬温。二是根据四时主气命名，例如风温、暑温、湿温。因为春天的主气是风，故称为风温；夏天的主气是暑，故称为暑温；长夏季节的主气是湿，故称为湿温等。三是把发病季节与主气相结合命名，例如秋燥因其发病季节是秋季，秋天的主气是燥，故名秋燥。四是根据特殊的临床表现命名，例如大头瘟即是因其头面肿大、灼热疼痛，而定名为大头瘟；烂喉痧即是因其咽喉红肿，甚至糜烂疼痛，肌肤丹痧密布，故命名烂喉痧。五是根据流行特点命名，如将温病中具有强烈传染性甚至引起较大流行的一类疾病称为温疫。

三、温病的分类

温病的临床分类在于执简驭繁，有利于温病学的学习、研究和指导临床的辨证与治疗。

1. 根据病证性质分类　温病的临床证候复杂多样，依据是否兼夹湿邪，可将温病大体分为有热无湿的温热类温病和热湿兼见的湿热类温病。

温热类温病和湿热类温病比较

分类	温热类温病	湿热类温病
病邪性质	纯热无湿(如风热、暑热、燥热)	湿热相兼(如湿热、暑湿等)
发病部位	多为肺卫,也可发于气分或营血分	多为脾胃
起病、传变及病理特点	起病较急,传变较快,病程一般较短	起病较慢,病程较长,缠绵难愈
主要表现	发热及热象证候显著	除具有发热及热象证候外,尚具有湿热郁阻表现,如身热不扬、胸脘痞闷、呕恶、苔腻等
治疗原则	清热为主,兼护阴津	清热祛湿,热盛者兼顾护阴津,湿偏盛或转变为寒湿者,兼顾阳气

分类	温热类温病	湿热类温病
机体损害	伤津为主	热偏盛者伤津为主,湿偏盛者多耗损阳气
包括病种	风温、春温、暑温、秋燥、烂喉痧、大头瘟等	湿温、暑温夹湿、伏暑、霍乱等

温热类温病：包括风温、春温、暑温、秋燥、大头瘟、烂喉痧、温热疫、暑热疫等。这类温病起病较急，热象显著，易伤津液，传变较快，病程较短，治法以清热祛邪为主。温热类温病在病程中虽可夹湿夹痰，但仅出现于某一阶段，且病变仍以热象较为显著。

湿热类温病：包括湿温、暑湿、伏暑、湿热疫等，这类温病起病较缓，兼备湿热两方面的证候。治疗以祛湿清热为主，如湿邪偏盛或湿从阴寒转化为寒湿时，易伤阳气；中后期，湿渐化热或湿从阳热转化而纯热无湿时，亦易耗伤阴津。

2. 根据发病初起的见证分类　即根据温病的初起是否有里热见证及病证特点是否符合时令病邪的致病特点，把温病分为新感温病和伏气温病两大类。感邪即时而发，病发于表的为新感温病，初起多见表热证，然后病邪由表入里，逐次深入，或其病症特点与时令病邪特点相一致的，如风温、暑温、湿温等。感邪后邪气伏藏，过时而发，并发于里的称为伏气温病，起病初期即以里热证为主，其病证特点与时令病邪特点不相一致的，病邪或由里外达，或内陷深入，如春温、伏暑等。

新感温病与伏气温病的比较

分类	新感温病	伏气温病
定义	感邪即时而发,病发于表的为新感温病	感邪后邪气伏藏,过时而发,并发于里的称为伏气温病
特点	初起多见表热证,然后病邪由表入里,逐次深入,或其病症特点与时令病邪特点相一致	起病初期即以里热证为主,其病证特点与时令病邪特点不相一致
病种	风温、暑温、湿温等	春温、伏暑等

第三节　温病与相关概念的关系

一、温病与伤寒

温病与伤寒都是感受外邪而引起的疾病，都属于外感疾病的范畴，二者在概念上既有区别又有联系。

（一）温病隶属于广义伤寒

伤寒有广义、狭义之分：广义伤寒是一切外感热病的总称，凡是由外邪引起的外感疾病都属于广义伤寒，其中既有风寒性质的，也有温热性质的。狭义伤寒是指感受寒邪引起的外感病。《素问·热病》所说的："今夫热病者，皆伤寒之类也。"是指广义伤寒。《难经·五十八难》指出的"伤寒有五：有中风，有伤寒，有湿温，有热病，有温病"。其中"伤寒有五"之伤寒是一切外感疾病的总称，即为"广义伤寒"，而其中的伤寒、中风，则为感受风寒邪气引起的外感疾病，属"狭义伤寒"。可见温病隶属于广义伤寒之中。目前，在对外感疾病的认识方面，广义伤寒概念渐渐被淡化。随着对温病认识的不断深入，温病在外感疾病中的地位越来越受到重视。

（二）温病与狭义伤寒是并列关系

温病与感受寒邪引起的狭义伤寒虽同属外感热病，但因证脉治完全不同，临床必须严格鉴别。在病因方面，温病是感受温邪而发病；伤寒是感受寒邪而发病。在感邪途径方面，温病多从口鼻而入，先犯手太阴肺经或中焦脾胃；寒邪多从皮毛而入，先犯足太阳膀胱经。在病机方面，由于温为阳邪，化热极速，易伤阴液，故病之后期易出现肺胃阴伤或肝肾阴涸之证；寒为阴邪，化热较慢，易伤阳气，故病之后期易出现太阴、少阴阳衰之证。在证治方面，由于温病包括一年四季发生的多种温热或湿热类疾病，与发于冬季的伤寒这一病因单一的外感热病难以进行全面比较，因此这里将温病中的风温证为例，作一比较。

伤寒初起与风温初起鉴别表

	伤寒初起	风温初起
病因	风寒病邪	风热病邪
受邪途径	从皮毛而入，首犯足太阳膀胱经	从口鼻而入，首犯手太阴肺经
病机	风寒袭表，卫阳受郁，化热入里。病程中有六经传变次第，终易伤阳	风热袭卫，肺卫失宣，易化燥伤阴，传变迅速。病程中有卫气营血演变过程，终易伤阴
初起症状	恶寒重，发热轻，头项强痛，无汗，舌苔薄白，脉浮紧等	发热重，恶寒轻，口微渴，咳嗽，无汗或少汗，头痛，舌苔薄白欠润，舌边尖红赤，脉浮数等
初起治法	辛温解表	辛凉解表

以上是从疾病概念的角度讨论温病与伤寒的关系。若从学术体系分析，尚存在《伤寒论》学说与温病学说的关系问题。《伤寒论》虽是外感热病的专著，但成书年代久远，其内容详于寒而略于温，长期的临床实践证明，应用《伤寒论》的方法指

导一切外感热病（包括温病）的辨证论治是有局限性的，温病学是继承《伤寒论》的基础上逐步发展起来，形成了具有自身特色的学术体系。在这种情况下，以防治温病为主要内容的温病学说就应运而生。由此可见，温病学说与《伤寒论》的关系是继承与发展的关系，是并列的关系。

二、温病与温疫

疫，指疾病的流行而言，如《说文》称"疫，民皆疾也。"而温疫则是指温病中具有强烈传染性并能引起流行的一类疾病。因为这类疾病的属性是温热性质，故称为温疫。

对温病与温疫的关系，历来有两种看法。一种认为，二者名异实同，吴又可说："热病即温病也，又名疫者，以其延门阖户，如徭役之役，众人皆等之谓也。"另一种观点认为，二者截然不同，区别在传染与否，传染者为温疫，不传染者为温病，如陆九芝说："温为温病，热为热病……与温疫变者无它，盖即辨其传染不传染耳。"而周杨俊说："一人受之谓之温，一方受之谓之疫。"

上述观点都存在一定片面性。因为温病实质上包括现代医学所说的各种感染性疾病，大多数都具有不同程度的传染性，所以不应该将是否具有传染性作为绝对依据，而把温病与温疫对立起来。各种温病的传染性与流行性，在程度上又有显著的差别，因此，把温病一概视为具有强烈传染性并能引起流行性的一类疾病，将温病和温疫混为一谈，是不妥当的。

在概念上明确温病与温疫的区别，对于指导温病的防治有一定的意义。由于温疫是温病中具有强烈传染性，并可引起流行的一类疾病，大多来势迅猛，病情严重，较之一般温病的危害更甚，因此对温疫的防治应引起高度的重视，采取迅速有效的预防和治疗措施，以控制其发展蔓延。温病中尚有部分疾病不具有传染性和流行性，如中暑、夏季热等，所以不能把温病等同于温疫。

三、温病与温毒

温毒一词，在温病学中有两层含义：一指病名，二指病因。

作为病名，在古典医籍中早有记载，如王叔和《伤寒论·序例》中说："阳脉洪数，阴脉实大者，更遇温热，变为温毒，温毒为病最重也。"以后在《肘后方》中载有温毒发斑的治法。清代吴鞠通对温毒的临床表现作了具体的描述，《温病条辨·上焦篇》第18条说："温毒咽喉肿痛，耳前耳后肿，颊肿，面正赤，或喉不痛，但外肿，甚则耳聋。"雷少逸《时病论》更进一步指出："然有因温毒而发斑、发疹、发颐、喉肿等，不可不知。"可见，温毒是感受温毒病邪所引起的具有独特表现的一类温病，除具有一般温病的基本临床表现外，尚有局部红肿热痛及溃烂，或肌肤斑疹等特征，多具有传染性和流行性，好发于冬春两季，如大头瘟、烂喉痧、缠喉风、痄腮等。缠喉风和痄腮分别列入五官科学和儿科学中，本书仅介绍大头瘟和烂喉痧的范围。

现代医学中的颜面丹毒、猩红热、白喉、流行性腮腺炎等均属于温毒的范围。

此外，温毒作为一个病因概念，其内容将在后面章节叙述。

第二章
温病病因与发病

【学习目的】

1. 了解温病病因的共性。
2. 掌握各种温病的病因和致病特点。
3. 了解发病因素和发病类型。

第一节　温病的病因

温病具有特异的致病因素——温邪，其是指在四时不同的季节气候条件下所产生的属于温热性质的一类病邪。六淫中的风热病邪、暑热病邪、暑湿病邪、湿热病邪、燥热病邪以及伏寒化温的温热病邪等都统称温邪。此外，如疠气、温毒病邪等也具有温热性质的特点，故也属温邪范围。温邪的共同特性主要有：第一，温热性质显著，致病后出现发热及相关的热象。第二，从外侵袭人体，由口鼻或皮毛而入，致病迅速。第三，致病与时令季节密切相关，故又称时令温邪，或简称时邪。第四，在一定条件下相互影响及转化，如热蒸湿动，寒郁化热等。第五，不同的温邪入侵部位有别，如风热病邪首先侵犯手太阴肺经，暑热病邪侵犯足阳明胃经，湿热病邪多困足太阴脾经等。

常见温邪的致病特点：

一、风热病邪

风热病邪是多发生于冬、春季节的一种致病温邪。春季阳气萌动，春阳生发，温暖多风，易产生风热病邪；也可因冬季气候反常，应寒反温，形成风热病邪。由风热病邪引起的温病是风温、冬温。冬温是冬季风温的别称。

风热病邪的主要致病特点如下：

1. 多从口鼻而入，首先犯肺　风热病邪具有升散疏泄的特点，故风热病邪致病多从口鼻而入侵犯上焦肺卫。而肺为五脏六腑之华盖，其位最高。风热病邪升散上袭，手太阴肺首当其冲，故叶天士云："肺位最高，邪必先伤"，又云："温邪上受，首先犯肺"。风热病邪侵犯人体，侵袭肺卫，常见发热，微寒风寒，头痛，少汗，咳嗽，口微渴，苔薄白，舌边尖红，脉浮数等肺卫表热证的表现。

2. 易化燥伤阴　风与热均为阳邪，两阳相合，热变最速，热盛灼津，故易出现化燥伤阴的变化。又因风多伤上，故风热病邪更易伤肺胃阴液。常见干咳不已，或痰少而黏，咽干，口渴，舌红少苔等表现。

3. 传变迅速，易逆传心包　风邪具有善行数变的特点，故风热病邪致病大多数来势较急，传变较速，病变顺利则消退也快。即在邪气轻、正气旺，治疗及时得当的情况下，痊愈较快；但病变过程中若病邪重、毒力强、正气不支，又每易出现"逆传心包"的危证。叶天士之"温邪则热变最速"即含此意。

二、暑热病邪

暑热病邪是指产生于夏季，由夏季火热之气所化生的具有暑热性质的致病因素。感受暑热病邪所致的温病称为暑温。暑热病邪的形成与炎暑酷热的气候条件密切相关，所以暑热病致病有着严格的季节性，《内经》曰："先夏至日为病温，后夏至日为病暑"，即明确规定了温与暑划分的季节界限。

1. 伤人急速，径犯阳明气分　暑热炎蒸，其性酷烈，侵入人体后，往往不分表里渐次，或停留卫分短暂，或直犯阳明气分，临床以壮热，大汗出，头晕，面赤，心烦，口渴，脉洪大等暑热内炽的证候为主要表现。叶天士说："热地如炉，伤人最速"，"夏暑发自阳明"即概括指出了暑热病邪的这一致病特点。

2. 暑性酷烈，易耗气伤津　暑热病邪属亢盛的火热之气，燔炎酷烈，既易伤津，又易耗气，所以暑温病过程中每易产生暑伤津气，甚或津气欲脱的严重变化，症见身热，汗出，口渴，齿燥，神倦，脉虚等。这是暑热致病不同于一般温热之邪的特点之一。

3. 易直中心包，闭窍动风　暑热属火，与心气相通，王孟英说："暑湿火邪，心为火脏，邪易入也"，故暑热病邪可直中心包，闭塞机窍，引动肝风，症见身热，卒然昏迷，痉厥等。

4. 易于兼夹湿邪，郁阻气分　夏季炎热，天暑下迫，地湿自腾，暑湿相搏，土润溽暑，易于郁阻气分，故叶天士说："长夏湿令，暑必兼湿。暑伤气分，湿亦伤气。"其实不然，实际上暑邪可以兼夹湿邪，也可以不夹湿邪，故王孟英认为"暑乃天之热气，虽易兼感，实非暑中必定有湿也"，亦并非《温病条辨·原病篇》所言"热为湿搏而为暑也"。暑邪不兼夹湿邪即暑热病邪，由此引起的温病称为暑温，暑热兼夹湿邪的即暑湿病邪，由此引起的温病有暑湿及伏暑之分，其中感而即病的为暑湿，伏至秋冬发病的名伏暑。此外，因暑贪凉，恣食生冷，露宿受寒等，可致暑湿病邪兼夹寒邪为患，而成暑湿兼寒之证，以暑湿内蕴，寒邪束表为多见。

三、湿热病邪

湿热病邪具有湿热性质的病邪，因感受湿热病邪而引起的温病称为湿温。湿热病邪四季均可产生，但以长夏为甚，因长夏炎热，湿易蒸动，雨水较多，湿气尤重，故易湿热为病。其他温病兼夹湿邪者则是一种兼证，如风温夹湿、暑温夹湿等，理当区别。

湿热病邪的致病特点如下：

1. 病位以中焦脾胃为主　脾为湿土之脏，胃为水谷之海，而湿为土之气，故湿土之气同类相召，始虽外受而终归脾胃，出现脘痞、腹胀、呕恶、便溏、苔腻等脾失健运，胃失和降的证候。

2. 易于困遏清阳，阻滞气机　湿为重浊阴邪，具闭阻之性，侵犯人体后极易困遏清阳，阻滞气机。所以湿温初期阳热之象多不显著，而以身热不扬、恶寒、身重等湿困卫阳，以及头重如裹、神情呆钝等清阳被蒙的见症为主要表现。同时由于湿浊内蕴、气机被阻，而伴有胸闷、脘痞、腹胀等湿阻气机的见症。后期阶段，还可因湿困日久伤及阳气而致畏寒、肢冷、便溏、舌苔白滑等湿胜阳微证候。

3. 传变较慢，病势缠绵，难以速祛　湿性黏滞，与热邪相搏，侵入人体后多胶着难解，滞着难化，不似寒邪一汗即解，热邪一清而愈，且病程中化热较缓，传变较慢，所以湿温病大多病程较长，缠绵难解，且瘥后易复发。

四、燥热病邪

燥热病邪是指形成于秋天干燥季节，具有燥热性质的致病因素。燥为秋令主气，每逢久晴无雨，气候干燥之时，容易形成燥邪为患。燥邪有两种不同属性，一般晚秋初凉，多为凉燥；早秋承夏，秋阳以曝，则易形成燥热病邪，由燥热病邪引起的温病称为温燥，即本书所论之秋燥。

燥热病邪的致病特点如下：

1. 病变以肺为主　燥为秋令主气，肺属燥金，同气相从，燥热病邪易从口鼻上受犯于肺经，所以秋燥初起除有发热、微恶风寒等肺卫见症外，必有咳嗽少痰、鼻干咽燥等肺燥见症。此外，病程中燥热化火，则易灼伤肺阴，而见咳嗽气急、胸满胁痛、咽干舌燥等肺燥阴伤证候，亦说明了其病位以肺为主。

2. 易致津液干燥　燥胜则干，热盛则伤津，燥热为患易致肺胃津伤，症见口渴，口、鼻、唇、咽及皮肤干燥，咳嗽无痰或少痰，大便干结，舌苔少津等。少数严重病例后期可损及下焦肝肾之阴。

3. 易从火化 燥热病邪亢盛可从火化，燥热化火，上干清窍，症见耳鸣、目赤、龈肿、咽痛等。

五、温热病邪

对这一病邪的认识源于《素问·生气通天论》"冬伤于寒，春必病温"的论述，认为冬季感受寒邪，当时未发病，病邪内郁日久化热，至春从内而发为温病。可见，这种"伏寒化温"而形成的病邪，也可视为在春季致病的一种温邪，因其不兼具风、暑、湿、燥等病邪的性质，温热性质显著，故称为温热病邪。因其致病初起即以见里热证为主，故古人将其视为伏气。

温热病邪有的主要致病特点如下：

1. 邪气内伏，热自里发 内蕴里热或发于气分，或发于营分，初病即见里热炽盛证候，如高热、烦渴、溺黄赤，或斑疹隐隐、神昏等。

2. 里热内迫特性显著 郁热内炽，易伤血络，迫血妄行，或阻闭心窍，引动肝风，症见斑疹显露，神昏，痉厥等症状。

3. 易耗伤阴液 内蕴邪热久羁，易夺阴津，病程后期多耗伤肝肾之阴，出现身热、颧赤，口燥咽干，脉虚，神倦，或手足蠕动，舌干绛而萎等。

六、温毒病邪

温毒病邪是指六淫邪气蕴蓄不解而形成的既有温热性质又有肿毒特征的病邪，又称为温热毒邪，包括风热时毒、温热时毒等。

温毒病邪所致的温病，除有一般温病的表现外，还有局部红肿热痛，甚或溃破糜烂、斑疹密布等特殊征象。为了突出这一病变特点，在病因学上提出了温毒的病因概念，温毒病邪实质上仍属于四时温邪的范畴，究其实质仍属温邪化毒，而不是有别于温邪的其他致病因素。掌握温毒病因的目的在于临床治疗时，除按一般温邪致病辨证治疗外，还须重用清热解毒之品，且常需配合外治法。

温毒病邪的主要致病特点如下：

1. 攻窜流走 温毒病邪可内攻脏腑，如温毒攻肺，可致肺气壅滞，轻则咳喘，重则呼吸急促困难；温毒攻心，阻闭机巧，则神昏谵语，甚则引动肝风，痉厥并见。温毒窜扰肌腠、血络，则见斑疹密布。

2. 蕴结壅滞 温毒病邪蕴结于脉络，导致局部血络阻滞，毒瘀互结，形成脓毒特征，局部出现红肿疼痛，甚则破溃糜烂，多见于咽喉部位。温毒结于阴器，可致睾丸肿胀疼痛。温毒病邪引起的肌肤斑疹、皮下结节等，也与其蕴结壅滞的致病特点有关。

七、疠气

疠气又称戾气，是指致病暴戾，具有强烈传染性的一种致病因素。《说文》称"疠，恶疾也"，段玉裁注："训疠疫，古多借厉为疠"。故又称疠气为厉气，或疫疠之气，因其致病暴戾，亦称戾气。吴又可认为，温疫的发生非风、非寒、非暑、非湿所致，而是自然界别有一类物质感染为患，这类物质就是杂气，而疠气则是杂气中为病最严重的一类致病因素。

疠气的主要致病热点如下：

1. 致病力强　致病常常无分老幼，众人触之即病。

2. 传染性强　疠气具有强烈的传染性，易引起蔓延流行。

3. 多从口鼻而入侵袭人体　其感染途径，既有"天受"（空气传播），也有"传染"（接触感染）。

4. 有特异的病变定位　不同的疠气对脏腑经络的侵袭，在病位上有特异性，即吴又可所谓"专入某脏腑经络，专发为某病。"

疠气致病学说是明代医家吴又可根据前人的论述，结合温疫大流行的特点提出的一种致病学说，其在病因上突破了"百病皆生于六气"的传统观点，较准确地揭示了急性传染病的发病原因，是温病病因学的一大创见和发展。但是，疠气致病学说未能在"辨证求因，审因论治"方面形成独立的理论体系而又别于"六淫"的证治，在指导辨证施治上，仍不能脱离"六淫"范围，因此在临床应用上有一定的局限性。

第二节　温病的发病

温病发病学主要研究温病发生的机制和规律，包括发病因素、感邪途径及发病类型等内容。

一、发病因素

影响温病的发生和流行的因素是多方面的，诸如体质因素、自然因素、社会因素等。

1. 体质因素 四时不同温邪虽然是温病发生的主要原因，但是温邪能否侵入人体而发病，则又取决于人体正气的强弱及邪正力量的对比。正如《内经》所说："正气存内，邪不可干""邪之所凑，其气必虚"。即只有在人体正气不足，防御能力下降，或病邪的致病力超过人体的防御能力的状况下，温邪才可能侵入人体而发病。《灵枢·百病始生》所说的："风、雨、寒、热，不得虚，邪不能独伤人。卒然逢疾风暴雨而不病者，盖无虚，故邪不能独伤人。此必因虚邪之风，与其身形，两虚相得，乃客其形。"充分说明体质因素对于外邪能否侵犯人体而发病有重要的作用。

2. 自然因素 温病发病与外界环境中的自然因素也有密切关系，特别是气候的变化对温病发病的影响更为重要。不同季节的气候特点，对温邪的形成、传播和人体的防御功能，都会产生不同的影响，从而导致不同类型温病的发生。除季节气候变化外，环境因素、地域因素等对温病的发病也有影响。

3. 社会因素 社会因素包括经济条件、营养调配、体育锻炼、卫生习惯、卫生设施、防疫制度等。这与温病的发生和流行也有密切的关系。从历代有关温疫的记载可见，人民生活水平低下，卫生及防疫设施缺乏，战争频繁，社会动荡，均可导致温病的频繁发生，甚至大面积流行。我国确立了"预防为主"的方针，对传染病制定了一系列的防治措施，某些烈性传染病已基本消灭，一般的传染病的发病率已明显降低，有效地控制和降低了温病的传播流行。

二、感邪途径

温邪侵犯人体，因病邪种类不同而感染途径各异，主要有以下两种。

1. 从皮毛而入 《灵枢·百病始生》说："虚邪之中人也，始于皮肤。皮肤缓则腠理开，开则邪从毛发入。"皮毛主一身之表，在卫气的作用下，司开合而防御外邪的侵袭。一旦卫外功能下降，皮毛失固，外邪趁虚而入，出现卫气与外邪相争，皮毛开合失司的卫表证候。

2. 从口鼻而入 即病邪通过口鼻呼吸而感受，侵犯肺脏，或通过饮食经口而感受，侵犯脾胃。

吴又可云："口鼻之气通乎天气。"外界的某些病邪可随呼吸从口鼻而入，由于鼻气与肺相通，故从口鼻吸入之邪多先犯于上焦肺，初期病位在肺，多见肺卫证，如风温、秋燥等病。

口为摄入饮食的重要器官，如饮食不洁，则邪毒可随之而侵入人体，《诸病源候论·食注候》描述到："人有因饮食吉凶坐席饮啜，而又外恶毒之气，随饮食入五脏，沉滞在内，流注在外，使人肢体沉重，心腹绞痛，乍瘥乍发，以其因食而得，故谓之食注。"因邪从口入而致的疾病多属于湿热性质的温病，如湿温、伏暑、湿热痢等。

三、发病类型

发病类型是指温病发病过程及发病初起其证候特点的不同类型。温病的病种尽管很多，但是根据其发病后的初起临床表现，则可将温病分为病发于表和病发于里两大类型，此即前人所说的新感温病和伏邪温病。

新感温病和伏邪温病的鉴别

	新感温病	伏邪温病
发病热点	感邪即发，病多发于表	感受外邪，过时而发，病发于里
初起证候	发热微恶风寒，无汗或少汗，头痛、咳嗽，口微渴，脉浮数，苔薄白等肺卫表热证	高热，烦渴，尿赤，舌红苔黄，或昏谵，舌绛无苔等气、营分里热证
病机传变	多由表入里，由轻到重，逐步发展	由里外达，或进一步内陷深入
病情病势	病情较轻，病程较短	病情较重，病程较长
初起治则	多以解表透邪为主	以清泄里热为主

1. 新感温病 简称"新感"，是指感受当令病邪即时而发的一类温病。其临床特点主要为：初起病多在表，一般无里热证，以发热恶寒，无汗或少汗，头痛，咳嗽，苔薄白，脉浮数等卫表证候为主。新感温病一般较伏邪温病病情轻，病程短。其病机传变，总的趋向是由表入里，由浅入深。由于体质因素不同，抗病力有差异，以及感邪轻重有区别，故温邪由不传变而自行消退者，有以卫气营血呈渐进性深入者；有自肺卫内陷心营者，各有不同。初起治疗，以解表透邪为基本大法。新感温病的代表性病种有风温、秋燥等。

新感温病中的暑温初起即见阳明气分热盛证候，而无卫分表证。湿温初起多为湿遏卫分气分，表现为表里同病，但暑湿、湿温初起的病证特点符合时令病邪的致病特点，故仍属于新感温病的范畴。

2. 伏邪温病 又称伏气温病，简称"伏邪"。伏邪温病是指感邪后未即时发病，邪气伏藏，逾时而发的温病。其临床特点为：病发初期即显现出一派里热证候，高热、烦躁、口渴、尿赤、舌红等里热内郁证候为主，若无外感引发，一般无表证。伏邪温病若为受时令之邪诱发的，发病初起可兼见表证而呈表里同病，即所谓"新感引动伏邪"。若伏邪温病发病初起只见里热证而没伴表证者，也称为"伏邪自发"。伏邪温病病情较重，病程较长。其传变既有里热外达，亦可进一步内陷深入。若伏邪不能外达，或透邪不尽则病情反复，变证迭起，病难速愈。伏邪温病的主要病种有春温、伏暑等。

　　新感与伏邪概念是根据感邪后是否立即发病相区别，但实际上对发病的迟早又是难以确定，判断新感和伏邪主要还需要通过对临床表现的分析，以明确温病初起病发于表或病发于里。其实际意义并不在于感邪后病邪是否伏藏，而主要是从理论上阐明温病的不同发病类型，区别病变部位的深浅，病情的轻重，传变的趋向，从而确定不同的治疗方法。至于邪伏部位，前人有邪伏募（膜）原、邪伏少阴、邪舍营分等多种邪伏部位之说。邪伏部位也是根据发病后的不同证候表现而推断出来的。因此，研究新感与伏邪学说，应着眼于临床实际，不必拘泥于概念上的感而即发和伏而后发。

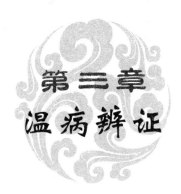

第三章
温病辨证

【学习目的】

1. 了解卫气营血辨证和三焦辨证的概念。
2. 掌握卫气营血辨证和三焦辨证各阶段的主要病理及辨证要点。
3. 了解卫气营血辨证和三焦辨证的关系。

第一节　卫气营血辨证

卫气营血辨证是叶天士在《内经》及历代医家有关卫气营血生理与病理等方面论述的基础上，根据自己在临床上对温病发生发展规律的观察和总结，把卫气营血的概念用于对温病病机的演变规律、病程发展阶段性的分析。卫气营血是由水谷化生，是维持体生命活动的精微物质。卫的作用是捍卫肌表，使得外邪难以入侵；气是脏腑生理活动的动力及整体防御机体的体现；营血的功能是营养机体；血是奉养人体最精华的物质。因此，卫气分以功能失调为主，营血分以实质损害为主。

一、卫气营血的证候与病理

（一）卫分证

1. 概念　卫分证是温邪初袭人体，引起以卫外功能失调为主要表现的一类证候。

2. 主要症状　发热，微恶风寒，头痛，无汗或少汗，或有咳嗽，口微渴，舌苔薄白，舌边尖红，脉浮数等。其中以发热与恶寒并见，口微渴为辨证要点。

3. 病机分析　卫分证是温邪初袭人体后，与人体卫气相争，肺卫失宣所出现的一系列表现。肺合皮毛，主一身之表，温邪从口鼻而入，先犯肺经，卫分首当其冲。卫受邪郁，肌肤失于温养，而见恶寒。邪留肌表，卫气受阻，腠理开合失职，则无汗或少汗。同时，温邪袭于头部，经气不通，加之阳热上扰清空而头痛。邪犯肺经，导致清肃失司则咳嗽。温邪易伤津，所以可见口渴。邪气入侵后，导致邪正相争，卫阳亢奋而发热。虽然温邪抑郁卫阳而致恶寒，但因温邪属阳热之邪，故恶寒较轻而短暂。综上所述，卫分证的病理特点是：邪郁卫表，邪正相争。

4. 转归　虽然不同的温病侵犯卫分，其症状各有差异，但其转归一是病情较轻，正气未衰，能够驱邪外出，或加上及时恰当的治疗，温邪从表而解，疾病得愈。二是感邪较重，或治疗不及时或不恰当，温邪可从卫入气；如患者正气极虚，温邪可由卫分而直接传入营分甚至血分，此时病情较为重险。

（二）气分证

1. 概念　气分证病变广泛，凡温邪不在气分，又未传入营血者，皆属气分证。

2. 主要症状　气分阶段因温邪不同，影响的病位有别，故其证候类型也复杂多样，临床症状表现各异。但常以热势壮盛，不恶寒，反恶热，汗多，渴喜饮凉，尿赤，舌质红，苔黄，脉数有力等为其共同的临床症状，其中以但发热，不恶寒，口渴，苔黄为辨证要点。

3. 病机分析　气分证的形成途径，一是在卫分的温邪传入气分；二是温邪直接犯于气分，例如暑热病邪可以直犯阳明；三是气分伏热外发，如伏寒化温病邪伏于气分而内发；四是由营分邪热转出气分等。其临床表现可因病邪性质及病变部位不同而各异。以病邪犯阳明为例，阳明为十二经脉之海，多气多血，抗邪力强，故邪入阳明，正邪抗争，里热蒸迫，而见全身壮热。温邪在里不在表，故仅有发热而不伴有恶寒。里热亢盛，迫津液外泄而多汗，热炽津伤而口渴喜凉饮。气分热炽，舌苔黄燥，脉洪大而有力。热盛阳明的病理特点是：正邪剧争，里热蒸迫，热盛津伤。气分证的总的病理特点是：邪正剧争，热炽阴伤。

4. 转归　邪在气分，邪气既盛，正气亦强，邪正相持，经及时而正确的治疗，可翼邪退而病愈；反之，若正不敌邪，或失治、误治，温邪则可自气分陷入营血。

（三）营分证

1. 概念　营分证是以营热营伤，扰神窜络为主要特点的一种证型类型。

2. 主要症状　身热夜甚，口干，反不甚渴饮，心烦不寐，时有谵语，斑疹隐隐，舌质红绛，脉细数等。其中以身热夜甚，心烦谵语，舌质红绛为辨证要点。

3. 病机分析　营分证的形成途径，一是在气分的邪热失于清泄，或湿热病邪化燥化火，进而传入营分；二是肺卫之邪乘虚直接内陷营分；三是内伏于营分的伏邪自内而发出；四是温邪不经卫气分而直接深入营分，如暑邪可直犯心营而发生神昏，称为暑厥。营分邪热亢盛，则劫伤营阴，所以表现为身热夜甚，脉细而数。营热蒸腾于上，则口虽干不甚渴饮，舌质红绛。因营气通于心，营阴受热，易侵扰心神，可见神志异常，轻则心烦不寐，甚则时有谵语。营分受热，窜于肌肤血络，则出现斑疹隐隐。营分证的病理特点是：营热阴伤，扰神窜络。

4. 转归　营分病变介于气分和血分之间，温邪既可转出气分，又可深逼血分。一般而言，温邪初入营分，犹可透热转气；但若营分邪热久炽，营阴耗伤较甚，或因失治、误治，则温邪可深陷血分，而使病情加重转危。

（四）血分证

1. 概念　血分证是邪热发展到血分，引起以血热亢盛、动血耗血为主要病理变化的一类证候。

2. 主要症状　身热灼手，躁扰不安，甚或神昏谵狂，吐血、衄血、便血、尿血，斑疹密布，舌质深绛。其中以斑疹密布、出血及舌质深绛为辨证要点。

3. 病机分析　温邪深入血分，病变已属极期，亦多昏、痉、厥、脱之变，病情较为危重。其形成主要有以下几个原因：一是营分邪热未解，营热羁留，进一步发展传入血分。二是卫分或气分的病邪直接传入血分。三是血分的伏邪自里而发，直接出现血分证。血分证的病机变化，血热是其基础：一是由于血分热毒过盛，血络损伤，造成血液离经妄行，出现多窍道（腔道）的急性出血，如呕血、鼻衄、便血、尿血、斑疹或肌衄等。二是由于血热炽盛，煎熬和浓缩血液，导致血行不畅，同时又有离经之血，都会造成瘀血，并与邪热互结而形成热瘀，表现为斑疹色紫，舌色深绛等。三是由于"心主血"，血分瘀热易扰于心，从而逼乱心神而见严重的神志异常症状，如躁扰不安，神昏谵语等。"肝藏血"，血热也易波及肝经而引起肝风内动，出现痉厥。血分证的病理特点是：动血耗血，瘀热内阻。

4. 转归　血分证病情凶险，积极恰当的救治，可使血分邪热渐解，正气逐渐恢复，病情可望缓解；反之，血分热毒极盛，正不敌邪，则可因血脉瘀阻，血脱气竭而死亡。

卫气营血辨证表

证型	病理	证候	辨证要点
卫	邪郁卫表 邪正相争	发热，微恶风寒，头痛，无汗或少汗，或咳嗽，口微渴，舌苔薄白，舌边尖红，脉浮数	发热，微恶寒，口微渴
气	邪正剧争 热炽津伤	壮热，不恶寒，反恶热，汗多，渴喜饮凉，尿赤，舌质红，苔黄，脉数有力	壮热，不恶寒，口渴，苔黄
营	热灼营阴 扰神窜络	身热夜甚，口干，反不甚渴饮，心烦不寐，时有谵语，斑疹隐隐，舌质红绛，脉细数	身热夜甚，心烦，谵语，舌红绛
血	动血耗血 瘀热内阻	身热，躁扰不安，神昏谵狂，吐血、衄血、便血、尿血，斑疹密布，舌质深绛	斑疹，急性多部位、多窍道（腔道）出血，舌质深绛

注：卫气营血辨证气分证的病变范围以热盛阳明多见。

二、卫气营血证候的病位深浅及相互传变

卫气营血证候之间有着非常密切的联系，一般来说，卫分证为邪在肌表，病位最浅，病情最轻；气分证较卫分证病位深了一层，病变也较卫分证为重，多明显影响了脏腑的功能，但由于正气尚盛，抗邪有力，经及时而正确的治疗，邪气每易被驱除而使病情好转或痊愈。营血病位更加深入，不仅营血耗伤，而且心神亦受影响，故病势深重，其中尤以血分证病位最深，病情最重。

虽然因具体病种的不同而传变情况不一，但总的传变趋势为温邪多从卫分开始，而后向里传变，即由卫到气，进而内陷营血。但由于感邪性质的差异，感邪的多少，患者体质的强弱，治疗是否及时恰当，所以上述传变规律，也不是固定不变的。在临床上有不传或特殊传变两种情况。所谓不传，指邪犯卫分，经治疗后邪从外解而痊愈。所谓特殊传变是指病发于里，即开始就见气分或营血分病变，而后转出气分，逐渐趋向好转，痊愈。这种初起即见里证的温病，往往反复性大，病情较重。此外，也有气分未罢而内陷营血者，有卫气同病者，更有外透而复内陷者，这是温病病程发展特殊传变中的又一些不同形式。

第二节　三焦辨证

三焦辨证理论源于《内经》《难经》，首用三焦概念将胸腹腔分为上、中、下三部，同时论及了三焦的功能。到金元时期，对三焦病机的研究更加广泛深入，例如刘完素不仅从多方面论述了外感、内伤疾病的三焦病机变化，还以三焦病变作为外感热病的分期，即上焦为初起，中焦为中期，下焦为后期。时至清代，叶天士在创立卫气营血辨证理论阐明温病病机的同时，并论及了三焦所属脏腑的病理变化及其治疗方法。继叶氏之后，吴鞠通系统论述了三焦所属脏腑的病理变化及其相互传变的规律，同时依据病机确立了三焦辨证的纲领和总结出了相应的治疗方药。至此，三焦辨证理论臻于完善。

三焦辨证虽然在于阐明三焦所属脏腑的病机变化、病变部位、证候类型及性质等，但与脏腑辨证是有区别的，这也就是说，三焦辨证尚能基本反映温病初期、中期、末期（后期或晚期）的病机变化规律。

一、三焦的证候与病机

三焦辨证中的上、中、下三焦分别代表了人体胸腹部内各种脏腑的部位范围：上焦主要包括在胸部的手太阴肺与手厥阴心包；中焦主要包括腹部的足阳明胃、肠

及足太阴脾；下焦主要包括下腹部的足少阴肾及足厥阴肝。以下主要介绍三焦的主要证候及其病机。

三焦辨证表

证型		病理	临床表现	辨证要点
上焦	温邪犯肺	卫气受邪肺气失宣	发热，微恶风寒，咳嗽，头痛，口微渴，舌边尖红赤，舌苔薄白欠润，脉浮数	发热，微恶风寒，咳嗽
		邪热壅肺肺气闭郁	身热，汗出，咳喘气促，口渴，苔黄，脉数	身热，咳喘，苔黄
		湿热阻肺肺失清肃	恶寒发热，身热不扬，胸闷，咳嗽，咽痛，苔白腻，脉濡缓	身热不扬，胸闷，咳嗽，苔白腻
	湿蒙心包	湿热酿痰蒙蔽心包	神志昏蒙，时清时昧，舌苔垢腻，舌红或绛	神志时清时昧，舌苔垢腻
	邪陷心包	邪热内陷机窍阻闭	身热，神昏，肢厥，舌謇，舌绛	神昏，肢厥，舌绛
中焦	阳明热炽	胃经热炽热炽津伤	壮热，大汗，心烦，面赤，口渴引饮，苔黄燥，脉洪大而数	壮热，汗多，渴饮，苔黄燥，脉洪大
	阳明邪结	肠道热结传导失司	日晡潮热，神昏谵语，大便秘结或热结旁流，腹部硬满疼痛，舌苔黄而燥	潮热，便秘，苔黄黑燥，脉沉实有力
		湿热积滞搏结肠腑	身热，烦躁，胸闷痞满，腹痛不食，大便溏垢如败酱，舌赤，苔黄腻或黄浊，脉滑数	身热，腹痛，大便溏垢，苔黄腻、黄浊
	湿热中阻	湿热困阻升降失司	身热不扬，胸脘痞满，泛恶欲呕，舌苔白腻等；或高热持续，不为汗衰，烦躁，脘腹痛满，恶心欲吐，舌绛黄腻、黄浊	身热不扬，脘痞，大便溏垢，苔腻
下焦	肾精耗损	邪热久羁耗损肾阴	精神萎靡，消瘦无力，口燥咽干，耳聋，手足心热甚于手足背，舌绛不鲜，干枯而痿，脉虚	手足心热甚于手足背，舌绛不鲜，干枯而痿，脉虚
	虚风内动	肾精虚损肝失涵养	神倦肢厥，耳聋，五心烦热，心中憺憺大动，手指蠕动或瘛疭，脉虚弱	手指蠕动或瘛疭，舌干绛而痿，脉虚

注：中焦湿热中阻有湿热轻重区别。

（一）上焦证

上焦病证包括肺及心（心包）的病变，其中肺，特别是肺卫的病变多见于新感温病的初期。

1. 邪犯肺卫证　温病在初起时，病邪先犯于肺。肺合皮毛而统卫，所以温邪犯肺之初主要表现为卫受邪郁及肺气失宣。

主要症状：发热，微恶风寒，咳嗽，头痛，口微渴，舌边尖红赤，舌苔薄白欠润，脉浮数等。由于温邪初侵于肺卫，正气抗邪，卫阳亢奋，故发热；温邪犯肺，导致清肃失司，故咳嗽；肺气不宣，卫气不能正常敷布，肌肤失于温煦，故微恶风寒；温邪属阳邪，性热，易伤津液，故口渴。该证候类型实际属于卫气营血辨证中的卫分证，在这些症状中以发热，微恶风寒，咳嗽为辨证要点。

2. 肺热壅盛证 如犯于肺卫的温邪进一步由表入里，肺热亢盛，可造成邪热壅肺，肺气闭阻。

主要症状：身热，汗出，咳喘气促，口渴，苔黄，脉数等。由于肺经的邪热壅盛，耗伤津液，则可导致身热、汗出、口渴。邪热壅肺、肺气郁闭，可引起咳喘气促。苔黄脉数是里热偏盛征象。以上这些症状中以身热，咳喘，苔黄为辨证要点。

3. 湿热阻肺证 湿热性质的病邪亦可犯于肺，使卫受邪郁，肺失肃降，即吴鞠通说："肺病湿则气不得化。"

主要症状：恶寒发热，身热不扬，胸闷，咳嗽，咽痛，苔白腻，脉濡缓等。由于湿邪郁于卫表，困遏卫阳，则表现为恶寒；湿热互结，热为湿遏则身热不扬；湿热郁肺，导致肃降功能失司，则见胸闷、咳嗽、咽痛等。该病证的初期，多为湿邪偏盛，故见舌苔白腻，脉濡缓等。湿热阻肺证以恶寒，身热不扬，胸闷，咳嗽，苔白腻为辨证要点。

4. 热陷心包证 心主神明，而心包代心行令，所以在温病过程中出现神明失常多责之于心包。心包位处上焦，所以心包的病变也属上焦病变。邪陷心包是指邪热内陷，引起心包络机窍阻闭，心不能主神明的病理变化。

主要症状：身灼热，神昏，肢厥，舌謇，舌绛等。邪热内陷心包的途径有多种：其中有肺卫之邪热逆传至心包者，称为逆传心包；有气分邪热渐传心营者；有营血分邪热犯于心包者；有外邪直中，径入心包者等。热陷包络，逼乱神明，则见神志异常，如神昏谵语，甚或昏愦不语；心窍为邪热所闭，气血周行郁阻，不能布达四肢，故四末失去温煦而厥冷不温，一般冷不过肘膝；心主血属营，邪乘心包，营血受病，故舌质红绛。邪陷心包以神昏、肢厥、舌绛为辨证要点。

5. 湿蒙心包证 湿蒙心包指气分湿热酿蒸痰浊，蒙蔽心包络的病理变化，又称为湿热酿痰蒙蔽心包证。

主要症状：身热，神识昏蒙，似清似昧或时清时昧，间有谵语，舌苔垢腻，舌色不绛，脉濡滑数等。痰湿蒙蔽心窍，心神困扰，故神志昏蒙，间有谵语。邪留气分，未入营血，故舌质不绛。湿热上泛，故舌苔垢腻。湿蒙心包证以神志时清时昧，舌苔垢腻为辨证要点。

上焦温病的转归：上焦温病一般多见于发病初期。当温邪初犯肺卫时，如感邪轻者，正气抗邪有力，邪气受挫而不向里传，邪可从表而解。如感邪重而邪热转甚者，温邪由表入里，可引起肺热亢盛。如肺气大伤，严重者导致化源欲绝而危及患者生命。若患者心阴心气素虚，肺卫之温邪可内陷心包，甚至导致内闭外脱而死亡。但心包证候亦可见于温病发展的极期，如邪入营血后，每可发生邪热内陷心包。

（二）中焦证

中焦所包括的脏腑主要是胃、脾、肠等，温邪传入中焦一般属温病的中期或极期。

1. 阳明热炽证 指热入阳明，里热蒸迫而盛于内外的证候，又称胃热亢盛证。

主要症状：壮热、大汗出、心烦、面赤、口渴引饮、脉洪大而数等。邪热入胃，正气奋起抗邪，邪正剧争，里热蒸迫，外而肌肉，里而脏腑，无不受其熏灼。里热亢盛，蒸津外出，故见壮热、大汗出；邪热扰心则心烦，邪热上蒸，则见面红赤；邪热耗伤阴液则口渴而多饮，喜饮凉水；脉洪大而数亦是邪热盛于内外的表现。因熏蒸之热弥漫内外而未里结成实，故称其病理变化为"散漫浮热"或"无形热盛"。阳明热炽证以壮热，汗多，渴饮，苔黄燥，脉洪大为辨证要点。

2. 阳明热结证 指肠道中邪热与糟粕相结，耗伤阴津，肠道传导失司的证候，又称热结肠腑证，或阳明腑证。

主要症状：日晡潮热，或有谵语，大便秘结，或热结旁流，腹部硬满疼痛，舌苔黄黑而燥，脉沉实有力等。由于里热结聚于肠道，而下午阳热较盛，故发热日晡益甚；胃肠邪热可扰乱心神，故会出现谵语；肠道热结津伤，传导失职，故大便秘结不通，或热迫津液从燥结旁流而表现为下利稀水，其气臭秽；肠道中燥屎热结阻塞，气机不通，故腹部硬满疼痛；腑实津伤则舌苔老黄而干燥，甚则可见黑燥之苔；脉沉实有力是肠腑热结之征。阳明热结证以潮热，便秘，苔黄黑而燥，脉沉实有力为辨证要点。

3. 湿热中阻证 指湿热性质的病邪，如湿热病邪、暑湿病邪等困阻于中焦脾胃的证候。

主要症状：湿热中阻证因湿热之偏盛不同而有不同的表现：湿重热轻者，脾气受困，气机郁阻，症见身热不扬，胸脘痞满，泛恶欲呕，舌苔白腻，或白厚，或白苔满布，或白多黄少等。由于热处湿中，热势为湿邪所遏，故身热不扬；湿困太阴，气机不畅，故胸脘痞满；脾失健运，胃失和降，浊气上逆，故泛恶欲呕；舌苔白腻、白苔满布或白多黄少等，均系湿邪偏盛的征象。如湿渐化热，形成湿热并重或热重湿轻者，症见高热持续，不为汗衰，烦躁不安，脘腹痛满，恶心欲呕，舌苔黄腻或黄浊。里热偏盛，故见高热持续；湿热相蒸，故虽汗出而热势不衰；中焦湿热互结，升清降浊受阻，气机失于宣展，则脘腹痛满；湿热中阻，胃气上逆，则恶心、呕吐。舌苔黄腻或黄浊，亦为湿热互结的征象。湿热中阻证以身热，脘痞，呕恶，苔腻为辨证要点。

4. 湿热积滞，搏结肠腑证 指肠腑湿热与糟粕积滞相搏，肠道传导失职的证候。

主要症状：身热，烦躁，胸脘痞满，腹痛，大便溏垢如败酱，便下不爽，舌赤，苔黄腻或黄浊，脉滑数等。肠腑有湿热熏蒸则身热，烦躁；湿邪郁阻气机则胸脘痞满；湿热积滞内阻肠道，气机不通，故见腹痛，便溏不爽；舌赤，苔黄腻或黄浊，脉滑数为湿热内盛之象。湿热积滞，搏结肠腑证以身热，腹痛，大便溏垢，苔黄腻、黄浊为辨证要点。

中焦温病的转归：邪在中焦，邪热虽盛，正气亦未大伤，尚可祛邪外出而解。但若腑实津伤，真阴耗竭殆尽，或湿热秽浊偏盛，困阻中焦，弥漫上下，阻塞机窍，均可威胁患者生命。正如吴鞠通指出，中焦温病死证有二："一为阳明太实，土克水者死。""二为秽浊塞窍者死"。

（三）下焦证

下焦主要指肝、肾，温邪深入下焦，是指肝肾的病变，属温病的后期阶段。下焦证常见的病证有：

1. 肾精耗损证 指邪热深入下焦，耗伤肾精，形体及脏腑失于滋养的证候，又称真阴耗伤证。

主要症状：低热，神惫萎顿，消瘦无力，口燥咽干，耳聋，手足心热甚于手足背，舌绛不鲜，干枯而痿，脉虚。由于肾精耗损，形体失养，故神惫萎顿，消瘦无力，脉虚；肾精不足，不能上养清窍，则症见耳聋，即所谓"脱精耳聋"；阴液不能上滋，故口燥咽干；肾精枯涸，阴虚内热，症见低热持续，手足心热甚于手足背等；舌绛不鲜，干枯而痿为肾阴不足之象。肾精耗损，多由中焦病变发展而来，特别是阳明邪热不去，阴液耗伤过甚，更易引起本证，属于温病后期。肾精耗损证以手足心热甚于手足背，口干咽燥，舌绛不鲜，干枯而痿，脉虚为辨证要点。

2. 虚风内动证 是肾精虚损，肝木失养，风从内生的病理变化，即所谓"水不涵木"，又称为阴虚风动证。

主要症状：神倦肢厥，耳聋，五心烦热，心中憺憺大动，手指蠕动，甚或瘛疭，脉虚弱等。虚风内动是在肾精虚损的病理基础上发展而形成，故有肾精虚损的基本表现；同时，肝为风木之脏，依肾水而滋养，如肾水受劫，肝失涵养，筋失濡润，则风从内生，症见手指蠕动，甚或瘛疭。此外，肾水枯竭，不能上济心火，心神不能内舍，则见心中极度空虚而悸动不安，即所谓憺憺大动。虚风内动证以手指蠕动，或瘛疭，舌干绛而痿，脉虚为辨证要点。

下焦温病的转归：温病下焦证一般发生于疾病的后期，一般属邪少虚多。病情虽已缓解，但因阴精已大衰，所以病情仍然较重。若正气渐复，驱除余邪外出则可逐渐向愈。但若阴精耗尽，阳气失于依附，则可因阴竭阳脱而死亡。

二、三焦证候的关系及其传变

三焦辨证不仅表示三焦所属脏腑的病理变化和证候表现，它同时也标志着温病发展过程中的不同阶段。吴鞠通在《温病条辨》中说："凡病温者，始于上焦，在手太阴。"如上焦手太阴肺的病变多为温病的初期，中焦阳明胃的病变多为病程中期或极期，下焦足少阴肾及足厥阴肝的病变多为病程后期。但由于感邪性质不同，体质类型有异，所以温病三焦病机的发生及演变，不一定都是按照上述顺序。例如暑热病邪可直犯心包，未必始于上焦手太阴；湿热病邪直犯中道，困阻脾胃；肾精素虚者，邪气伏藏下焦，病起于足少阴；还有其他一些伏气温病也可起病于营血分。

　　同时，人体是一个有机的整体，邪之所感，随处可传，在温病过程中，常有上焦证未解而又见中焦证者，或中焦证未解而又有下焦证者。故上焦、中焦、下焦的病变不是截然划分的，有时相互交错，相互重叠。在温病的传变中，还有顺传与逆传之分：如温病初起，病邪始犯于上焦手太阴肺卫，再传至中焦阳明胃，一般称为顺传；若在肺卫之邪不下传于胃，而内陷心包，则称为逆传心包。顺传的特点是：病邪以脏传腑，正气较盛，病情较稳定，预后较好。逆传的特点是：发病急骤，病邪以脏传脏，来势凶猛而正虚邪实，病情重笃凶险，预后差。

第三节　卫气营血辨证与三焦辨证的关系

　　卫气营血病变与三焦所属脏腑病变，既有联系，又有区别；一般而言，卫气营血辨证长于辨析病变的阶段、浅深、轻重，三焦辨证长于辨别病变的部位、性质和证候类型，故在临床上，多先以卫气营血辨证确定病变的浅深层次和发展趋势，再用三焦辨证确定病变部位和性质。将两种辨证方法相辅运用，经纬交错，才能更全面地指导温病的辨证论治。

第二篇
临床诊治与预防方法

第四章
温病的常用诊法

【学习目的】

1. 了解白㾦、验齿的临床意义。
2. 熟悉发热、汗出异常、口渴、神志异常、痉厥等的辨析。
3. 掌握温病常见的舌象、斑疹的辨析。

温病的诊断方法，不外望、闻、问、切四诊，运用四诊方法，结合温病的临床特点，温病的常见鉴别诊断的主要内容是辨舌验齿、辨斑疹白㾦、辨常见脉象、辨神色及常见症状等。不过温病的病理变化，往往多反映于舌苔和牙齿等方面较为突出，所以在临床上通过对舌苔和牙齿的观察，有助于了解邪热的轻重、津液的存亡，以及病变所在，从而推断预后，确定治疗方法，因此，辨舌验齿的诊断方法就成了温病的诊断特点之一。此外，在温病发展过程中，往往因热邪陷入营、血而发生斑疹，湿热郁蒸气分而发生白㾦的色泽、形态方面的变化，在一定程度上可以测知不同的病理变化，所以辨斑疹白㾦也是温病诊断特点之一。

熟练而正确地掌握这些常见症状、体征的鉴别诊断，能为确定温病病因、病证性质、病变部位、邪正消长、病名和病证诊断等提供依据，是进行温病卫气营血、三焦辨证的基础。由于诊断的正确与否是进行正确治疗的前提，所以掌握温病的上述内容的鉴别具有极其重要的意义。

第一节　辨舌验齿

一、辨舌

辨舌，即舌诊，是温病常见体征鉴别诊断的重要内容。舌为心之苗，又与肝、肾、脾、膀胱、三焦等许多经络相通，使舌与全身形成一个整体，故在温病过程中，凡感邪之性质、病变之浅深、津液之盈亏、脏腑之虚实，均可客观地反映在舌象上。舌诊内容包括辨舌苔、辨舌质、辨舌态三个方面。

（一）辨舌苔

舌苔是指舌面所生的苔垢。正常的人在舌面上多布一层极薄的苔垢。在温病过程中，主要观察舌苔的色泽、润燥、厚薄等，其色泽有白、黄、灰、黑的不同，形状有厚薄之区别，苔的变化主要是反映卫分、气分的病变，尤其能反映出病邪的性质和津液的盈亏。现分述如下：

1. 白苔 白苔有厚薄之分。薄者主表，候卫分之邪，一般见于温病初起，病变尚轻浅；厚者主里，候气分之邪，多因于湿热为患；润者主津伤不甚；燥者则提示津液已伤。温病的白苔主要有以下几种：

（1）苔薄白欠润，舌边尖略红 温病初起邪在卫分，多见于风温初起。风寒表证也可见薄白苔，但质地润泽，舌色正常，可资区别。

（2）苔薄白而干，舌边尖红 较之薄白欠润更为干燥，舌边尖之色更红。是温病表邪未解、肺津已伤，多见于素体津液亏损而外感风热者；或见于燥热病邪初犯肺卫者。

（3）舌苔薄白而腻 湿热病邪初犯，郁遏卫气分。多见于湿温初起，卫气同病证。风热夹湿或湿温后期，余湿未尽，邪在肺卫亦可见。

（4）舌苔白厚而腻 多伴见口吐浊厚涎沫，为湿阻气分，浊邪上犯。多见于湿温病，邪在气分，湿浊偏盛。

（5）舌苔白厚而干燥 脾湿未化，胃津已伤，津液不能上承；或胃燥肺气受伤不能布化津液。

（6）舌苔白腻而质红绛 为湿遏热伏之征象，一般属气分病变，即湿热性质的温病邪在气分，湿邪阻遏而致热邪内伏。此外，热毒已入营血分而又兼有湿邪未化者也可见到此种舌象，临床上当有营分证的其他表现，可结合全面征象予以鉴别。

（7）舌质紫绛苔白厚如积粉 为湿热秽浊郁闭膜原之征象，病多凶险，多见于温疫病。其舌上苔如白粉堆积，满布无隙，滑润黏腻，刮之不尽，舌质则呈紫绛色。

（8）白苔如碱状（白碱苔） 温病兼有胃中宿滞，夹秽浊郁伏，其舌上苔垢白厚粗浊而板滞，有如石碱状，多见于湿热类温病。

（9）舌苔白厚质地干硬如砂皮（白砂苔） 邪热迅速化燥入胃，苔未及转黄而津液已大伤。其舌苔白厚而燥裂如砂石，扪之糙涩。

（10）满舌生有松浮的白衣，或如霉状，或生糜点（白霉苔） 主秽浊之气上泛，胃气衰败，多见于温病后期，预后较差。

总之，白苔薄者主表，厚者主里。润泽者为津液未伤，干燥者为津液已伤，厚浊黏腻者多挟湿痰秽浊。一般来说，白苔主表主湿，病情较轻，预后较好。但白砂苔为热结在里，津液大伤；白霉苔主胃气衰败，均为危重证，这是属于白苔中的特殊类型。

2. 黄苔 黄苔主里主热，候气分之邪。温病邪从卫分传入气分，苔亦必由白转黄；如邪由营、血外出气分，舌面必渐生黄苔。黄苔亦有厚薄润燥的不同。一般薄者病变较轻浅，厚者则较深重；临床上润泽者津伤不甚，干燥者津伤较甚。

（1）舌苔薄黄而润　邪热初入气分，津伤不甚。

（2）舌苔薄黄而干　气分热甚，津液已伤。

（3）舌苔黄白相兼　邪热虽传入气分，但表邪犹未尽解；邪热入于少阳亦可见到。

（4）舌苔黄腻或黄浊　主湿热内蕴。湿热或暑湿病邪流连气分多见此种舌苔。

（5）舌苔黄干，焦燥起刺，或中有裂纹　为热结胃腑，阳明腑实的征象。

一般来说，黄苔主里，属实、属热，为邪在气分的主要表现。舌苔薄黄的为里热未甚，病多轻浅；舌苔黄厚的为热结已深，病势较重；舌黄而润泽的为津液未伤；舌黄而干燥的为热盛伤津；舌黄厚而腻浊的为温热内蕴。

3. 灰苔 温病的灰苔有润燥两大类，所主病性各异，燥者主热盛阴伤，润滑者主痰湿或阳虚。灰苔多见于黄苔转黑的过程中，故其诊断意义大致与黑苔相仿。

（1）舌苔灰、干燥起刺　阳明腑实而阴液大伤之象。

（2）舌苔灰粘腻　温热兼挟痰湿内阻之象，多伴有胸痞脘闷、渴喜热饮或口吐涎沫等症。

（3）舌苔灰滑　温病误治等阳虚有寒之征象，临床多伴见肢冷、脉细或吐泻等症。温病后期湿胜阳微，衍为寒湿者可见此苔。

总之，灰苔所反映的病理变化，有津伤和痰湿等区别，临床须根据苔的润燥和全身症状加以辨别。

4. 黑苔 温病见到黑苔，多属热深病重之候，一般由黄苔、灰苔转变而来；但也有一种黑苔如烟煤隐隐，扪之潮润，系属虚寒之征，但多伴有肢冷、下利、不渴等证，临床上必须与热证黑苔细加鉴别。

（1）舌苔黑，焦燥起刺，质地干涩苍老　阳明腑实应下失下，热毒极盛，津液大伤的征象。

（2）舌苔黑薄而干燥甚或焦枯　如舌体枯萎、不鲜，为邪热深入下焦，肾阴耗竭之征象，多见于温病后期；如苔黑干燥而舌质红，兼心烦不得卧，为真阴欲竭而壮火复炽，即"津枯火炽"之征象。

（3）舌苔遍舌黑润　为温病兼挟痰湿之征象。每见于胸膈素有伏痰而复感温邪者，多伴有发热、胸闷、渴喜热饮等症。

（4）舌苔干黑、舌质淡白无华　湿温病湿随热化，深入营血，灼伤阴络，大量下血，气随血脱时每见此种黑苔。由于病变迅速发展，舌苔未及转化，故苔色仍黑；但因气随血脱，故舌质变为淡白无华。

（5）舌苔黑滑润而舌淡不红　湿温病后期，湿胜阳微转化为寒湿之证的征象，与灰滑苔主病相似。

总之，黑苔所反映的病变以实热和伤阴为多。一般而言，凡黑苔焦燥，厚而起刺者为腑实阴伤；薄而枯萎者，为真阴耗竭；滑润的多挟痰浊内伏，或由湿温转化为寒湿的征象。

（二）辨舌质

由于舌为心之苗，而心为血之主，故通过对舌体的色泽、形态等方面的观察，可以辨热入营血的病候，尤能反映出邪热的盛衰和脏腑营血、津液的盈亏。温病过程中舌色的变化，主要有红、绛、紫三种。

1. 红舌　此处所说的红舌是指比正常人舌色稍深且满舌红赤，多为邪热亢盛或渐入营分标志。温病邪在卫分、气分时，舌质亦可变红，但多局限于舌的边尖，罩在苔垢之下，与热入营分后全舌发红而少苔、无苔者有所不同。在温病过程中常见的红舌，有如下几种：

（1）舌尖红赤起刺　心火上炎之征象；也可见于红绛舌早期。

（2）舌红中有裂纹如人字形，或舌中生有红点　心营热毒之征象。

（3）舌质光红柔嫩，望之似润，扪之干燥　邪热初退而津液未复之征象。

温病过程中红舌比较常见，邪在卫分、气分，舌质亦较正常略红，但必有苔垢；邪入营分、血分，则舌质较红而少苔垢。此外，红舌尚有虚实之分，鲜红、干燥都属热盛实证；嫩红、淡红为气液亏损虚证。

2. 绛舌　绛是深红色，为包络营血热盛之征，红舌转绛，标志热邪逐渐深入。温病常见的绛舌有以下几种：

（1）舌质纯绛鲜　热入心包之征象。

（2）舌绛而干燥　邪热入营，营阴受损之征象。

（3）舌绛而舌面上有大红点　心火炽盛，热毒乘心之征象。

（4）舌绛而有黄白苔　邪热初传入营而气分之邪未尽之征象。

（5）绛舌上罩黏腻苔垢　热在营血而兼挟有痰湿或秽浊之气。此时每易发生痰浊蒙蔽心包而有神志异常的症状。

（6）舌绛光亮如镜（镜面舌）　胃阴衰亡的征象。

（7）舌绛不鲜，干枯而萎　肾阴亏竭之征象，病情多危重，多见于温病后期。

绛舌的出现标志温病的病情较为深重。绛舌亦有虚实之分，鲜绛、干燥的多为热邪亢盛，属实证；绛而枯萎不荣或光亮如镜的多为阴液衰竭，属虚证。

3. 紫舌 紫舌较绛舌其色更深更暗。在温病过程中出现的紫舌大多是从绛舌发展而来，所以反映的病情更为深重。但也有因其他原因而形成紫舌的。温病常见的紫舌有以下几种：

（1）舌焦紫起刺如杨梅状　血分热毒极盛之征象，常为热盛动血或动风的先兆。

（2）舌紫晦而干，色如猪肝　肝肾阴竭之征象。属危重病候，预后多不良。

（3）舌紫而瘀暗，扪之潮润　内有瘀血之征象。常见于素有瘀伤宿血而又感受温邪者，可伴有胸胁或腹部刺痛等症状。

总之，紫舌在温病中出现，多属危重病证。所反映的病候有虚实之分：焦紫起刺为热毒极盛；紫而瘀暗扪之潮湿，为兼瘀血，属实证；紫晦干枯为肝肾阴竭，属虚证。

（三）辨舌态

舌态即舌体的形态，其变化可以反映出邪正虚实情况。观察舌体形态变化，在温病辨证中具有重要的参考价值。简述如下：

1. 舌体强硬 气液不足，络脉失养所致，每为动风惊厥之兆。

2. 舌体短缩 内风扰动，痰浊内阻舌根之征象。

3. 舌卷囊缩 舌体卷曲，兼有阴囊陷缩，为病已深入厥阴的危重征象。

4. 舌体痿软 舌体痿弱无力，不能伸缩或伸不过齿，为肝肾阴液将竭之征象。

5. 舌斜舌颤 肝风内动之征象。

6. 舌体胀大 兼黄腻苔垢满布者，为湿热蕴毒上泛于舌之征象。如舌体肿大，其色紫晦者，为酒毒冲心之征象。

（四）温病舌诊注意点

温病的舌诊除了要熟悉舌苔、舌质、舌态的表现和所主的病证外，还应注意以下两点：

1. 舌苔舌质互参 舌苔和舌质所反映的邪正状况各有侧重，在一般情况下，二者的变化是统一的，如舌红和苔黄燥者反映了热甚而阴伤。但也有二者的变化不一致的情况，如舌质红绛可以与白苔并见，其中有舌红绛而苔白滑腻者，为湿浊未化而邪热已入营分，气分之邪未尽。因而在舌诊时必须把舌苔与舌质的变化结合起来分析。

2. 注意动态变化 在温病的发展过程中，舌苔、舌质往往有较快的变化，观察这些动态的变化有助于把握病势的发展和邪正的进退。如舌苔从薄白苔变黄再转为灰黑，表示病邪从表入里，邪势渐甚；如舌苔、舌质由润转燥，提示津液已伤，或湿邪已经化燥；如舌苔从厚浊变薄，或由板滞而转松散，多为病邪消退之象；如原有苔垢突然退净而舌面光剥，为胃液耗亡，预后多不良；如伏气温病初起舌红无苔而渐见苔布，多为内伏于营血之邪热外转气分之象；如舌质由红绛而突然转为淡红，多属阳气暴脱所致。

二、验齿

验齿是温病诊断中的一个独特方法，对于判断热邪的轻重与津液的存亡有一定的参考价值，所以叶天士说："再温热之病，看舌之后，亦须验齿。盖齿为肾之余，龈为胃之络，热邪不燥胃津，必耗肾液。"由于温热之邪最易耗灼胃津肾液，所以验齿对温病热邪轻重，津液存亡的诊断亦有很大意义。验齿主要是诊察牙齿润燥、齿缝流血等。

（一）牙齿润燥

牙齿的干燥与否主要看门齿。由于津液不足或津液不能上布，牙齿失却濡润就会表现为干燥不润。齿燥的情况有所不同，其病理变化也有轻重浅深之别。

1. 光燥如石　齿面干燥，但仍有光泽。为胃热津伤，肾阴未竭，病情尚不重之征象；如见于温病初起而伴有恶寒无汗等症状，则属于卫表郁闭，津不上布，一经发散表邪，表疏气通，津液得以上布，其齿燥即可转润。

2. 燥如枯骨　齿面枯燥而无光泽，为肾阴衰竭，难治。

3. 齿燥色黑　齿面干燥无津，其色焦黑，为邪热深入下焦，肝肾阴伤，虚风渐动之征象。

（二）齿缝流血

在温病过程中所发生的齿缝流血有虚实之分，因于胃者属实，因于肾者属虚。

1. 齿缝流血，齿龈疼痛　齿缝流血色鲜红而量较多，由胃火冲激而致，其证属实。

2. 齿缝流血，齿龈不肿痛　齿缝流血从齿龈处渗出，由肾火上炎所致，其证属虚。

第二节　辨斑疹白㾦

温病过程中常出现斑、疹、白㾦。观察其色泽、形态、分布等，有助于了解感邪的轻重、病变的浅深、气血津液的盛衰、预后的顺逆等，对于温病的辨证与指导临床治疗具有重要意义。

一、辨斑疹

斑与疹是温病过程中出现在肌肤表面的红色皮疹，是温病的重要体征之一。斑与疹的形态和成因各有不同，诊断意义也各别，治疗亦异。因某些病种斑疹可同时出现，故前人经常举斑代疹或名疹而实指斑，或统称斑疹。而当今我们应从形态、分布及成因将斑、疹明确区分开来，从而提高临床的诊治水平。

斑与疹的鉴别

区别	疹	斑
形态色泽	高于肌肤表面，色红，形如粟米，压之褪色，摸之碍手的丘疹	在肌肤表面，色红，点大成片，压之不褪色，大多不碍手
分布	多起自口腔（上腭），继而耳后、头面、背部，逐渐至胸腹、四肢	多见胸腹，继见四肢
形成机制	多外感风热，邪热郁伏，内窜营分，血从肌表血络而出	热郁阳明，阳明热炽，内迫营血，血热妄行，外发肌肉
病位	肺卫→营分。病位浅，卫营同病	气→血。病位深，气血两燔
透发征兆	烦热，烦躁无汗，舌红绛苔薄白，脉伏或躁动，兼胸闷、咳嗽、喷嚏	灼热，烦躁不安，无汗，舌深绛苔黄，脉伏或躁动，兼耳聋闷瞀
文献摘要	陆子贤曰："疹为太阴风热"	陆子贤曰："斑为阳明热毒"
治法	宣肺达邪，清营透疹	清胃邪热，凉血化斑

（一）形态

斑：皮疹点大成片，平摊于皮肤上，望之有触目之形，抚之无碍手之质，压之不褪色者。

疹：呈琐碎小粒，形如粟米，高出于皮肤之上，望之有形，抚之碍手。

（二）分布

斑的外发，多先起于胸腹，继而分布于四肢；疹的外发有多种形式，其中如麻疹一般先起自上腭、口腔，继而布于耳后、头面及背部，再布于胸腹四肢，3～4日内，以手足心见疹为出齐；而烂喉痧之疹则多先见于颈项，渐及胸、背、腹部及四肢，一日之内即可蔓延全身且疹间无正常皮肤。

（三）成因

斑：温病发斑多由阳明热毒（气分）高热窜入血分（气血两燔），灼伤血络，迫血妄形，使血不循经，从肌肉溢于脉外，瘀于皮下所成。

疹：温病发疹多由太阴风热（肺），窜于营分（卫营同病），卫有邪阻，营有热逼，使血液瘀于肌表血络之中所致。

（四）诊察要点及临床意义

叶天士："斑疹皆是邪气外露之象"，表明邪热深入营血，但又有外达之机。具体又根据其斑与疹的色泽、形态、分布疏密、伴有脉证归纳为顺证、重证、逆证。

1. 观察色泽　斑多为紫色或紫黑色，但疹有红、紫、黑之不同。大凡斑、疹色泽红活荣润者为顺，标志着邪气外达，气血透畅，预后好。如疹色艳红如胭脂，为太阴风热炽盛之象；如疹色紫红如鸡冠花为营血分热毒深重的表现；如疹色紫黑，则为火毒极盛所致，病多凶险。然而斑色黑光亮有泽者，虽属热毒深重，但气血尚充，及时治疗，尚可挽回；若斑色黑而隐不显，四旁赤色，为火郁内伏，气血尚活，重用清凉透发之剂，也有转为红色而成可救者。但若黑而晦暗，则为元气衰败而热毒锢结之征象，预后差。总的来说，斑、疹色泽愈深，其病情越重，正如雷少逸所说："红轻，紫重，黑危"。

2. 辨别形态　斑、疹的形态与病情轻重、预后好坏有一定的关系，尤其可以反映热毒能否外泄的态势。斑疹透后，宜松浮于皮面，所谓"红如朱点粉，黑如墨涂肤"，为邪毒外泄之象，预后大多较好，属顺证，虽颜色紫黑亦不足为虑；如一发即紧束有根，所谓"如履透针，如矢贯的"，则属热毒锢结，虽细小如粟如粒，预后大多不良，属逆证，亦属危候。

3. 注意疏密　斑、疹分布的疏密情况反映了热毒的轻重与正气的盛衰。如斑、疹分布稀疏均匀，为热毒轻浅，一般预后较好。此外，疹的外发部位，从胸腹部到躯干部再至四肢、手足掌心、尾骶部，为顺证。若斑疹分布稠密，甚至融合成片，为热毒深重之象，预后不良。叶天士称斑疹"宜见不宜多见"。

4. 结合脉证　辨别斑、疹应与全身的脉证表现结合起来。在发斑前每见身壮热，烦躁不安，舌红绛，手足发冷，闷瞀，耳聋，脉伏等症状；在出疹前，每见发热，烦躁，面红目赤，胸闷，咳嗽等症状。斑疹透后，热势逐渐下降，神情清爽，脉静身凉，即为热邪外达，正胜邪却的佳兆，预后多属良好；如初透即隐或透露后即见灼热烦躁，神昏谵语，脉数疾或细小，则为热毒极盛，正不胜邪的危象，预后不良。

二、辨白㾏

白㾏是在湿热性质温病发展过程中，皮肤上出现的细小白色疱疹。诊察白㾏对于辨别邪正的盛衰有一定的参考价值，所以为清代以来温病学家所重视。

（一）形态和分布

白㾏是发于皮肤的细小白色疱疹，形如粟米，内含浆液而呈晶莹透亮的疹子，高于皮肤，抚之碍手，多见于颈、胸、腹等，四肢、面部少见，可自行消退，消退时有皮屑脱落，不留瘢痕，无色素沉着。

（二）成因

白㾦为湿热留恋气分，郁蒸肌肤所造成的。其虽发生于肤表，病变部位并不在卫分而在气分。白㾦每随发热和出汗而透发，因湿热之邪黏腻滞着，非一次所能透尽，所以常随着身热增高，汗出而即透一批，如此反复透发多次。一般在透发之前，每因湿热郁蒸而有胸闷不舒等症。白㾦透发之后，病邪有外达之机，胸闷等症状也可得以解除。

（三）临床意义

1. 辨病证性质　在温病过程中见白㾦透发，即可以作为诊断湿热证的重要依据，因而白㾦有助于判断病证的性质。临床上白㾦多见于湿温、暑湿、伏暑等湿热性质温病，尤其对这些病证误用滋腻，或失于轻清开泄时更为多见。

2. 辨津气盛衰　如见晶莹饱满，颗粒清楚，透发后热势递减，神情清爽，为津气充足，正能胜邪，邪祛外达之佳象；如见空壳无浆，如枯骨之色，并见身热不退，神志昏迷等症，则为津气俱竭，正不胜邪，邪气内陷的危险征象。如叶天士所说："或白㾦如枯骨者多凶，为气液竭也"。

3. 指导治疗　白㾦的治疗宜透热化湿、宣畅气机。因白㾦的产生为湿热所酿，其病变部位在气不在卫，所以在治疗时不宜疏表发汗，不可过用寒凉，若津气两竭的，治应益气养阴之品，以使津气来复。

第三节　辨常见症状

在温病过程中，由于卫气营血和三焦所属脏腑的病理变化，可以产生多种症状，而同一症状又可由不同的病因病机引起，认真辨识温病中常见的临床症状，有助于探求温病的病因病机，是准确辨证的重要环节。以下就温病几个常见症状予以辨析。

一、发热

发热是各种温病必见、最主要的症状。温病发热是体温升高或虽体温不高而自觉身热的表现，是正气抗邪，邪正相争的全身性反应。正能胜邪，则热退邪却；正邪俱盛则热势持续。发热过甚，可耗气伤津，甚至导致阴竭阳脱而危及生命。

除温病有发热之外，某些内伤杂病也可出现发热。

温病发热与内伤发热鉴别

	温病发热	内伤发热
病因	四时温邪、疫邪	内在因素（情志、饮食、劳倦、内生六淫、痰饮、瘀血、食积）
病机	正气抗邪，邪正相争	气血阴阳，平衡失调
证候	起病急，有明显的季节性，伴口渴、大汗、面赤、气粗，或便秘尿赤；经历卫气营血的传变过程，病程短	起病缓，无明显季节性，发热时发时止，伴相应脏腑的病理反应，无卫气营血的传变过程，病程长
治疗	祛邪以清热	调整脏腑阴阳气血平衡，祛除病理物质

温病发热有虚实之分。一般而言，温病初期，正气较甚，病变轻浅，一般属实热发热。温病中期，邪正剧争，属实热发热者多。温病后期，因邪热久羁，耗损阴津，故一般属虚证发热。总之，温病初、中期的发热，主要为"阳盛则外热"，这种发热属实证；温病后期的发热多为"阴虚则内热"，这种发热属虚热。

温病的发热类型，主要有以下几种：

（一）发热恶寒

发热同时有恶寒。主要为温病初起，邪在肺卫的表现。由于温为阳邪，故多发热重、恶寒轻，伴有口微渴、脉浮数、舌边尖红等症，与伤寒有所不同。

（二）寒热往来

恶寒与发热交替出现，或此起彼伏定时或不定时发作，为邪郁半表半里，少阳枢机不利或湿热秽浊郁闭膜原之征象。

（三）壮热

高热（大于39℃），通体皆热，热势炽盛，但恶热，不恶寒，为邪正剧争，里热蒸腾之征象。多见于气分高热期。

（四）日晡潮热

发热于下午3～5时为甚。由热结肠腑，阳明腑实或湿热留连中焦，湿热交蒸所致。

（五）身热不扬

身热稽留而热象不显，即自觉热势不盛，初扪皮肤不觉发热，久扪则觉灼手。

为湿温病初起湿蕴热蒸，热为湿遏之征象。可伴有汗出热不解，渴不欲饮，胸闷脘痞，身重纳呆，苔白腻，脉濡缓等症。与西医所称稽留热相似。

（六）身热夜甚

24小时持续发热，夜间体温更高。为夜间阳气入里，阴虚不能制约阳气，热灼营阴或热入血分之征象。如吴又可说："至夜发热者，热留血分"。

（七）夜热早凉

以夜间发热，晨起热退为特点，是一种间歇热。为温病后期，余邪留伏阴分之征象。其机制为阳夜入于里，阴不制阳，故低热；早出于阴，阳气出表，故热退。

（八）低热持续

热度不高（38℃以下）持续不退，手足心热甚于手足背。多出现于温病后期，邪少虚多。肝肾阴虚，阴不制阳或胃阴久伤，胃阳独亢之征象。

二、汗出异常

（一）无汗

如见于温病初起，伴有发热、恶寒、头痛、苔薄白等症状，为邪在卫分，邪郁肌表，闭塞腠理所致；如见于温病极期，伴有身热夜甚，烦躁，舌绛，脉细数等症状，为热入营血，伤营夺血，无作汗之源。张景岳谓："心主血，汗则血之余也。"《灵枢·营卫生会篇》："故夺血者无汗"。

（二）时有汗出

随热势起伏而时有汗出，汗出热减，但继而复热，汗少而黏，多为湿热郁蒸所致，多见于湿温病和暑湿之证。吴鞠通说："若系中风，汗出则身痛解，而热不作矣；今继而复热者，乃湿热相蒸之汗。湿属阴邪，其气留连，不能因汗而退，故继而热。"

（三）大汗

全身大量汗出。温病过程中每可见大汗，如伴有壮热、大渴、脉洪大等症状为阳明气分炽热，迫津外泄所致；上述证候如兼见背微恶寒，脉洪大而芤等症状，为热盛阳明而兼有气阴不足；如表现为骤然大汗，淋漓不止，并见气短神疲，甚则喘喝欲脱，舌红无津，脉散大等症状，为津气外脱的亡阴征象；如表现为冷汗淋漓，肢冷肢厥，面色青惨，舌淡无华，神气衰微，脉微细欲绝等症状，为气脱亡阳之征象。

（四）战汗

患者先全身战栗，继之热甚，并见全身大汗，汗出后热势骤降。为邪气留连气分，邪正相搏，正气奋起鼓邪外出之征象。战汗前常有四肢厥冷，爪甲青紫等先兆，继而出现战栗、高热、全身汗出。战汗后若脉静身凉，邪随汗出则病情向愈；若身热不退，烦躁不安，脉象急疾，甚或昏迷则病情危重；若战栗无汗，正气亏虚，不能托邪外出则预后差。

三、口渴

口渴是温病常见症状之一，由热邪炽盛，津液耗损或湿滞气机，气不化液，津液不布引起。临床通过对口渴程度、喜饮或不喜饮、渴喜冷饮还是喜热饮以及其他症状的辨别，有助于判断热势的盛衰、津伤的程度以及津液不能上承的原因。

（一）口渴欲饮

为温病热盛伤津的表现。邪在卫分，津伤不甚，表现为口微渴，饮水少量，伴见肺卫表证；热入气分，胃津大伤，表现为口大渴，喜冷饮，伴见阳明气分证；肠热下利，津液受伤，伴见发热，大便频急等；温病后期，肺胃阴伤，表现为口干伴见阴虚证。

（二）口渴不欲饮

多见于湿热病证的气分阶段和温热病证的营血分阶段。若见于湿温病初起，为湿邪偏盛，脾气不升，津液不布所致，常伴见身热不扬，胸脘痞闷等。若兼夹痰饮，表现为口干不欲饮，伴见胸闷，呕恶，苔腻等。若在温病热入营分，营阴蒸腾，上潮于口，也表现为口干反不欲饮或不甚渴饮，常伴见营分证表现。若瘀热搏击，阻滞气机，津不能上承，出现口干漱水不欲咽，常伴见瘀血证。

（三）口苦而渴

为温病邪犯少阳，胆火内炽，津液受伤，常伴见寒热如疟、心烦、苔黄腻、脉弦数等。

四、神志异常

心藏神主血，营气通于心，故温病中邪热侵扰心、营（血）皆可出现神志异常。由于病邪性质有殊，侵扰途径不同，神志异常有多种表现，它们所反映的病机自有差别，故应结合有关证候，注意鉴别。包括烦躁不安、神昏谵语、昏愦不语、神志昏蒙、神志如狂、神情呆钝。

（一）烦躁不安

烦躁不安是指心中烦热，坐卧不安，但神志尚清。为热郁胸膈，心神受扰之征象。吴坤安曰："心中烦乱不宁，欲起不安，欲睡不稳之状，即反复颠倒，心中懊憹证也。"多见于热在气分、营分、血分或温病后期，阴虚火旺。

（二）神昏谵语

神昏指神志昏迷，不能识人，呼之不应；谵语指语无伦次。若昏谵较轻，神志不完全昏迷，伴见灼热斑疹等，多为营热扰心之征象；若昏谵如狂，伴见出血症状等，为血热扰心之征象；若发热、咳喘、舌謇、肢厥等，为热陷心包之征象；若潮热、便秘等，为热在气分，热结肠腑，胃热扰心之征象。

（三）神志昏蒙

神志昏蒙是指神志不清，时清时昧，呼之能应，或时有谵语，多为气分湿热酿痰，蒙蔽心包，扰及心神之征象。可伴见身热、胸脘痞满、苔黄腻、脉濡滑而数。

（四）昏愦不语

昏愦不语是指意识完全丧失，沉迷不语，呼之不应，甚至对外界各种刺激全无反应，是神志异常中昏迷程度最深者。多见于热闭心包，痰热闭阻心包，瘀热闭阻心包，内闭外脱之证候。

（五）神志如狂

神志如狂是指昏谵燥扰，狂乱不安，多为下焦蓄血，瘀热扰心所致，并可伴见身热，少腹硬满疼痛，大便色黑，舌紫暗等症。

（六）神情呆钝

神清淡漠，反应迟钝。若伴见湿热症状：身热不扬，胸脘痞闷，为湿热上蒙清窍之征象；若伴见语言不利，痴呆，手足瘛疭，肢体强直等，为余热痰瘀互结，阻遏心窍之征象。

五、痉证

痉是指肢体拘挛强直或手足抽搐。在温病过程中出现痉证，多为肝风所致，也是一种病情危重的标志。在动风发痉时每伴有神志不清，四肢厥冷（即厥的表现），所以痉厥又常并称。以下所论，以痉为主，有虚实之分。

（一）实证动风

1. 特点 手足抽搐，颈项强直，牙关紧闭，角弓反张，两目上视等，来势急剧，抽搐有力，同时可见肢冷，神昏，脉数有力等。

2. 病机 邪热炽盛，热极生风，筋脉受灼所致。

3. 常见病证 实证动风可见于气、营、血分邪热炽盛阶段。如伴见壮热，渴饮，有汗，苔黄燥者，多为阳明热盛引动肝风；如伴见身高热，咳喘，汗出者，为肺金邪热亢盛，肝火无所制而肝风内动所致，即所谓"金囚木旺"；如伴见身灼热，发斑疹或吐血、便血，神昏谵语者，则为心营热盛或血分热盛而引动肝风。

邪热内陷足厥阴肝经而致肝风内动，往往也同时伴有邪热陷于手厥阴心包经而出现神昏谵语，此时痉厥并见，每统称其病机为热陷厥阴。

（二）虚证动风

1. 特点 抽搐无力，手指蠕动，口角震颤，心中憺憺大动。

2. 病机 肝肾阴虚，筋脉失养，虚风内动。

3. 伴见症状 低热，颧红，五心烦热，消瘦，神疲，口干，失语，耳聋，舌绛枯萎，脉细无力等症状。

4. 常见病证 邪热耗伤肝肾真阴，筋脉失于濡养所致的水不涵木、虚风内动之证。

六、厥脱

（一）热厥

热厥是指胸腹灼热而四肢逆冷不温，并伴有烦躁谵语，气息粗大，汗多，尿短赤，便秘，或有神志昏迷，喉间痰鸣，牙关紧闭，舌红或绛，苔黄燥，脉沉实或沉伏而数。为热毒炽盛，郁闭于内，气机逆乱，阴阳气不相顺接，阳气不能外达四肢所致。

（二）寒厥

寒厥是指身无热，通体清冷，面色苍白，大汗淋漓或下利清谷，气短息微，神情萎靡，舌质淡，脉沉细微欲绝。为温病后期，阳气大伤，虚寒内生，无以温煦全身所致。

（三）亡阴（阴竭）

亡阴是指身热骤降，汗多气短，肢体尚温，神情疲倦或烦躁不安，面色潮红，口咽干燥，尿量短少，舌干红，脉细数无力。为邪热耗伤阴液，或因汗、泻、亡血太过而致阴液大伤，阴竭而元气无所依附所致，也称为气阴外脱。本证可与热厥并见，或由热厥发展而来，也可在温病过程中由大汗、剧泻或大出血后而造成。

（四）亡阳（阳竭）

亡阳是指面色苍白，四肢逆冷，全身冷汗淋漓，神情淡漠或神识朦胧，气促息微，舌淡而润，脉微细欲绝。为阳气衰竭不能内守而外脱之象。本证可与寒厥并见，或由寒厥发展而来；也可由阴竭而致阳气外脱，从而形成阴阳俱脱之证。

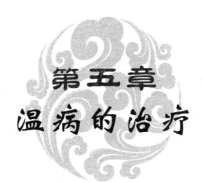

第五章 温病的治疗

【学习目的】

1. 明确温病的立法依据。
2. 掌握温病主要治法的临床应用。
3. 了解温病常见兼、夹证的治疗。
4. 了解温病瘥后调理。

温病的治疗是在温病辨证论治理论的指导下，根据温病的证候表现，明确温病的证候表现，明确其病因病理，然后制订相应的治疗方法，选用恰当的方药，以祛除病邪，调整机体，扶助正气，从而促进患者恢复健康。正确而及时的治疗不仅可以减少患者的病痛，提高治愈率，促使其早日恢复健康，而且对于其中具有传染性的疾病来说还可以有助于阻止其传播蔓延，保护健康人群。

第一节　温病治疗的原则

一、确立温病治法的依据

根据温病临床特点和辨证论治的要求，温病治疗方法的确立，主要依据以下三个方面：

（一）审病因

即是明确引起各种温病发生的病邪性质。温病的病因，有风热、暑热、湿热、燥热等不同。当这些病邪侵犯人体时，反映在临床证候上亦各有特点，虽然同是温邪在表，因病邪各别，治疗则有不同。如风热在表，法当疏风泄热；如属暑湿在表，则予透表清暑；如属湿遏肌表或燥热在表，则分别采取宣表化湿和疏表润燥法，此即"审因论治"。

（二）辨病机

即按卫气营血、三焦辨证来明确病变机制。不同的温病以及温病不同阶段的病变机制各不相同，所用的治则和治法亦各有差异。所以辨察温病的病机变化及其规律，是温病辨证论治的关键。如叶天士根据温病卫气营血不同阶段的病理变化，提出"在卫汗之可也，到气才可清气，入营犹可透热转气……入血就恐耗血动血，直须凉血散血。"吴鞠通则在三焦辨证的基础上提出："治上焦如羽（非轻不举），治中焦如衡（非平不安），治下焦如权（非重不沉）。"并要求注意"治上不犯中"、"治中不犯下"。这些治疗原则在一般情况下都是应遵循的，否则前后不循缓急之法，动手便错，会有毫厘千里之谬。

（三）察邪正

即根据温病发展过程中的邪正消长，酌情使用祛邪、扶正之法。或侧重祛邪，或侧重扶正，或二者并施。温病初期和中期，邪势较盛，正气亦未大衰，应祛邪为主。病之后期，邪势大减而正气已亏，特别是后期阴津损伤较著，治疗应以扶正为主。具体运用扶正、祛邪法，还应针对邪正消长的实际变化而不断调整，不可偏执。

二、温病治疗的原则

由于温病的临床表现是错综复杂、变化多端的，所以如何正确而灵活地运用温病的治法，是决定疗效的主要关键。温病的临床治疗除了依据上述原则立法用药外，还须掌握以下几点：

（一）立足祛邪，注意扶正

在温病的治疗中，由于外邪是引起温病的致病因素，并进而造成人体功能失调和实质的损伤，所以祛邪是治疗温病的关键。对温病的病邪强调祛邪务早、务快、务尽。及早地祛除病邪不仅可以使患者早日解除病痛，而且人体正气的损害较少，有利于康复。温病中常用的治法如解表、清气、攻下、化湿、凉血等法，都是为祛邪而设。基于此，在正不虚的情况下，一般不宜用补，误补有助邪恋邪之弊。然而，临床亦应视具体情况而定，如患者素体正气偏虚，一旦感邪，即很快出现邪实正虚的病理变化或由于病程迁延过长，邪未尽去而正气已伤，形成正虚邪恋的虚实夹杂局面，治疗又当于祛邪同时兼以扶正。若是温病后期，病邪渐解，则一般以正虚为主或为邪少虚多之候，治疗着重于扶助正气，扶正亦可祛邪，以促进机体的恢复。

（二）注意患者的体质因素以及有无兼夹证

这是温病治疗中不可忽视的环节。例如，叶天士认为对于肾水素虚的患者，为了防其邪乘虚而入，必要时可酌用益肾药，以"先安未受邪之地"。又如同一清法，用于素体阳虚者，应清到十分之六七，就须审慎，不宜寒凉过度；而于阴虚有火者，纵然热退身凉，仍须防其"炉烟虽熄，灰中有火"。这种结合患者体质因素而治疗有别的原则，对临床很有指导意义。在温病过程中，经常兼夹痰、食、气滞、血瘀等病邪，也应根据其证候表现，配合相应的治法。

（三）同病异治与异病同治

温病各种治法的确立和运用是以辨证为依据的。因此，同一温病在不同的人和不同的发展阶段，可以有不同的病理变化而反映不同的证候表现，其治法就必须因证而异，这就是同病异治。反之，不同温病在某一阶段可以出现相同的病理变化而反映出相同的证候表现，在治疗上可以采用相同的方法，这就是异病同治，实质上是证同治亦同、证异治亦异的辨证精神的具体体现。

第二节　温病主要治法

温病的主要治法，是指各种温病所出现的各种主要证候的具体治疗方法，归纳起来可以分为十类。

一、解表法

解表法，是祛除表邪，解除表证的治疗方法，具有疏泄腠理，疏通气机，使邪气外达的作用。笼统地说，解表法属于"八法"中的汗法。适用于温病初起，邪在卫分的表证。但是温病的解表与伤寒不同，治疗伤寒病用辛温解表法发汗散寒，当属于汗法。而温病的解表法并不都是指发汗，要具体问题具体分析，温病表证，其病邪性质有风热、暑热、湿热、燥热的不同，因此采用的解表法也不一样，可以分为四种类型。

（一）疏风透热

疏风透热是指用轻扬宣透的药物组成辛凉解表之剂，即叶天士所说的"辛凉轻剂"，这种方剂具有味辛、性凉，质地轻的特性，能够疏散风热，使风热邪气向外透而解除表邪，适用于风温病初起，风热邪气侵袭肺卫，导致卫外失司的证候。临床表现为发热，微恶风寒，无汗或少汗，头痛，咳嗽，口微渴，舌边尖红苔薄白，脉浮数。代表方剂如桑菊饮、银翘散等。

（二）解表清暑

解表清暑是指用解表散寒、清暑化湿的药物组成方剂，以外散表寒，内祛暑湿的治法，适用于夏季外感寒邪，但体内又蕴有暑湿而致的寒邪束表，暑湿内蕴，表里同病的证候。临床表现是发热，恶寒，无汗，头痛，身形拘急，脘痞，心烦，口渴，尿黄，舌苔薄腻而黄，脉濡数。代表方剂如新加香薷饮。

（三）宣表化湿

宣表化湿是指用辛温宣透、芳香化湿的药物组成方剂，以宣透在表之湿邪的治法，所以又称为辛宣芳化法，适用于外感湿热邪气，初起以湿邪为主，热蕴湿中，热象不显的证候。临床表现为恶寒，无汗或少汗，身热不扬，午后热甚，身重肢倦，头重如裹，表情淡漠，面色淡黄，四肢发凉，胸闷脘痞，舌苔白腻，脉濡缓等。代表方剂如藿朴夏苓汤。

（四）疏表润燥

疏表润燥是指用辛凉清润的药物组成方剂，以疏散表邪，濡润肺燥的治法，适用于肺卫燥热证候。临床表现为发热，微恶风寒，头痛呛咳，痰少而黏，或咳痰带血，唇干鼻燥，咽干口渴，舌边尖红苔薄黄而干，右脉数大。代表方剂如桑杏汤。

使用解表法要注意两个问题：第一，温病是外感温热邪气，一般忌用辛温解表发汗，重在疏解透表，即使是"客寒包火"证，亦只宜暂用微辛轻解之法，以免助热化火。第二，表证解除之后药物就要停止使用，中病即止，防止过度用药而损伤正气。

二、清气法

清气法，是清解气分热邪的治疗方法，属于八法中的清法，适用于温病中的气分里热虽已亢盛，但尚未与燥屎、食滞、痰湿、瘀血等有形实邪相互搏结的病症。所谓气分证，是热邪入里的证候，凡热邪不在表，又没有深入血脉者，都属于气分证，所以气分证的范围很广。在气分阶段，邪气盛，正气不衰，正邪相争激烈，所以这个阶段是温病的极期，以高热为主要临床特点。气分阶段决定着病变的发展趋势与预后，因为这个阶段，邪气盛但正气不衰，如果治疗及时，采取的措施得法，邪气就会解除；如治疗不及时、不得法，就深入发展，或者向气分的虚证发展而导致虚脱亡阳；或者向营分、血分深入。气分证无论向哪一方向发展，都是危重症。所以说，在温病的治疗中清气法是关键。由于证候类型不同，清气法可以分为三种类型。

（一）清解宣气

清解宣气是指用轻清的药物组成方剂以透泄热邪，宣畅气机的治法，适用于气分证初起，邪气不盛，热郁胸膈的证候。临床表现为身热不甚，心烦懊恼，坐卧不安，舌苔略黄，脉数。因为邪不重，所以用药也轻，轻清宣气。代表方剂如栀子豉汤。

（二）辛凉清气

辛凉清气是指用辛寒之品清泄气热，达热出表的治法，适用于邪热炽盛于阳明气分，热势浮盛者。临床表现为壮热恶热，面赤，大汗出，渴喜冷饮，喘急鼻煽，舌红苔黄燥，脉洪数等。这类证候的特点是里热向外蒸腾，所以称为蒸腾之热，治疗就要因势利导，选用辛寒的药物，内清外达，使邪气外解。代表方剂如白虎汤。

（三）清热泻火

清热泻火是指用苦寒的药物组成方剂以直清里热，泻火解毒。苦寒直折法与辛寒清气法同属清气法，但作用不同。二者的不同点在于，辛寒清气法的适应证是热邪有向外发越的趋势，属蒸腾之热，所以治疗就因势利导，内清外透，在清热的同时又使热邪外达。苦寒直折法的适应证是热邪虽盛，但不向外发越而是郁于里，属郁闭之热，所以治疗就要用苦寒清泄的药物，使热邪下行。同时，还要配伍清凉宣透的药物，以使热邪外散。苦寒直折法适用于邪热内蕴，郁而化火的证候。临床表现为身热，烦躁不安，胸膈灼热如焚，唇焦咽燥，口苦而渴，小便黄赤，舌红苔黄，脉数等。代表方剂如黄芩汤加减。

因为气分证的范围广，涉及的脏腑多，所以在气分证的治疗中，除了上述治法外，还要根据病情灵活变通化裁。使用清气法要注意三个问题：第一，"到气才可清气"，如果是卫分证，不能过早使用清气法。因为热邪在表不在里，过早使用寒凉药容易损伤阳气，遏阻气机，反而使邪气凝滞不解。第二，在湿热病中，由于湿热胶结难解，可以出现高热，汗出，心烦，口渴的症状，看起来热势很高，但是因其湿热胶结，单纯使用清气法必然冰伏湿邪，所以必须在祛湿的前提下清热而不能单用清气法。第三，阳气不足者使用清气法要慎重，剂量要轻，中病即止，以免损伤阳气。

三、和解法

和解法是通过和解、疏泄、分消、解除在半表半里之病邪的一类治法。本法属于八法中的"和法"。适用于温病邪不在表，又非完全入里，而是郁于少阳或留连三焦、郁于膜原等半表半里者。使用和解法的作用是透解邪热，宣通气机，以达到外解里和的目的。由于温病有温热病与湿热病之分，病变部位有在手、足少阳与募原之别所以和解法的具体运用可以分为四种类型。

（一）清泄少阳

清泄少阳是指用宣透表邪与清泄里热的药物组成方剂以清泄半表半里邪热兼以和降胃中痰湿。适用于邪郁少阳，胃失和降之证。本证多见于某些湿热性质温病，临床表现为寒热往来，热重寒轻，或但热不寒，口苦而渴，干呕，心烦，小便短赤，胸胁不舒或胁痛，舌质红，苔黄腻，脉弦数等。因为病机是少阳枢机不利，热邪郁于里而不能发越于外，所以治疗既要清少阳之热，又要疏通气机，透邪外出。代表方剂如蒿芩清胆汤。

（二）分消走泄

分消走泄是宣展气机、泄化痰湿以分消三焦之邪的一种治法。"分"是指祛湿要因势利导，分别从不同部位给湿邪找出路，如治上焦应宣通肺气，宣气祛湿；治中焦应辛温苦降，使湿从燥化；治下焦应淡渗利湿，使湿邪从小便而祛。"走"，是指宣通气机，使气行则湿走。"消"与"泄"，是指消除湿邪，使之泄出体外。总之，分消走泄法是用祛湿与行气的药物组成方剂，因势利导，使弥漫于三焦的湿邪分道而消，泄出体外的治法，适用于湿热流连三焦，气化失司的证候。临床表现为寒热起伏，胸痞腹胀，小便不利，舌苔白腻，脉濡等。代表方剂如温胆汤加减，或如叶天士所说的杏、朴、苓之类为本法的基本药物。

（三）开达膜原

开达膜原是用辛开苦降，燥湿行气的药物组成方剂以疏利气机，透达伏于膜原的湿热邪气的治法，适用于湿热伏于膜原半表半里的证候。本证多见于湿温或湿热性质温疫的早期，临床表现为寒甚热象较微，脘痞腹胀，身痛肢痛，苔腻白如积粉而舌质红绛甚或紫绛。代表方剂如达原散、雷氏宣透膜原法。

（四）和解截疟

和解截疟是和解表里，截疟化痰之法。适用于疟疾，临床表现为寒战壮热，休作有时，先寒后热，继则大汗后热退，隔日或隔二日一发，舌红苔白或黄腻，脉弦等。代表方如柴胡截疟饮。使用和解法要注意三个问题：第一，本法中的几个治法，虽同为治疗半表半里证，但由于病邪性质、具体病位不尽相同，所以治各有别，应针对不同病证选择相应的治法。第二，清泄少阳法虽有透邪泄热作用，但其清热之力毕竟较弱，故只适用于热在少阳，而不足以适应里热炽盛之证。第三，分消走泄、开达膜原两法，作用偏于疏化湿浊，不能用于湿已化热、热象较著及热盛津伤者。

四、祛湿法

祛湿法是以芳香化浊、苦温燥湿及淡渗利湿的药物以祛除湿邪的一类治法。具有宣通气机，调理脾胃，通调水道等化湿泄浊作用，临床用于湿热性质的温病。由于湿浊属于阴邪，故病势多缠绵难解，"非若寒邪之一汗而解，温热之一凉即退"。凡湿热合邪者，必须注意祛湿，即叶天士说："湿不去则热不除"。由于湿热之邪的病变部位、湿热之偏胜等不同，故祛湿法按其作用可分为三种类型。化湿法，是祛湿化浊的一种方法。凡湿热相挟之证，特别是在湿邪偏重的情况下，必须采取化湿法进行治疗。但由于化湿药品易于损伤津液，所以一般温病不兼挟邪者不宜使用。

（一）宣气化湿

宣气化湿是用芳化宣散之品以宣通气机，透化在表湿热之邪。适用于湿温初起，湿蕴生热，郁遏气机者。临床表现为身热午后为甚，汗出不解，或微恶寒，胸闷脘痞，小便短少，苔白腻，脉濡缓。代表方如三仁汤。

（二）燥湿泄热

燥湿泄热是用辛开苦降之剂以苦燥湿邪，清泄邪热。适用于湿渐化热，湿热俱盛而蕴伏中焦者。临床表现为发热，汗出不解，渴不欲多饮，胸脘痞闷，泛恶欲呕，小便短赤，舌苔黄腻等证。代表方如王氏连朴饮。

（三）分利湿邪

分利湿邪是用淡渗之品利尿渗湿，使湿热之邪从小便下泄。适用于湿热郁阻于下焦，临床表现为热蒸头胀，小溲短涩，渴不多饮，大便溏泄，苔白腻，脉濡等。代表方如茯苓皮汤。

祛湿法的重点在于祛湿，使用时要注意三个问题：第一，选药一定要针对病变部位，上焦、中焦、下焦部位不同，选药也不同，要有重点，同时也要兼顾三焦。第二，要分清湿重于热、湿热并重、热重于湿这三种证候类型，湿重者要用辛温、苦温，湿热并重者要辛温、苦温与苦寒并用，热重者应以清泄热邪为主，温药应慎用。第三，湿已化燥或阴虚体质者使用祛湿法应谨慎，要防其损伤阴液。

五、通下法

通下法是通过攻逐泄下，通导里实邪热外泄之法。本法属于"八法"中的下法。适用于温病有形实邪内结的病证，如热结肠腑、湿热积滞交结胃肠、血蓄下焦等。通下法的主要作用是通腑泄热、荡涤积滞、通瘀破结等。通下法尤其是通腑泄热之法，在温病中运用机会颇多，苟能适时运用，而又运用得当，则奏效甚捷。通下法在温病中的具体运用，可以分为四种类型。

（一）通腑泄热

通腑泄热是用苦寒攻下的药物组成方剂以荡涤腑实、泄除实热的治法，适用于温病过程中燥热损伤津液，导致大肠燥结，燥屎内存，腑气不通的证候。临床表现为日晡潮热，手足濈然汗出，大便秘结，时有谵语，腹满痛拒按，舌苔黄燥，甚则焦燥，脉沉实有力。代表方剂如大承气汤、小承气汤、调胃承气汤。

（二）导滞通便

导滞通便是用清热祛湿，行气导滞与通下的药物组成方剂以通导湿热积滞的治法，适用于湿热病中热重于湿，温热夹积滞蕴阻胃肠，导致腑气不通的证候。临床表现为身热，胸腹灼热，恶心、呕吐，大便溏滞不爽，色如黄酱，夹不消化食物，舌苔黄腻或垢腻，脉濡数。因为其证候是湿热夹积滞蕴阻胃肠，不是燥结，所以治疗方剂中要清热、祛湿、消食导滞、行气、通下五类药合用。代表方如枳实导滞汤。

（三）增液通下

增液通下是用苦寒攻下与滋阴增液的药物组成方剂以攻补兼施、增液通下的治法，所以又称为"增水行舟"法。适用于温病过程中腑实已成，津液损伤严重，虚实夹杂，"无水舟停"的证候。临床表现为身热，大便秘结不通，腹满痛拒按，口干唇裂，甚至齿燥，舌苔焦燥，脉沉细。代表方如增液承气汤。

（四）通瘀破结

通瘀破结是用通下与活血的药物组成方剂以泄热逐瘀、破散下焦蓄血的治法。适用于热邪深入血脉，导致血中津液损伤，血液浓缩黏稠，凝滞成瘀，蓄结在下焦血脉之中的证候。临床表现为身热，少腹急结或硬满，神志如狂或发狂，舌绛紫而暗，脉沉涩。代表方如桃仁承气汤。

通下法所用的药物如大黄、芒硝等，都是猛攻急下之品，对正气损伤较重，所以使用中要注意四个问题：第一，无形热盛，用清不用下。通下法是针对有形热结而用的，所以气分的热势无论多么高，只要没有形成燥屎，就不可用通下法。第二，如果病变过程中由于高热伤津而致阴亏肠燥，不能纯用下法，要在滋阴的基础上攻下。第三，如果病变过程中除了大肠有燥结之外，还有其他兼夹症，单纯用攻下也不可能解决问题，要配合相应治法。例如，腑实而兼肺气不降者，攻下当配合宣肃肺气，方如宣白承气汤；如腑实而兼热蕴小肠者，攻下当配合清泄肠腑之火热，方如导赤承气汤等。第四，攻下不及时，应下不下，损伤了正气，导致气阴两伤，不能再纯用攻下，而应攻补兼施，方如新加黄龙汤。

六、清营凉血法

清营凉血法，是通过清营泄热、凉血解毒、滋养阴液、通络散血，以清除营血分邪热的一类治法。本法属于"八法"中的清法。适用于温病邪入营、血分的证候。营行血中，血为营气所化，邪入营血分，病位虽有浅深之别，证情亦有轻重之异，但病变机制并无本质不同，故将清营与凉血法合并论述。根据病变情况的不同清营凉血法可以分为三种类型。

（一）清营泄热

清营泄热是以清营、养阴、透邪外达的药物组成方剂以清透营分热邪、滋养营阴的治法。适用于热灼营阴的证候。临床表现为身热夜甚，心烦躁扰，甚或时有谵语，或斑点隐隐，口反不甚渴或竟不渴，舌红绛，苔少或无苔，脉细数。营分证的特点是营热盛而营阴伤，所以营分证的治疗除了用清营凉血的药物外，还要滋养营阴。另外，在清营的同时，还要考虑降低气分的热势，宣畅气机，才能使营分的热邪有出路，透转气分而解，这就称为"透热转气"。代表方如清营汤。

（二）凉血散血

凉血散血是以清热凉血、养阴生津、活血化瘀的药物组成方剂以清热止血、消散瘀血的治法。适用于邪热深入血分、热毒炽盛、迫血妄行的证候。临床表现为身热灼手，躁扰不安，甚则昏狂谵妄，衄血、吐血、便血、尿血、非时经血、发斑，斑色紫黑成片，舌绛紫，脉数。血分证的病机是热邪深入血脉，灼伤血络，迫血妄行，鼓动血液溢出脉外而导致出血；同时又消耗血中津液，使血液凝聚成瘀。因其既有出血又有瘀血，所以在治疗中用凉血的药物清血分之热以止血。散血，是指用养阴药与活血药相配伍，以养阴药稀释血液，以活血药推动血行，从而使瘀血消散。代表方如犀角地黄汤。

（三）气营两清

气营两清是用清气与凉血的药物组成方剂以清泄气热、清营凉血的治法。适用于气热炽盛，内逼营血分，而成气营两燔或气血两燔的证候。气营两燔证的临床表现为壮热，口渴，烦躁不安，舌红绛，苔黄燥，脉数，代表方如加减玉女煎；气血两燔证的临床表现为壮热，口渴，心烦躁扰，甚则昏狂谵妄，衄血、吐血、便血、尿血、发斑，舌绛紫，苔黄燥，脉数。代表方如化斑汤或清瘟败毒饮。

清营凉血法属于清法的范畴，但是它与清气法不同，所以使用中要注意三个问题：第一，热在气分，还没有进入营、血，不能过早使用清营凉血法，以防引邪深入。第二，热入营、血分必然有血中津液的消耗，所以使用清营凉血法时往往要配合滋阴法。第三，热入营分、血分而出现窍闭、动风者，应配合开窍法、熄风法。

七、开窍息风法

开窍息风法包括开窍与息风两种治法。开窍法是开通机窍促使神志苏醒之法，适用于邪入心包或痰浊内蒙机窍所引起的神志异常证。开窍法一般可以分为两种类型：一类是针对温热病；另一类是针对湿热病。息风法是平息肝风而制止痉厥之法，适用于热甚动风或阴虚风动证，适用于温病过程中肝风内动或阴虚风动的证候。温病中出现动风有两种类型：一类是高热而致的热极生风；另一类是由肝肾阴虚而致的虚风内动，所以息风法也分为两种类型。由于温病过程中神昏、痉厥经常并见，均为邪犯手足厥阴所致，开窍和息风二法亦常合用，所以将开窍法、息风法合并讨论。根据开窍息风法的作用不同，分为以下四种治法。

（一）清心开窍

清心开窍是用清解心热、透络开窍的药物组成方剂以促进神志清醒，适用于温病热邪陷入心包而神志异常者。临床表现为身热，神昏谵语或昏愦不语，舌謇肢厥，痰壅气粗，舌质红绛，或纯绛鲜泽，脉细滑数等。代表方如安宫牛黄丸，或紫雪丹、至宝丹，现代临床还用醒脑静注射液，清开灵注射液等。

（二）豁痰开窍

是用清化湿热、涤痰开窍之品以促进神志清醒。适用于湿热郁蒸，酿生痰浊，蒙蔽心窍者。临床表现为身热不扬，午后热甚，神志呆痴，时昏时醒，昼轻夜重，昏则谵语，醒则神呆，呼之能应，舌苔白腻或黄腻，舌质红，脉濡滑或濡滑数。代表方如菖蒲郁金汤，现代临床上亦有石菖蒲注射液。

使用开窍法要注意两个问题：第一，开窍法中的两个类型一定要加以严格区分，二者不能混用。第二，神昏未必都是由窍闭所引起，不是窍闭的神昏不包括在开窍法的治疗范围之内。

（三）凉肝息风

凉肝息风是用清热凉肝的药物组成方剂以息风止痉的治法，适用于温病邪热内炽，引动肝风的证候。临床表现为身灼热肢厥，四肢抽搐，两目上视，颈项强直，角弓反张，头晕胀痛，手足躁扰，甚则神昏狂乱，舌干绛无苔，脉弦数。代表方如羚角钩藤汤。

（四）滋阴息风

滋阴息风是用育阴潜阳的药物组成方剂以滋阴潜阳、平息虚风的治法，适用于温病后期真阴大伤，水不涵木，虚风内动的证候。临床表现为手指蠕动，甚或瘛疭，神倦肢厥，舌干绛而萎，脉虚细等。代表方如三甲复脉汤、大定风珠。

凉肝息风法与滋阴息风法的区别在于，凉肝息风法是针对实热动风，其抽搐急迫有力，伴见手足躁扰，脉弦数有力；滋阴息风法是针对虚风内动，其抽搐徐缓无力，伴见一派肝肾阴虚的表现。这两种类型虚实有别，不可混淆。使用息风法要注意四个问题：第一，在温病过程中所出现的动风类型较多，不一定都是上述两种类型，治疗也应该有所区别。比如说，气分无形热盛淫及于肝而引动肝风，治疗应该以清泄气热为主，佐以凉肝息风，用白虎汤加羚羊角、钩藤。如果是气分有形热结而引动肝风，治疗应该以攻下燥结为主，佐以凉肝息风，用承气汤加羚羊角、钩藤。再比如，营分热盛淫及于肝而引动肝风，治疗应该用清营汤加羚羊角、钩藤。也就是说，气分或营分热盛引动肝风者，应当以治疗本病为主，兼以凉肝息风，而不应以凉肝息风为主。第二，由于小儿后天未充，发育不完善，所以在温病过程中容易出现动风，治疗时要根据病变情况，治病求本，不可一见动风就用凉肝息风法。第三，某些散风止痉的虫类药，如蜈蚣、全蝎等，因其燥烈而易伤津液，一般不宜使用。第四，在使用滋阴息风法时，要分清虚实，不可早用、过用填补柔腻之品，防其恋邪。

八、滋阴法

滋阴法，是用生津养阴的药物滋补阴液的治疗方法，属"八法"中的补法，适用于温热邪气损伤阴液的证候。温病过程中使用滋阴法，要根据温热邪气对阴液损伤的程度以及病变部位的不同，分别采取不同的方法，一般来说，可以分为三种类型。

（一）滋养肺胃

滋养肺胃是用甘寒濡润的药物组成方剂以甘寒清养、补充肺胃津液的治法，适用于温病气分证后期邪气已解，肺胃阴液不足的证候。临床表现为身热不甚或不发热，干咳，痰少而黏，口舌干燥，渴欲饮水，舌红少苔，脉细。代表方如沙参麦冬汤、益胃汤。

（二）增液润肠

增液润肠是用甘寒、咸寒的药物组成方剂以生津增液、润肠通便的治法，属润下法的范畴。适用于温热邪气已解，但津液严重消耗，导致大肠干燥，无水舟停，大便不通的证候。临床表现为大便秘结，口燥咽干，舌红少苔，脉细。代表方如增液汤。

（三）填补真阴

填补真阴是用甘寒、咸寒、酸寒的药物，特别是属于"血肉有情之品"的动物药组成方剂，以填补肝血肾精的治法。适用于温热邪气深入下焦，损伤肝血肾精，邪少虚多的证候。临床表现为低热，颧赤，手足心热甚于手足背，咽干口燥，唇裂，齿黑，神倦欲眠，手足瘛疭，心中憺憺大动，舌绛苔少，脉虚细结代等。代表方如加减复脉汤、大定风珠等。

使用滋阴法要注意两个问题：第一，这类方剂多以滋腻药为主，必须在邪气不盛或已无邪的情况下才能使用，如果邪气仍盛，即使有津液损伤，也不能单纯用本法，要防其敛邪。第二，湿热病化燥的过程中虽有阴伤，但仍有湿邪者应该慎用，必须掌握滋阴而不碍湿，祛湿而不伤阴的原则。

九、固脱法

固脱法是通过大补元阴、元阳以固敛气阴或阳气，救治气阴欲绝或阳气外脱的一类治法。适用于温病过程中由于邪气消耗而致虚脱、亡阳的证候。由于病情程度的不同，固脱法可以分为两种类型。

（一）益气敛阴

益气敛阴是用益气生津、敛汗固脱之品补益气阴、收敛汗液以救虚脱。适用于温病过程中气阴大伤而正气欲脱的虚脱证候。临床表现为身热骤降、大汗不止，喘息气微，精神萎靡，舌淡苔少，脉散大或微细欲绝。虚脱，是指阳气外脱。在温病过程中，由于大汗、吐、泻、失血，都可以导致气随液脱，都可以用益气滋阴、收敛固脱的方法治疗。代表方如生脉散。

（二）回阳固脱

回阳固脱是用辛热、甘温之品峻补阳气，救治厥脱。适用于温病过程中阳气暴脱者。临床表现为四肢逆冷，汗出淋漓，神疲倦卧，面色苍白，舌淡而润，脉微细欲绝等。代表方如参附汤。

使用固脱法要注意四个问题：第一，用药要及时、快速。第二，药物剂量要大，比如用人参30克浓煎，顿服。第三，患者一旦脱止阳回，就应当调整药物。脱止阳回的标志是汗出已止，手足温度恢复，体温逐渐恢复到正常。如果患者体温又逐渐上升而高于正常，就应当辨别是实热还是虚热而辨证论治。第四，应当注意观察患者在虚脱、亡阳的同时有无邪气内闭心包的表现，如果是外脱与内闭同时出现，就应该采取固脱法与开窍法并用的急救措施。

十、外治法

外治法是通过皮肤、九窍给药以治疗温病某些证候的一种治法，适用于温病各个阶段的多种病证。温病由于传变迅速，变化多端，许多传统的内服汤剂往往用之不及，此时如能不失时机地使用外治法，可望能收到立竿见影的效果，对于难以内服药物的昏迷患者，或小儿患者等，尤为适用。温病中常用的外治法有四个类型。

（一）洗浴法

用煎药进行全身沐浴或局部浸洗，以起到散热、透疹、托毒外出的作用。适用于温病表证无汗、热势壮盛或疹出不畅之证。如感受风热病邪而致高热、无汗，可用荆芥、薄荷各等分煎水擦浴。

（二）灌肠法

根据辨证论治所确定的方剂，将其煎成汤液作保留灌肠或直肠点滴以发挥疗效。适用范围广，尤其适用于较难口服的患者。

（三）敷药法

用药物制成膏药、搽剂、熨剂等在病变局部或穴位作外敷。适用于各种温病局部热毒壅滞或其他病证。

（四）搐鼻法

把药物研成细末，抹入鼻孔少许，通过鼻腔黏膜吸收，或使患者打喷嚏以达到治疗目的。

外治法使用时应注意两个问题：第一，许多外治法也应注意辨证论治，不可机械搬用。第二，部分外治药物对皮肤、黏膜有一定的刺激性，必须注意剂量、用药时间和使用方法。

第三节　温病兼夹证的治疗

在温病过程中，除了致病主因即各种温邪起着重要作用外，还可以兼夹一些其他的病理因素，如痰饮、食滞、气郁、瘀血等，从而出现某些兼夹证。这些病理因素的存在同样会对温病的病理演变、病情发展和预后造成重要的影响。以下讨论温病几种常见兼夹证的治疗。

一、兼痰饮

痰和饮同出一源，均是由于体内津液不能正常布化所酿成，只是在性状上有浊稠者为痰、清稀者为饮的区分。温病兼夹痰饮除患者素有停痰宿饮外，在病变过程中亦可产生，其原因主要有两个方面：一为病邪流连气分，三焦气化失司，以致津液不能正常布化而酿成痰饮；另一为热邪内炽，熬炼津液而为痰浊。前者多属痰湿内阻，临床表现为胸脘痞闷，泛恶欲吐，渴喜热饮，舌苔黏腻等。临床治疗应予主治方中配合行气化痰燥湿之品，代表方如温胆汤。后者多系痰热内结，临床变现为咳嗽黄稠浓痰、痰黄黏腻等，治疗宜用清化痰热法，代表方如猴枣散、小陷胸汤等。

二、兼食滞

温病兼夹食滞，主要有两方面原因：一为发病前所食之物未及消化，而致宿食停滞；另一为发病后勉强进食，难以运化，以致食滞内停。临床表现为胸脘痞闷，嗳腐吞酸，恶闻食臭，或腹胀肠鸣，矢气，舌被厚苔，脉沉涩或滑实等。治疗应合以消食导滞：偏于上者代表方如保和丸，偏于下者代表方如枳实导滞丸。

三、兼气郁

温病兼夹气郁，多因情志失调，导致气机郁而不舒，肝脾失却和调。临床表现见胸胁满闷或胀痛，上气太息，或脘痞泛恶，不思饮食，脉沉伏或弦涩等。治疗应予主治方中加入理气解郁、疏肝理脾之品，代表方如四逆散。

四、兼血瘀

温病兼夹血瘀，多为患者素有瘀伤宿血；或妇女患者温病过程中适逢月经来潮，热陷血室而瘀热互结；亦有人因热入血分损伤血络，而导致血络瘀滞的。临床表现为胸胁刺痛，或少腹硬满疼痛，或斑疹瘀紫不退等。临床治疗一般于主治方中加入活血散瘀之品，代表方如化斑汤、桃核承气汤等。

第四节　温病瘥后调理

温病瘥后调理是指在温病邪热已退后，进入恢复阶段时的一些药物调理方法。在这一阶段，邪热虽已解除，但机体多未恢复正常状态，因此采取有效而适当的调理措施，对促进病体及早恢复健康，防止病情反复、迁延，具有重要意义。根据虚弱的部位和性质的不同，主要从以下三方面调治：第一，补益气液是用补气生津养阴之品以治疗温病后期气阴两虚者。症见精神萎靡，不饥不食，睡眠不酣，口渴咽燥，舌干少津。代表方如薛氏参麦汤（西洋参、麦冬、木瓜、石斛、鲜莲子、生谷芽、生甘草）或三才汤。第二，滋养胃肠是用养阴增液之品以治疗胃肠阴液亏虚者。症见口干咽燥或唇裂，大便秘结，舌光红少苔。代表方如益胃汤、增液汤。第三，补养气血是用补益气血的药物以治疗温病后气血亏虚者。症见面色少华，气弱倦怠，声音低怯，语不接续，舌质淡红，脉弱无力。代表方如八珍汤加减或集灵膏。

温病瘥后余邪未尽，应根据正气之盛衰及余邪的类型不同而分别采取以下治法：第一，清解余热、益气养阴是用辛凉、甘寒之品以治疗温病后期余热未净，气阴两伤之证。症见低热不退，虚羸少气，口干唇燥，呕恶纳呆，舌光红少苔，脉细数。代表方如竹叶石膏汤。第二，芳化湿邪、醒胃和中是用芳香清凉之品以化湿清热，恢复胃气，治疗温病后期湿热余邪未尽而胃气未复之证。症见身热已退，脘闷不畅，知饥不食，舌苔薄白微腻。代表方如薛氏五叶芦根汤（薄荷叶、荷叶、枇杷叶、藿香叶、佩兰叶、芦根、冬瓜仁）。第三，理气化湿、健脾和中是用理气化湿健脾之品以治疗温病后期余湿阻气，脾气虚弱之证。症见胃脘微痞，饮食不香，四肢倦怠，大便溏薄，舌苔薄白而腻，脉虚弱，甚至可见肢体浮肿。代表方如参苓白术散加藿香、佩兰、荷叶、砂仁等。第四，化湿利水、温补肾阳是用补肾阳、利水湿之品治疗温病后期阳气虚衰而水湿内停之证。症见形寒肢冷，身疲乏力，心悸眩晕，面浮肢肿，小便短少，舌淡苔白，脉沉细。代表方如真武汤。

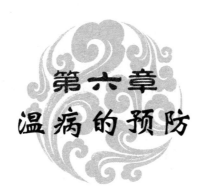

第六章
温病的预防

【学习目的】

1. 了解对温病预防的认识。
2. 掌握预防温病的方法。
3. 了解温病的护理。

第一节　历代医家对温病预防的认识

一、对预防温病的认识

　　"预防"一词最早见于《周易·下经》，而中医学中疾病的预防思想，早在《内经》中奠定了基础。如《素问·四气调神大论》说："不治已病治未病，不治已乱治未乱，此之谓也。夫病已成而后药之，乱已成而后治之，譬犹渴而穿井，斗而铸锥，不亦晚乎？"充分表明了当时对于无病早防的重要性的深刻认识。同时，还观察到某些疾病可以传染并造成流行。如《素问·刺法论》指出："五疫之主，皆相染易，不问大小，症状相似。"在此基础上提出了预防的方法："如何可得不相移易者……不相染者，正气存内，邪不可干，避其毒气。"既主张要保持机体正气的强盛，以防止病邪的侵袭，还应设法避免与病邪接触，以防止染病。这些都说明了我国人民很早就认识到温病是可以预防的，而且十分强调温病预防的重要性。

　　《内经》以后，历代医家对温病的传染性和流行性有了进一步的认识。关于传染病的概念，早在《汉书》中就有"天行疫疠，人相传染"之说。其后，刘河间在《伤寒标本心法类萃》一书中，则把疫疠称为"传染"，并把"传染"列为专节讨论。这些都说明我国很早就有传染和传染病的概念。

　　对于温病的传播途径，古代医家也有较深刻的认识。明代虞搏《医学》说：

"其侍奉亲密之人，或同气连枝之属，熏陶日久，受气恶气，多遭传染。"这表明温病可以通过呼吸道而传染。隋·巢元方《诸病源候论》曰："人有因吉凶坐席饮啖，而有外邪恶毒之气，随饮食入五脏。"这指出了消化道是温病的传播途径之一。北宋《太平圣惠方》云："刀箭所伤，针疮所裂，冒触风寒毒气外邪，从外所中，失则伤于血脉，久则攻于脏腑。"说明了皮肤创伤可感染温病。在此基础上，宋代以后的医家较重视邪从口鼻侵袭人体而致病。吴又可在《温疫论》中明确提出疫气"从口鼻而入"，叶天士有"温邪上受"之说，薛生白在《湿热病篇》中说："湿热之邪从表伤者十之一二，由口鼻者十之八九。"概括指出了皮肤、呼吸道、消化道均是温病的传播途径。

在对某些动物、昆虫可成为传播温病的媒介认识上，古代医家亦有论述。如清代洪亮吉《北江诗话》："时赵州有怪鼠，白日入人家，既伏地呕血死，人染其气，亦无不立陨者。"汪期莲《瘟疫汇编》："忆昔年入夏，瘟疫大行，有红头青蝇千百为群，凡入人家必有患瘟而死亡者。"这些都指出了老鼠、苍蝇可成为传播瘟疫的媒介。

可见，古代医家对温病的传染和流行以及发生传染、流行有关的因素都有深入的认识，这些为制订各种预防措施打下了基础。

二、在预防温病方面的成就

历代医家对预防温病的发生，曾有许多具体而有效的方法，归纳起来大致有以下几方面：

1. 重视环境、饮食和个人卫生 在环境卫生方面：古人极其重视，并积累了丰富的经验和有效办法。周代《礼记》要求人们"鸡初鸣 …… 洒扫室堂及庭"。说明当时已有清晨打扫室外环境卫生的习惯。在《后汉书·张让传》记载，当时有毕岚"作翻车渴乌施于桥西，用洒南北交路"，即使用一种抽水洒水车来保持道路清洁，减少尘埃。在公共设施方面，我国殷商之前就设有公共厕所，并至迟到汉代在城市里设有公共厕所—"都所"。此外，为了保持环境卫生，古代还有许多良好的卫生习惯。如《千金翼方》中指出："常习不唾地"，即禁止随地吐痰，并很早就使用"唾盂"（即痰盂）。

在个人卫生方面：我国人民自古以来就有良好的个人卫生习惯，如战国时代的诗人屈原《楚辞·渔父》中有"新沐者必弹冠，新浴者必振衣"的记载。元代郭金玉《静思集》有"南州牙刷寄来日，去腻涤烦一金直"之句，说明当时已有植毛牙刷清洁牙齿的习惯。据《马可·波罗行记》载：元制规定，向大汗献食者，皆用娟巾蒙口鼻，以防唾沫污染食品。这是使用口罩的较早记录。良好的卫生习惯对于预防温病的发生具有非常重要的意义。

在饮食卫生方面：古代亦讲究水源的清洁和饮食卫生。如商殷以前就已开始使用水井，在周代已用砖块垒井壁，并在井口上设井栏，上有井盖以防污染。同时，我国人民也早有不喝生水的习惯，如宋代庄绰《鸡肋篇》说："纵细民在道路，亦必饮煎水。"除此，古人还强调要保持食物的洁净，《金匮要略》提出了许多不可食用的食物，如"猪肉落水浮者"、"六畜自死，皆疫死则有毒"者。由此可见，古代人们认识到饮食不洁是产生许多疾病的原因，因而强调饮食卫生以预防疾病的发生。

2. 注意防害除害 由于古代人们认识到自然界中的一些动物、昆虫可以影响人们的正常生活，甚至传播疾病，所以采用了许多防害除害的措施。

早在《周礼·夏官》中已记载每年年终或岁首，要举行"大傩"的仪式来消除疫病，并要进行一些驱虫活动和撒布一些杀虫的药物。在《千金要方》中的"辟温气乙流金散"，即是含有雌黄、雄黄、矾石等的杀虫药物，平时可佩戴身边或挂于门户上，"若逢大疫之年，以胆青布裹一刀圭，中庭烧之，温病人亦烧熏之"。

除了一般的驱虫、杀虫的方法外，还针对各种具体害虫采取了各种防、驱、杀灭方法，如为防止苍蝇污染食物，至迟于南宋已较普遍地使用食罩。为了防止蚊虫叮咬，我国至迟在后汉已开始使用蚊帐。对于虱子，古人早就知道经常沐浴、更衣可有效地消灭虱子及其卵——虮子，如《淮南子》中说："汤浴具而虮虱相吊"。

3. 强调"避其毒气" 《素问·刺法论》中提出要防止五疫染易，应做到"避其毒气"，即要避免温邪的侵袭。其中最主要的是正常人不能与温病患者接触，也就是做好隔离工作。

据《晋书·王彪之传》记载，有"朝臣家有时疾染易三人以上者，身虽无疾，白日不得入宫"这一严格的隔离措施。明代李时珍《本草纲目》提出："天行瘟疫，取出病人衣服，于甑上蒸过，则一家不染"，提出了消毒患者衣物的方法。清初设有"查痘章京"一职，专司检查京城的天花患者，一旦发现，即可令其迁出四五十里以外。并开始对外来海船实行海关检疫，以防瘟疫等病传入国内。这可视为我国早期的检疫制度。

4. 保护和增强人体正气 《素问·刺法论》指出："正气存内，邪不可干。"这强调了外邪能否侵入人体而发病，正气强弱与否是关键。

在增强人体正气以抗御外邪入侵方面，历代医家早就发现人体在患有某种温热病后，对该病就有一定的抵抗力，不容易再患该种病。如明代万全《痘疹世医心得》中"至于疹子与痘疹相似，彼此传染，但发过不再作耳。"明确提出了天花和麻疹在患病后具有免疫力。至于"免疫"一词，我国在18世纪的中医书籍中已经出现，据光绪年间《杭州府志》载，紫硖樵叟辑有《李氏免疫类方》一书。

值得特别提出的是，我国种痘术的发明是人工免疫法的开端，为世界医学史上的重大成就之一。我国至少在明代以前就已经发明了种痘法以预防天花，在《医宗金鉴》记载的已有痘衣法、痘浆法、旱苗法、水苗法等。种痘法的发明，不仅对当时保护人民健康起到了很大作用，而且为1798年英国人琴纳发明牛痘疫苗预防天花，以致经过世界性的努力在全球消灭天花奠定了基础。

第二节　温病预防的方法

温病的传染和流行有一定的环节。现代研究表明，温病的发生和传播必须具备三个基本环节，即传染源（体内有病原体生存、繁殖并能将病原体排出体外的人或动物）、传播途径（病原体从传染源传染给其他易感者所经过的途径）、易感人群（对某种传染病容易受感染的人群）。这三个环节同时存在并相互联结，如缺少其中任何一个环节，就不可能发生传染，形成流行。以下介绍具有中医中药特色的一些预防温病的方法。

1. 培固正气，强壮体质　《内经》中明确提出："邪之所凑，其气必虚"，所以增强人体正气，就可以提高机体抗御温邪入侵的能力，从而使温邪不能侵犯人体，或即使感受了温邪也不会发病，或即使发病其病情也较轻微，易于治愈、康复。培固正气，强壮体质的方法甚多，以下列举几个方面：

（1）锻炼身体以增强体质　我国人民创造了许多保健强身的方法，如太极拳、五禽戏、八段锦等，都可以增强体内正气。现代的各种体育运动也同样可以增强体质。可以根据自身的年龄、职业、居住条件、爱好等，选择锻炼项目，持之以恒，可提高自身抵抗力，有助于抵御外界温邪的侵袭。

（2）顺应四时气候变化　人类生存在自然界中，与自然界条件息息相关，如这些条件的改变超过了人体的适应能力，会导致温病的发生与流行。人们在日常生活中，应根据季节的变化和气温的升降，合理安排作息时间、及时调整衣被和室内温度。冬日不可过受寒和（或）过度保暖；夏日不可烈日过劳作和（或）贪凉露宿。顺应四时气候变化是保护人体正气的重要方面，如忽视了这一点，人体往往会减弱对温邪的抵御能力而患病。

（3）避免过度消耗正气　人体内阴精对于抵御外来温邪的侵袭有重要的作用。因而必须注意保护阴精。保护阴精实质就是保护体内防御温邪侵入的正气，除了要避免房劳过度，不宜早婚、早育外，还要注意日常生活的劳逸结合，保持心情舒畅、情绪稳定等。

（4）注意环境，搞好卫生　应经常保持生活和工作环境的整洁卫生，居处要空气新鲜、阳光充足、温度适宜。养成良好的个人卫生习惯，不随地吐痰，饭前便后洗手。在饮食方面，不饮生水，不食用不洁及腐败变质食物，不过食辛辣炙煿之品，不嗜烟酒等。

2. 及时诊治，控制传播 对具有传染性的温病患者，必须早期发现、早期隔离、早期诊断治疗，及时向有关防疫部门报告，使防疫部门能随时掌握疫情，采取相应措施。这不仅有利于患者及早得到诊治，同时也有助于及早控制疾病的传播，防止发生流行。根据温病的感受途径不同，可采取不同的措施来阻断其感染传播的途径。如对通过呼吸道传染者，可在流行期间进行室内空气消毒，并保持公共场所的空气流通，尽量避免或减少去公共场所。外出时可戴口罩等。对通过消化道传染者，应特别注意饮食和环境卫生，不饮生水，注意饮食用具的消毒，消灭苍蝇等害虫，管理好水源、粪便等，以防"病从口入"。对于通过蚊子、跳蚤、虱子、老鼠等动物传播者，则要采取各种方法进行防虫、驱虫、杀虫或捕杀老鼠等。

3. 预施药物，防止染病 预施药物是指在温病流行期间，在一定范围里，对可能感染温邪的人群使用药物，以防止温病的发生与传播。目前较多使用的预防方法有以下几种：

（1）熏蒸法 即用药物加温燃烧烟熏，或煮沸蒸熏。此法一般适用于以呼吸道为传播途径的温病预防。如在流行期间，用食醋按每立方米空间 2～10ml 加清水一倍，在居室内煮沸蒸熏一小时，主要用于流行性感冒的预防。又如采用苍术、艾叶烟熏剂在室内燃烧烟熏，可用于腮腺炎、水痘、猩红热、流感等传染病的预防。

（2）滴喷法 即用药物滴入鼻孔，或喷入咽部。此法一般也用于呼吸道传染病。如在流行期间，把食醋用冷开水稀释后滴鼻可预防流行性感冒、流行性脑脊髓膜炎等。或用白芷 3 克、冰片 1.5 克、防风 3 克，共研细末，取少量吹入两侧鼻孔，或放在口罩内任其慢慢吸入，也有预防作用。

（3）服药法 即用一味或多味中药煎服，或制成丸、散剂内服。如预防流感可选用金银花、连翘、野菊花等；预防流行性脑脊髓膜炎可选用大蒜、金银花、连翘、贯众、野菊花、蒲公英等；预防流行性乙型脑炎可选用大青叶、板蓝根等；预防猩红热可选用黄芩、忍冬藤等；预防麻疹可选用紫草、丝瓜子、贯众、胎盘粉等；预防传染性肝炎可选用板蓝根、茵陈等；预防痢疾可选用马齿苋、大蒜、食醋等。在使用时，可选其中一味或数味煎汤内服，每日一剂，连服 2～4 日。

第三节 温病的护理

对温病的护理除了一般的护理要求，还要针对温病的特点，采取相应的护理措施。根据中医学理论，对温病的护理十分强调整体观念和辨证施护，把温病患者作为一个统一的整体，在严密观察病情变化的同时，及时运用中医的基本诊断方法，掌握简单的外治、针灸以及心理护理等方法，配合药物治疗，以提高疗效。在温病进入后期时，尤当重视调摄，以免病情出现反复，加速患者的康复。以下介绍温病一些基本的护理要求。

1. 一般护理要求　患者生病期间要注意休息，发热时要定期测定体温，卧床休息，不要当风而卧。保持室内空气流通，室内温、湿度要适当，光线应柔和。在气温较高的季节，应降低室温。发热患者的饮食以流质食物为主，食物要易于消化，少食肥腻油甘（尤其是在发热期间），忌食鱼腥海鲜及辛辣之品，以高热量、易消化、清淡食品为宜。特别是湿温病患者不可进食质硬、有渣、油腻之物。针对温病易耗伤阴液的病理特点，患者要多喝温开水、淡盐水，或用芦根煎汤代茶。应注意口腔护理，保持口腔清洁，可用银花甘草液漱口，或用2％冰硼散溶液清洗口腔，每日2～3次。对长期昏迷或年老体虚而久卧在床的患者，应经常帮助翻身拍背，可用1％当归红花液按摩骨突部位，每日3次，或用气垫圈，以防压疮发生。在病变过程中，还应密切注意患者的神情、脉搏、血压、腹部、大便状况、小便性状及量的情况等，以便及时发现并迅速治疗可能发生的并发症。

2. 发热的护理　观察体温变化，每4小时测体温一次。体温较高者，不宜覆盖过厚衣被，同时采取物理降温措施，如酒精擦浴，或以紫苏叶、葱白浸渍白酒，外擦四肢、胸腹、躯干等，可使体温有所下降。也可用冰袋敷于头额、枕部、腋下，但对无汗身热者，一般不宜用，而可用温水擦浴。如高热而面色苍白，肢冷者，亦宜用温水擦浴。如发热而自汗多者，应及时用干毛巾拭干，更换湿衣、床单，避免受风。

3. 咳喘的护理　对咳嗽较甚或伴气喘者，取半卧位，咯痰不爽时，可给予拍背，以空心掌自下而上，由外而内轻拍。可适当服萝卜汁以助化痰，必要时可用竹沥水雾化吸入，每日2次。注意保持呼吸道通畅，如发现呼吸困难，唇甲青紫，应立即吸氧，必要时做气管切开。

4. 吐泻的护理　如病变过程中发生明显的呕吐泄泻，应对患者的排泄物、便具、餐具等用1：200的"84"消毒液或其他消毒水浸泡消毒。同时应观察和记录大小便的性状、次数、量及腹部情况。

5. 邪入心营的护理　应密切观察患者的神志情况，如发现烦躁不安、神识昏蒙等现象，应注意邪入心包的可能，并及时采取救治措施。对邪闭心包而已昏迷的患者，尤其应该精心护理，并及时清除呼吸道的分泌物，咽喉分泌物过多时，应进行吸痰，防止痰涎阻塞气道，引起窒息而导致变证。

6. 动风的护理　如发现患者易激惹，或局部有抽搐者，应警惕动风的发生。如已发生痉厥，应取平卧位，头侧向一边。如口噤咬牙者，可用开口器，或压舌板缠纱布后置于口腔，以防咬破口舌。在床边要设床栏，以防患者从床上跌下受伤。同时也要注意保持呼吸道通畅，喉间痰多者要及时吸痰。

7. 出血的护理　对有出血见症的患者，当令绝对静卧，并密切观察其出血量、血压、脉搏和神态变化。对咯血者，尤须注意保持呼吸道畅通。对有出血倾向者，应注意观察，如发现应警惕有大出血和气随血脱的危证发生。

8. 厥脱的护理 对病情较重的患者要注意经常巡视，观察血压、呼吸、脉搏的变化，如发现面色苍白、血压下降、烦躁不安或明显嗜睡、肢冷汗出、脉细数或微细者，应注意厥脱的发生。元气暴脱、血压明显下降厥逆者应注意保温。

9. 局部病变的护理 如大头瘟头面部红肿处应加以保护，注意局部卫生，严禁挤压肿痛处及用灸法治疗。皮疹消退而有皮肤脱屑瘙痒时，宜用炉甘石洗剂，以减少瘙痒。

第三篇
临床常见温病

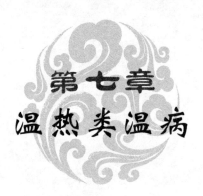

第七章
温热类温病

第一节　风　温

【学习目的】

1. 明确本病的病因病机、初起证候及其辨证治疗。
2. 掌握本病的诊断和鉴别诊断。
3. 掌握本病发病发生发展过程中的主要证候及其辨证治疗。

【概念、沿革与临床特点】

　　风温是感受风热病邪所引起的急性外感热病。其特点为初起以肺卫表热证为主要证候，继则出现邪热壅肺等气分证候，后期多表现为肺胃阴伤。本病四季均可发生，但以冬春两季多见，发于冬季者，也称为冬温。本病一般传染性不强或无传染性，但其中有的也可具有较强的传染性，甚至可引起大范围的流行而成为温疫。

　　风温一名，首见于汉代张仲景《伤寒论》："太阳病，发热而渴，不恶寒者，为温病，若发汗已，身灼热者，名风温。"但仲景所指的风温是热病误汗后的坏证，与本章讨论的风温不同。晋代王叔和在《伤寒例》中也提出了风温的病名，但是指感受寒邪后在发病过程中又感受风邪所形成的一种热病。唐代孙思邈《备急千金要方》引《小品方》之葳蕤汤作为治疗张仲景所述风温的主方。后世医家陆续有不少有关风温的论述，所论的风温与本章的风温概念渐渐接近。如宋代庞安时在《伤寒总病论·卷五》中说："病人素伤于风，因复伤于热，风热相搏，则发风温。四肢不收，头痛身热，常自汗出不解，治在少阴厥阴，不可发汗，汗出则谵语。"提出了其病因与风热有关，也论述了其证治。至清代，叶天士为风温之病明确了概念，指出风温是一种新感温病，如《三时伏气外感篇》所说："风温者，春月受风，其气已温，《经》谓春病在头，治在上焦。肺位最高，邪必先伤。此手太阴气分先病，失治则入手厥阴心包络，血分亦伤。"不仅提出了风温是感受春季时令之邪而致的新感温病，而且还阐明了风温的病机特点和传变趋势。同时，该篇还提出了风温的临床表现和治疗宜忌。其后，陈平伯在第一部有关风温的专著《外感温病篇》中，对本病进行了详细的论述。谓："风温为病，春月与冬季居多，或恶风或不恶风，必身热，咳嗽，烦渴。"指明了本病的发生季节和初起临床证候特点，并对风温的各种病证具体列举了诊治要点和用药。此外，清代的一些著名医家如吴鞠通、吴坤安、王孟英等，都对风温病的因、证、脉、治作了阐述和补充，从而进一步丰富了风温病辨证论治的内容。

根据风温的病理特点和临床表现，本病与西医学中呼吸系统的一些急性感染性疾病有密切的关系，如各种病原体引起的肺炎，包括大叶性肺炎、病毒性肺炎、支原体肺炎等，普通感冒、流行性感冒和急性支气管炎等。这些疾病如符合风温的特点，就可参考本病辨证论治。另外，传统所说的风温还包括某些初起以上呼吸道感染为主要表现的其他急性感染性疾病，如流行性脑脊髓膜炎等，当其临床表现符合风温时，也可按风温辨证论治。

【病因与病机】

风温的病因为风热病邪。春季风木当令，阳气升发，气候温暖多风，易形成风热病邪。正如吴鞠通所说："风温者，初春阳气始开，厥阴行令，风夹温也"。在冬季，如气候反常，应寒反暖，也易形成风热病邪。正如吴坤安所说："凡天时晴燥，温风过暖，感其气者即是风温之邪"。如素禀不足，正气虚弱，特别是肺之气阴亏虚或卫表不固者，或因起居不慎，寒温失调，即可感受风热病邪，着而成病。

风热病邪属阳邪，既具有风邪的特点，又具有温热性质。其性升散、疏泄，多由口鼻、皮毛侵入人体。肺位居高，首当其冲，所以本病初起以邪犯肺卫为主要病理特点。如叶天士在《温热论》中提出的："温邪上受，首先犯肺"，正是针对风热病邪侵犯人体的这一病理特点而说的。由于肺主气属卫，外合皮毛，卫气敷布皮毛，风热外袭，肺卫失宣，故病变初起即见发热、恶风、咳嗽、口微渴等肺卫证候。如肺卫之邪不解，病邪深入，则其发展趋向大致有两种情况：一是顺传于气分，二是逆传心包。凡邪热由卫入气，属于风温常规的传变过程，故称"顺传"，大多出现邪热侵犯肺脏，肺经邪热亢盛，肺气壅滞，宣降失常的病理改变，常有身热、咳喘、胸痛等临床表现；也可进一步呈阳明邪热炽盛之证，出现大热、大渴、大汗等临床表现。所谓"逆传"是与顺传相对而言的，是指肺卫之邪未传入阳明气分而是直接内陷心包，闭阻心窍，出现神昏谵语、肢厥舌謇、舌绛的危重证候，因其属疾病的急剧变化，病情骤然加重，故称之为"逆传心包"。风温病变后期，由于邪热久在肺胃，故多呈肺胃阴伤之象。同时，在本病的发展过程中，也可出现正气骤然外脱的变化，其既可发生于热闭心包之后，即"内闭外脱"，也可在病之早期或极期发生，病情极为危重。另外，在风温过程中，如肺气郁闭过甚，甚至导致肺之化源欲绝，出现喘急、大汗、面色青紫或苍白等症状，也是极为危重之象。如吴鞠通在《温病条辨》中提出："汗涌，鼻扇，脉散，皆化源欲绝之征兆也。"并指出："细按温病死状百端，大纲不越五条。在上焦有二：一曰肺之化源绝者死；二曰心神内闭，内闭外脱者死。"

风温的病理变化以肺经为病变重心。风热病邪由口鼻而入，初起多有肺卫见症；继则表证解而肺热渐炽，出现邪热壅肺，肺失宣降之证；热郁于肺，炼液为痰，可致痰热阻肺；或痰热互结于上焦，气机失于通降而成痰热结胸之证；肺与大肠相表里，肺热下移大肠，既可致肠腑气机不行，燥热内结而便秘，也可因肺热移肠，大肠传导失司而致泄泻；邪热在肺，易于耗伤肺胃之阴液，故风温后期多有肺胃阴伤的病理改变。可见风温的病变始终以肺为中心。

本病邪在气分不解，亦可深入营血，但多数风温病临床较少出现营血分证候，至于风温中有因肺热波及血络而外发红疹者，其病变重心仍在气分，与营血分证中出现斑疹隐隐或斑疹透发者不尽相同。

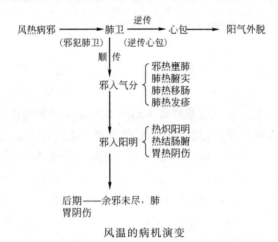

风温的病机演变

【诊断与鉴别诊断】

1. 诊断依据

（1）本病虽一年四季均可见到，但以春冬季为多，故发生于春、冬两季的外感热病，应考虑到风温的可能性。

（2）诊断本病的主要依据是本病的临床特征：发病急骤，初起即见发热、恶风、咳嗽、口微渴、舌苔薄白、舌边尖红、脉浮数等肺卫见症。在病变中期，以邪热壅肺之咳喘、咳痰等气分证为主要病理改变，后期多表现为肺胃阴伤证候。

（3）部分病例可出现发热、神志异常（神昏、谵语）等热陷心包症状。

（4）可配合血液常规检查及胸透或胸部摄片等。

2. 鉴别诊断

（1）春温　风温与春温都可发生于春季。但风温病因是风热病邪，发病之初邪犯肺卫，因而在初起见有发热、微恶风寒、咳嗽、口微渴、舌苔薄白、舌边尖红、脉浮数等肺卫表热证；春温是感受温热病邪自里而外发所致，其初起即可见身灼热、烦渴、苔黄，甚则神昏、痉厥、斑疹等里热证候。风温初起病变部位在肺卫，后期易出现肺胃阴伤之象；春温初起病变部位在气分或营分，病情重、变化快，后期常见肝肾阴伤证候。

（2）感冒　有风寒、风热两大类。风寒感冒为风寒外袭肌表所致，虽然可见发热、恶风等表证，但风寒感冒初起临床表现为恶寒重而发热轻，并有口不渴、无汗、苔白而舌不红、脉浮而不数等症状。其中如属寒邪偏胜而外束肌表者，可见身痛无汗、脉浮紧等症；风邪偏胜而伤卫者，可见汗出恶风、脉浮缓等症。这些表现与风温病初起的表热证候均有明显的不同，一般不难区别。风热感冒与风温病因均为风热病邪，初起病变部位均在肺卫，表现为表热证，鉴别较困难。但风热感冒病情多轻浅，初起以发热较轻、微恶风、头痛、鼻塞、打喷嚏、流涕、咳嗽、咽痛等肺卫失宣，清窍不利症状为主，病程短，一般不发生传变而出现脏腑病变；风温初起清窍不利的症状可能不明显，而热势较甚，且很快就可传入气分，出现肺热壅盛甚至热盛阳明等症状。

（3）麻疹　麻疹与风温都可发生于冬春两季，初起都有明显的肺卫表热症状，如发热、恶风、头痛、咳嗽等。但麻疹多伴有两眼发红、怕光、涕泪增多、鼻塞、打喷嚏等症状，发病后3～5日可出现皮疹，而在皮疹出现前，于口腔两侧近白齿颊黏膜处就可出现灰白色小点，周有红晕，称为麻疹黏膜斑（又称柯氏斑）。麻疹以儿童为多见，易发生流行。

（4）肺痈　多为风热之邪侵犯于肺，热毒深重，蒸腐肺脏，血热壅聚，蕴酿化脓所致。其初起时临床表现与风温相似，但往往症状较重，常见寒战，发热持续难退，咳吐浊痰，渐带脓血，常在病程第2周后大量咳吐脓血痰，味腥臭。X线检查可显示密度增深的阴影或出现液平的空洞。

【辨析要点】

1. 辨析肺系证候　风温以手太阴肺为病变中心，初起即见肺卫表证，症见发热微恶寒，咳嗽，头痛，咽痛等；继则邪热壅肺，症见身热，咳喘，汗出，口渴，若伤及肺络，可见胸痛，咳痰带血，或吐铁锈色痰；后期多表现为肺胃阴伤，症见低热，咳嗽少痰，口干咽燥等。

2. 重视肺与相关脏腑的病变　如肺热传入阳明胃经，症见壮热，汗出，口渴，脉洪大等；肺热移肠，导致热结肠腑者，可见潮热，便秘，腹痛等；肺热下移而热迫大肠者，可见下利色黄热臭；肺热波及营分，扰及血络者，则见肌肤红疹。

3. 注意证候的演变　邪热由肺卫传入肺、胃、肠腑，热势虽盛，但邪尚在气分，病势较稳定；若出现神志异常，神昏谵语，多为邪热传入心包，病情较重；如出现正气外脱或化源欲绝，则病情更为危重。

【治疗要点】

1. 治则 风温的病变重心在肺经，故以清泄肺热为治疗原则。

2. 治法 初起邪在肺卫，治宜辛散凉泄，透邪外达，主以辛凉解表，并注意辨别证之偏于卫表或偏于肺经，相应调整施治；邪渐入里，如见肺经邪热壅盛者，治宜清热宣肺，酌情配合止咳平喘化痰；邪热灼津为痰，结于胸膈胃脘者，治宜辛开苦降，使痰热分解而易于清化。至于邪热传于胃肠，其在阳明之经者，犹可辛寒透泄，达邪出表；其下迫大肠，传导失司，下利热臭者，宜苦寒清热止利；其热结肠腑，腑气不通者，则宜苦寒攻下，导热下行。若邪热逆传心包或内陷心包，机窍内闭者以清心开窍为急；其阳气外脱者，以固敛阳气为要。病变后期肺胃阴伤者，宜甘寒滋养肺胃之阴。

3. 治禁 本病初起大忌辛温消散，因为辛温发汗，一则劫夺心液，二则耗散心阳，易致昏谵；再者，温病最善伤阴，发汗则加重阴伤，加速病情变化，正如邵新甫所说："风为天之阳气，温乃化热之邪，两阳熏灼，先伤上焦……当与辛凉轻剂，清解为先，大忌辛温消散，劫烁清津"。此外，风温初起也不可过于重用寒凉，以免凉遏卫气，阻碍气机，冰伏邪气，使邪热难于外达，反致传变内陷。

【主要证治】

1. 邪袭肺卫

[证候表现] 发热，微恶风寒，无汗或少汗，头痛，咳嗽，口微渴，苔薄白，舌边尖红，脉浮数。

[病机分析] 本证见于风温初起，为风热病邪侵袭肺卫所致。邪犯于表，卫气被郁，开合失司，可见发热、微恶风寒、无汗或少汗。头为诸阳之会，卫气郁阻，经脉不利则见头痛。风热之邪侵犯肺经，肺气失于宣畅则咳嗽。风热之邪易于损伤阴津，病邪初犯人体，津伤不甚故口微渴。舌苔薄白，舌边尖红，脉浮数，均为风热袭表之征。

[治法] 辛凉解表，宣肺泄热。

[方药] 银翘散、桑菊饮。

银翘散（《温病条辨》）

连翘　银花　桔梗　薄荷　竹叶　生甘草　荆芥穗　淡豆豉　牛蒡子　鲜苇根

水煎服。

吴鞠通说："治上焦如羽，非轻不举"，本方取轻清宣透之品以清宣肺卫之邪。方中芥穗、豆豉、薄荷解表透邪，祛邪外出；牛蒡子、甘草、桔梗轻宣肺气以除咳嗽；连翘、银花、竹叶辛凉清解，轻清泄热以解热；苇根生津止渴。本方以辛凉为主，而稍佐辛温之品，如荆芥、淡豆豉，以增强疏表散邪之力，用于风热客表，邪势较盛而表气郁闭较甚，临床表现为发热恶寒、无汗者较为合适。按《温病条辨》中该方之用："鲜苇根汤煎，香气大出，即取服，勿过煮。肺药取轻清，过煮则味厚而入中焦矣。病重者，约二时一服，日三服，夜一服；轻者三时一服，日二服，夜一服；病不解者，作再服。"突出了本方不宜久煎，且一日之中可以多次服用的用法。

桑菊饮（《温病条辨》）

杏仁　连翘　薄荷　桑叶　菊花　苦桔梗　苇根　生甘草

水煎服。

本方亦为辛凉解表之剂。药用桑叶、菊花、连翘、薄荷辛凉轻透以泄风热；桔梗、甘草、杏仁宣开肺气以止咳嗽；苇根以生津止渴。

[临床运用] 在运用银翘散时，如恶寒已解，就可去荆芥、豆豉；如因风热灼津而口渴较甚者，则加天花粉、石斛以生津清热；如恶寒，身痛明显，无汗者，多属表郁较甚，可适当配合辛温疏散之品，如苏叶、防风之类；若热势较高，邪热化火者，可加入黄芩、虎杖、鸭跖草等以清热泻火；咽喉肿痛者，可加马勃、玄参、土牛膝、白僵蚕等以解毒消肿；因肺失宣降而致咳嗽较甚者，可与桑菊饮互参用药，或加杏仁、橘红、川贝、瓜蒌皮、枇杷叶等，以宣肺利气、化痰止咳；肺热盛而咯痰浓稠者，病变多已波及气分，可加黄芩、平地木、鱼腥草、虎杖等以清肺化痰；鼻衄者去荆芥（或用荆芥炭）、豆豉，加白茅根、焦山栀等；若夹有湿邪而见胸膈满闷，苔腻，大便不实者，可加藿香、白豆蔻、青蒿、郁金等。

在运用桑菊饮时，若兼见热入气分而气粗似喘者，可加生石膏、知母以清气分之热；如肺热甚，则加黄芩、鱼腥草、银花、连翘等以清肺热；如热盛伤津口渴者，可加花粉以生津。如属肺气不宣而表热又较甚者，则可与银翘散互参而用药。

2. 肺热炽盛

（1）邪热壅肺

[证候表现] 身热，汗出，烦渴，咳喘，或咳痰黄稠，或带血，或痰呈铁锈色，胸闷胸痛，舌红苔黄，脉数。

[病机分析] 此为风热之邪入里，邪热壅阻肺经气分之证。邪热传里，热邪更加炽盛则身热；里热蒸迫津液外泄则汗出；热盛伤津则烦渴而欲饮；邪热壅肺，肺气失于宣降则胸闷；肺热气滞，脉络失和则出现胸痛；肺热灼液为痰则咳痰黄稠；热伤肺络，则可见痰中带血，或痰呈铁锈色。舌红苔黄，脉数为里热征象。

[治法] 清热宣肺。

[方药] 麻杏石甘汤、千金苇茎汤。

麻杏石甘汤（《伤寒论》）

麻黄（去节）　杏仁（去皮尖、碾细）　生石膏（碾细，先煎）　甘草（炙）

水煎服。

方中麻黄辛温，宣肺平喘；石膏辛寒，清泄肺热。麻黄得石膏寒凉之制，则其功专于宣肺平喘，而不在解表发汗；石膏得麻黄，则其功长于清泄肺热。二药的用量，通常石膏多于麻黄5～10倍，并可根据肺气郁滞及邪热之轻重程度，调节石膏与麻黄的药量比例。方中配合杏仁降肺气,以助麻黄止咳平喘;甘草生津止咳,调和诸药。

苇茎汤(《备急千金要方》)

苇茎　薏苡仁　冬瓜仁　桃仁

水煎服。

方中重用苇茎(即芦根)清泄肺热;冬瓜仁、薏苡仁清化痰热,排脓解毒;桃仁活血逐瘀。此四药量大力专,有清热化痰、逐瘀排脓之效。可用于肺热亢盛而化火化毒者,也可用于肺痈将成之时,咯吐腥臭脓痰者。

[临床运用] 如热毒炽盛者,上方可加金银花、连翘、虎杖、平地木、黄芩、鱼腥草、知母、败酱草、金荞麦等以助清肺解毒化痰之力。如胸部疼痛较甚者,可加桃仁、郁金、瓜蒌、丝瓜络等以活络止痛。痰多而喘急显著者可加葶苈子、苏子等以降气平喘;痰中带血或咯血者加茜草炭、白茅根、侧柏炭、仙鹤草、焦栀子等以凉血止血。如咯吐腥臭脓痰者,用千金苇茎汤可加用《伤寒论》桔梗汤,桔梗不但止咳,更有祛痰排脓之功,配合生甘草清热解毒,调和诸药。

(2) 肺热腑实

[证候表现] 潮热便秘,痰涎壅盛,喘促不宁,苔黄腻或黄滑,脉右寸实大。

[病机分析] 本证为既有肺经痰热壅阻,又有肠腑热结不通之肺肠同病证。痰热阻肺,肃降无权,则出现喘促不宁、右脉实大,舌苔也多见黄腻或黄滑。阳明腑实热结,腑气不通则潮热、便秘。由于肺与大肠相表里,肺气不降则腑气不易下行;肠腑中热结不通,腑气不得下降,则肺中之邪亦少外泄之机。所以本证实系肺与大肠之邪互相影响所致,即肺与大肠同病,脏腑同病,互为因果。

[治法] 宣肺化痰,泄热攻下。

[方药] 宣白承气汤(《温病条辨》)。

生石膏　生大黄　杏仁粉　瓜蒌皮

水煎服。

方中以生石膏清肺胃之热,杏仁、瓜蒌皮宣降肺气、化痰定喘;大黄攻下腑实。腑实得下,则肺热易清;肺气清肃,则腑气易通。所以本方为清热宣肺、泄热通腑、肺肠合治之剂。

[临床运用] 如痰涎壅盛,可酌加竹沥、贝母、半夏、天竺黄等。如喘促较盛,可加葶苈子;如腹胀甚,可加枳壳、厚朴等。

(3) 肺热移肠

[证候表现] 身热,咳嗽,口渴,下利色黄热臭,肛门灼热,腹痛而不硬满,苔黄,脉数。

[病机分析] 本证为肺胃邪热下移大肠所致。邪热在肺,肺失清肃,则见身热、咳嗽。热伤肺胃阴液则口渴。肺与大肠相表里,肺热不解,邪热下迫大肠,传导失司,故下利色黄热臭、肛门灼热。苔黄、脉数均为里热之征。

［治法］苦寒清热止利。

［方药］葛根黄芩黄连汤《伤寒论》。

葛根　甘草（炙）　黄芩　黄连

水煎服。

方中葛根解肌清热，生津止渴，升清气而止泄利；黄芩、黄连苦寒清热，坚阴止利；甘草甘缓和中，调和诸药。本方主在清热理肠，和中止利，正如陈平伯说："温邪内逼，下注大肠则下利，治之者，宜清泄浊邪，不必专于治利。"

［临床运用］若肺热较甚，可加入金银花、鱼腥草、桔梗等以清肺宣气；如咳嗽较甚可加桑白皮、枇杷叶等；如腹痛较甚，可加白芍；下利较甚可加白头翁、马齿苋、地锦草、辣蓼、藿香等以清热化湿止利；如呕吐、恶心者，可加藿香、姜竹茹以化湿止呕，也可配合苏叶，呕吐较甚者，可用玉枢丹。

（4）肺热发疹

［证候表现］身热，咳嗽，胸闷，肌肤发疹，疹点红润，苔薄白，舌质红，脉数。

［病机分析］本证为肺经气分热邪外窜肌肤，波及营络所致。邪热内郁则身热；肺气不宣，肺气壅滞则见咳嗽、胸闷。肺热波及营分，窜入血络，则可外发皮疹，疹点一般红润，多粒小而稀疏，常见于胸部，按之可暂退。该皮疹为肺热波及营分而致，其病机重点仍在气分，与营分证之见斑疹隐隐者不同，正如陆子贤在《六因条辨》中所说："疹为太阴风热"。

［治法］宣肺泄热，凉营透疹。

［方药］银翘散去豆豉，加细生地、丹皮、大青叶，倍玄参方（《温病条辨》）。

连翘　金银花　苦桔梗　薄荷（后下）　竹叶　生甘草　荆芥穗　牛蒡子　细生地　大青叶　丹皮　玄参

水煎服。

本方为银翘散加减而成，但因本证邪不在表，故去温散透表之豆豉，以防助长热势；又因肺热波及营分，营热较甚，窜入血络而发疹，所以加入生地、丹皮、大青叶、玄参以凉营泄热解毒。诸药合用，共奏宣肺泄热、凉营透疹之效。

［临床运用］若无表邪见证，还可去荆芥；皮疹较多者，则可加入蝉蜕、浮萍等透疹外出。

3. 痰热结胸

［证候表现］身热面赤，渴欲凉饮，饮不解渴，得水则呕，胸脘痞满，按之疼痛，便秘，苔黄滑，脉滑数有力。

［病机分析］本证为邪热入里，与痰搏结于胸脘而成，故面赤身热。痰热内阻胸脘，津不上承，则口渴，因内有邪热，故欲得冷饮，但属痰热有形之邪结于胸脘，故饮不解渴，得水则呕。痰热内阻，致气机不畅，故胸脘痞满。因为有形之邪内结胸脘，故按之疼痛。痰热内阻，腑气不通，故大便秘结。苔黄滑，脉滑数有力

为痰热内阻之象。

[治法] 清热化痰开结。

[方药] 小陷胸加枳实汤（《温病条辨》）。

黄连　瓜蒌　枳实　半夏

水煎服。

本方为《伤寒论》小陷胸汤加枳实而成。方中黄连苦寒清热燥湿，瓜蒌化痰宽胸，半夏辛温除痰散结，枳实降气开结。四药配合，属辛开苦降之法，且润燥相得，寒温合宜，有清热化痰开结之功。

[临床运用] 如呕恶较甚，可加竹茹、生姜汁以和胃降逆。如胸脘胀痛而涉及两胁者，加柴胡、黄芩。

4. 邪入阳明

（1）热炽阳明

[证候表现] 壮热，恶热，汗大出，口渴甚且喜冷饮，苔黄而燥，脉浮洪或滑数。

[病机分析] 本证属肺热传变到阳明胃经，其热势为无形邪热弥漫于里外。阳明胃热亢盛，里热蒸腾，故身热壮盛，恶热，苔黄而燥，脉浮洪或滑数。里热迫津外泄，故汗大出；热盛伤津，引水自救，故渴喜冷饮。

[治法] 清热保津。

[方药] 白虎汤（《伤寒论》）。

生石膏（研）　知母　生甘草　白粳米

水煎服。

白虎汤为清泄阳明胃热的代表方剂。方中生石膏辛寒，入肺胃经，能大清胃热，达热出表，可除气分之壮热。知母苦寒而性润，入肺胃二经，清热养阴。知母配石膏，可增强清热止渴除烦之力。生甘草泻火解毒，调和诸药，配粳米可保养胃气，祛邪而不伤正，配石膏则可甘寒生津。本方四药相配，共奏清热保津之功。

[临床运用] 如热毒较盛者，可加金银花、连翘、板蓝根、大青叶等清热解毒之品；里热化火者，可佐以黄连、黄芩等以清热泻火；如津伤显著者，可加石斛、天花粉、芦根等以生津。如热盛而津气耗损，兼有背微恶寒，脉洪大而芤者，可加人参以益气生津，即为白虎加人参汤；如同时见肺热壅盛而咳喘较明显者，可加杏仁、瓜蒌皮、黄芩、鱼腥草等以清肺化痰。

（2）热结肠腑

[证候表现] 日晡潮热，时有谵语，大便秘结，或纯利恶臭稀水，肛门灼热，腹部胀满硬痛，苔老黄而燥，甚则灰黑而燥裂，脉沉实有力。

[病机分析] 本证属肺经邪热不解，传入胃肠，与肠中糟粕相结而热结肠腑。邪热内结肠腑，里热熏蒸故日晡潮热。邪热与肠中糟粕相结，传导失职，故大便秘结不通。若是燥屎内阻，粪水从旁流下，则可表现为利下纯水，是谓"热结旁流"。

其所下之水必恶臭异常，且肛门有灼热感。燥屎内结，腑气壅滞不通，所以腹部胀满硬痛，按之痛甚。热结于内，里热熏蒸，腑热上扰神明，则时有谵语；里热迫津外泄则汗出；腑热内结，津液受损则苔老黄而燥，甚则灰黑而燥裂。因有燥屎内结，邪热伏于里，故脉沉实有力。

[治法] 软坚攻下泄热。

[方药] 调胃承气汤（《伤寒论》）。

甘草（炙） 芒硝（后下） 大黄（去皮，清酒洗）

水煎服。

热结肠腑，有燥屎内结，必以攻下腑实为急务。方中以大黄苦寒攻下泻热；芒硝咸寒软坚泄热润燥，助大黄泻下腑实；甘草以缓硝、黄之峻，使其留中缓下。本方不仅能攻下大肠热结，还有泄胃中积热以调胃气之功，所以名为调胃承气汤。方中不用枳实、厚朴而加甘草，是《伤寒论》三承气汤中攻下力量较缓者，称为缓下热结之法。其方药作用切合温病阳明腑实证的临床特点，所以多用于治疗温病中的阳明腑实证，适用于邪热较盛，热结于里，而腑气壅滞不太甚之证。

[临床运用] 如见腹胀满较严重，提示腑气壅滞较甚，可加枳实、厚朴以行气破坚，即取大承气汤之意。但所加这两味药性偏温燥，津伤甚者当慎用；如见苔灰黑而燥，伴口唇干燥者，则为津伤已甚，可加玄参、生地、麦冬等以攻下泄热，生津养液，即为增液承气汤。若热毒较甚，可加入黄连、黄芩、栀子、黄柏以苦寒攻下，清热解毒。

（3）胃热阴伤

[证候表现] 身热自汗，面赤，口舌干燥而渴，虚烦不眠，气短神疲，身重难以转侧，时时泛恶，纳谷不馨，苔黄而燥，舌红而干，脉细数。

[病机分析] 本证为邪热入胃，胃热炽盛，邪正剧争则身热。阳明之脉起于鼻而绕于颜面，胃热上扰则面赤。胃热炽盛，逼津外泄则汗出。胃津已伤，则口舌干燥而渴。胃热内扰则虚烦不眠。气虚未复，则气短神疲。气随津泄则气机失运，故身重难以转侧。胃之气阴两伤，失于和降，故时时泛恶，纳谷不馨。苔黄舌红，脉细数是邪热未解而阴液已伤之象。

[治法] 清泄胃热，生津益气。

[方药] 竹叶石膏汤（《伤寒论》）。

生石膏 麦冬 半夏 竹叶 甘草 粳米 人参

水煎服。

方中竹叶、石膏清泄阳明胃热，麦冬滋养胃阴，粳米和胃生津。半夏虽为辛温之品，但能降逆解郁，并能和胃，在寒凉滋润药中少量用之，既可防麦冬之滋腻，又合甘草以保胃气，颇得用药之妙。人参能益气养胃生津。本方组方如吴谦所云，"以大寒之剂易为清补之方"，诸药配伍，祛邪不伤正，扶正不恋邪，共奏清热生津、益气和胃之功。

[临床运用] 气阴耗伤较重者，方中人参可用西洋参替代，以补益气阴；有痰热内阻者，可加竹沥清热化痰；热毒尚重者，可加入金银花、虎杖、败酱草、鱼腥草等以清热解毒；呕恶较甚，可加竹茹、橘皮和胃止呕。

5. 热入心包

（1）热陷心包

[证候表现] 神昏谵语，或昏愦不语，身体灼热，四肢厥冷，舌謇，舌色鲜泽而绛，脉细数。

[病机分析] 本证多因气分、营血分邪热传入心包所致，也可发生于病变初期，肺卫之邪不顺传气分，而直接传入心包而成，即为逆传心包。本证来势凶险，病情较重，属危重之证。邪热内陷，阻闭包络，堵塞窍机，扰乱神明，则见神昏，或昏愦不语；心包热盛，营阴耗损，心之苗窍不利则舌謇而舌色鲜泽而绛；营阴耗损则脉象细数；邪热内闭，阻滞气机，阳气不达于四肢，故见四肢厥冷。其热闭浅者，则肢厥较轻，热闭愈重则肢厥愈甚，即所谓"热深厥亦深"。

[治法] 清心开窍，凉营泄热。

[方药] 清宫汤送服安宫牛黄丸、紫雪丹、局方至宝丹。

清宫汤（《温病条辨》）

玄参心　莲子心　竹叶卷心　连翘心　犀角尖（磨冲，现用水牛角代）　连心麦冬

水煎服。

方中原用犀角，能清心凉营，现临床上都用水牛角代之；玄参心、莲子心、连心麦冬可清心滋液；竹叶卷心、连翘心则清心泄热。诸药合用，共奏清心泄热、凉营滋阴之功。

安宫牛黄丸（引《温病条辨》，为市售成药）

牛黄　郁金　犀角　黄连　朱砂　冰片　麝香　珍珠　山栀　雄黄　黄芩

上为极细末，炼老蜜为丸，每丸一钱，金箔为衣，蜡护。每服一丸，"大人病重体实者，日再服，甚至日三服，小儿服半丸，不知再服半丸。"

紫雪丹（引《温病条辨》，为市售成药）

滑石　石膏　寒水石　磁石（水煮）　羚羊角　木香　犀角　沉香　丁香　升麻　玄参　炙甘草　朴硝　硝石　辰砂　麝香（研细入煎药拌匀）

冷水调服一、二钱。

局方至宝丹（引《温病条辨》，为市售成药）

犀角（镑）　朱砂（飞）　琥珀（研）　玳瑁（镑）　牛黄　麝香

以安息香重汤炖化，和诸药为丸，蜡护。

安宫牛黄丸、至宝丹、紫雪丹三方皆有清热解毒、透络开窍、苏醒神志之功，属凉开之剂，是传统治疗温病神昏之要药，俗称为"三宝"。三方药物组成不同，其功效也各有差异：安宫牛黄丸药性最寒凉，长于清热兼能解毒，主要用于高热昏迷之症；紫雪丹寒凉之性稍次之，长于止痉息风、泻热通便，多用于高热惊厥之

症；至宝丹寒凉之性更次之，长于芳香辟秽，多用于窍闭谵语之症。

[临床运用] 上列方中犀角均以水牛角（5～10倍剂量）代替，并可配合大青叶、生地等药，以发挥凉血解毒作用。若症见痰热蒙蔽心包，神昏肢厥，舌苔浊腻者，可去莲心、麦冬，加入芳香透泄、宣化湿浊之金银花、赤豆皮，以清心豁痰、芳香开窍。本证病情严重，可采用中西医结合治疗。现代临床上常用清开灵注射液或醒脑静注射液加入葡萄糖液中静脉滴注，两者均是以安宫牛黄丸为基础而改成的新剂型，使用较方便，奏效亦快。

（2）热入心包兼阳明腑实

[证候表现] 身热，神昏，舌謇，肢厥，便秘，腹部按之硬痛，舌绛，苔黄燥，脉数沉实。

[病机分析] 本证为手厥阴心包与手阳明大肠俱病之证。热陷心包，心经热盛则身热，舌色绛；邪热内盛，阳气闭郁，不能外达则肢厥；邪阻包络，闭塞机窍则神昏谵语。阳明腑实，燥屎内结，故大便秘结，腹部按之硬痛；苔黄燥，脉数沉实，为热结肠腑之征。

[治法] 清心开窍，攻下腑实。

[方药] 牛黄承气汤（《温病条辨》）。

牛黄承气汤：用安宫牛黄丸二丸，以水化开，调生大黄末，先服一半，效果不显著者再服。

[临床运用] 如肠腑燥结及津伤较甚者，可加入芒硝、玄参等以软坚生津，不仅有助通下泄热，而且能顾护津液。

6. 正气外脱

[证候表现] 身体灼热，倦卧，气息短促，精神萎靡或神志昏愦，汗多，脉散大或细数无力，或发热骤退，面色苍白，四肢厥冷，汗出淋漓不止，虚烦躁扰，气息短促，舌淡，脉微细欲绝。

[病机分析] 风温发生正气外脱可见于热陷心包之后，即由邪热内闭于心包，继而正气外脱而致，称为"内闭外脱"。此时由于邪热闭于心包，故身灼热而神昏；又有正气外脱，则见倦卧，气息短促，汗多，脉散大或细数无力。内闭外脱可进而引起气脱亡阳。本证也可发生在风温病变过程中，甚至在病之早期，因邪气太盛而正气大虚，导致气阴外脱或阳气暴脱。阳气外亡，则发热骤降而四肢厥冷；气失固摄，津不内守则汗出不止；气虚不足以息，则呼吸短促；心失所养，心神散佚则虚烦躁扰；心阳虚衰，心血不能上荣则面色苍白而舌淡；脉微细欲绝为心阳虚衰、正气暴脱之征。

[治法] 益气敛阴固脱或回阳固脱，如属内闭外脱者，配合清心开窍。

[方药] 生脉散、参附汤，属内闭外脱者配合安宫牛黄丸。

生脉散（引《温病条辨》）

人参　麦冬（不去心）　五味子

水煎服。

方中用人参补益气阴，麦冬与五味子酸甘化阴，守阴留阳，气阴内守则汗不外泄、气不外脱。全方有益气敛阴固脱之功，适用于气阴外脱之证。

参附汤（《重订严氏济生方》）

人参（另炖） 熟附子

加生姜水煎服。

方中以人参大补元气，附子温壮真阳。二药合用，具有回阳、益气、固脱的功效，适用于阳气暴脱之证。

安宫牛黄丸（见本章）

[临床运用] 若汗出淋漓不止者，可加龙骨、牡蛎以止汗固脱。本证偏于气阴外脱者，以生脉散为主；偏于阳气暴脱者，以参附汤为主。但在临床上二者常合并使用。现代临床多用生脉注射液或参附注射液加入 50% 葡萄糖注射液中做静脉注射，每隔 15~30 分钟 1 次，直至厥脱挽回。另外，还有其他一些抗厥脱的中成药注射液可以根据情况选用。

7. 余邪未净，肺胃阴伤

[证候表现] 低热或不发热，干咳或痰少而黏，口舌干燥而渴，舌光红少苔，脉细数。

[病机分析] 本证多见于风温病恢复期。低热不退说明尚有余邪未净，如不发热则提示邪热已解。肺阴耗伤，不能润养肺金，肺气失于宣降，则咳嗽而无痰，或痰少而黏；肺胃阴伤则口舌干燥而渴。舌干红少苔，脉细均为阴液不足的征象。

[治法] 滋养肺胃，清涤余邪。

[方药] 沙参麦冬汤（《温病条辨》）。

沙参 玉竹 生甘草 冬桑叶 麦冬 生扁豆 天花粉

水煎服。

方中以沙参、麦冬、玉竹、天花粉甘寒生津，润养肺胃；生扁豆、甘草扶助胃气；桑叶轻清宣透以散余邪。诸药相配，共奏清养肺胃之功。

[临床运用] 如肺经热邪尚盛者，可加知母、地骨皮等；胃阴伤明显者，加石斛、芦根；咳重者加杏仁、贝母、枇杷叶等；纳呆者加炒谷麦芽、神曲等。肺胃阴伤严重者，可用生脉注射液静脉点滴。本证还可配合饮食疗法，如进食雪梨汁、荸荠汁、石斛茶等，常有较好的效果。同时，还应注意避免过早进食油腻和辛辣食物。

第二节　春　温

【学习目的】

1. 了解春温的历史沿革。

2. 熟悉春温的诊断和鉴别诊断。

3. 掌握春温发病发生发展过程中的主要证候及其辨证治疗。

【概念、沿革与临床特点】

春温是因温热病邪郁伏而发的急性外感热病。临床初起即见里热亢盛，既可病发于气分，又可病发于营分，甚则气营两燔同时并见。整个病机以精（津）血亏耗甚至脱精病因病机为特点，最后可留下不可逆转的后遗症。

有关本病的论述肇端于《内经》，其中有言"冬伤于寒，春必病温"，"藏于精者，春不病温"，晋代王叔和演绎为"冬时严寒，……中而即病者，名曰伤寒，不即病者，寒毒藏于肌肤，至春变为温病"，说明古人认为春温的发生外因冬伤于寒，内因身不藏精，且病邪在体内有相当时间的伏藏蕴化过程。

首先提出"春温"病名的宋代医家郭雍在《伤寒补亡论》中说："冬伤于寒，至春发者，谓之温病；冬不伤寒，而春自感风寒温气而病者，亦谓之温；及春有非节之气中人为疫者，亦谓之温。……然春温之病，古无专治之法，温疫之法兼之也。"可见郭氏所谓春温是对春季所患温病的总称，其中包括感受春季时令温邪而即刻发病的新感温病如风温、温疫等。直到明初，王安道则明确提出本病为佛热自内而达于外，故起病即见里热之证，从而揭示了春温的证候机制，并强调治疗以"清里热"为主；叶天士在《三时伏气外感篇》中进而发挥道"昔贤以黄芩汤为主方，苦寒直清里热，热伏于阴，味苦坚阴，乃正治也。知温邪忌散，不与暴感门同法。若因外邪先受，引动在里伏热，必先辛凉以解新邪，继进苦寒以清里热"；清代俞根初在《通俗伤寒论》中对春温的发病部位及证候类型有颇为精辟的阐述："伏温内发，新寒外束，有实有虚，实邪多发于少阳募原，虚邪多发于少阴血分、阴分"；陆子贤在其《六因条辨》中列"春温条辨"专篇，对本病证治条分缕析，切合临证实用。

根据本病的发病季节和证候特点，发生于春季的流行性脑脊髓膜炎、病毒性脑炎、重症流感等发病即见里热较重的疾病，可参照本病进行辨证治疗。

【病因与病机】

温热病邪是春温病的主要致病因素。

由于温热病邪的产生是由于冬天感受寒邪，潜伏于体内，郁久化热而成，在春季阳气回升的特殊气候条件下，引动郁热外发而致病。而邪气之所以能伏藏于体内，还与人体正气的强弱和感邪的微甚有关。正气存内，则邪不可干，若阴精素亏，正气不足，则邪气易感而为病，正如《素问·金匮真言论》所言："夫精者，身之本也，故藏于精者，春不病温。"吴鞠通在《温病条辨》中认为："不藏精三字须活看，不专主房劳说，一切人事之能摇动其精者皆是。"所以凡摄生不慎，过度操劳，思虑多欲，房事不节，汗泄过度，大病之后，禀赋不足等，均可导致阴精亏损，失于封藏，形成正气不足之伏邪体质。若感邪重则即发为时病，若感邪较轻则不即发病而伏藏于里，过时而发成春温，如近代医家张锡纯在《医学衷中参西录·医论》所说："是以寒气之中人也，其重者即时成病，即冬令之伤寒也。其轻者微受寒侵，不能即病，由皮肤内侵，潜伏于三焦脂膜之中，阻塞气化之升降流通，即能暗生内热，迨至内热积而益深，又兼春回阳生触发其热，或更薄受外感以激发其热，是以其热自内暴发而成温病，即后世方书所谓伏气成温也。"总之，本病多由于素体阴精亏虚，邪气内伏，蕴生内热，自内而发，或新感引发而致病。

由于人体感邪轻重，体质情况有所不同，春温初期，有病发于气分和病发手营分之别，其病势发展也不一样。

初起发于气分者，邪热虽盛，但正气未衰，一般病情相对较轻，若治疗及时，邪气多可外透而解，如病情进一步发展，可向营分或血分深入。

初起发于营分者，病情较邪发气分者为重，邪热炽盛，营阴亏虚，多表现为热郁营分，若经治疗后病情好转，正气恢复亦可逐邪外达，转出气分而解，邪气向外透达，属于佳象；若邪热炽盛，治不及时，正气耗损者亦可使热邪深入血分。

春温初起虽以里热证为主，但少数因"新感引动伏邪"而发病者可有短暂的卫表见症。病程中每因阴液耗损严重而呈虚实错杂之候；病变初期，虽里热炽盛而兼有阴津不足，但邪实为病机关键；病至极期，邪热盛极，阴伤渐重，甚或出现气阴两伤，或动风、动血、闭窍等病理变化；病至后期，总以虚多邪少为其病理基础，素体阴精亏损之体，更加邪热久郁不退，耗损阴精，故易致肝肾阴亏，甚或虚风内动之候，病情危重，预后亦差。

总之，本病由感受温热病邪所致，邪热极易炽盛，致使起病急骤，病情较重，变化较多。具有郁热内伏，热势亢盛，易伤阴液和动风动血等病理特点。

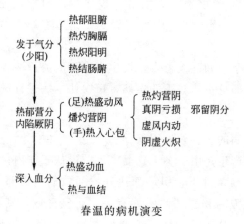

春温的病机演变

【诊断与鉴别诊断】

1. 诊断依据

（1）多见于春季或冬春之交、春夏之际。

（2）发病急骤，热象偏盛，初起即见里热证候，有发于气分、发于营分之别。

（3）素体阴虚，病程中伤阴突出，后期尤以肝肾阴亏为著。

（4）易出现神昏痉厥证候。

2. 鉴别诊断

与风温鉴别

二者均发于春季。风温：感受风热病邪，初起见肺卫表热证，初起治以辛凉解表法，易伤肺胃之阴。春温：感受温热病邪，初起以里热阴伤证为主，初起治以清泄里热为主，易伤肝肾之阴。春温若兼表证者，亦是以里热证为主，而表证短暂或轻微，与风温初起以表热证为主不同。

鉴别要点	风　温	春　温
病因	风热病邪	温热病邪
发病季节	冬春,其他季节也见	春
初起症状	肺卫表热证:发热,恶寒,咳嗽,口微渴,舌边尖红,脉浮数	里热证:高热,烦渴,小便黄赤,舌红苔黄,脉数
后期表现	多伤肺胃之阴	易伤肝肾之阴
初起治法	辛凉解表	苦寒清里

【辨析要点】

1. 辨初起证候 首先辨发于气分发于营分之不同：发于气分者多从少阳而发，病情尚轻。症见：身热、口苦而渴、心烦尿赤、舌红苔黄、脉数等。发于营分者，病情较重。症见：身热夜甚、心烦躁扰、甚或时有谵语、咽燥口干、口反不甚渴饮、斑疹隐现、舌红绛、脉细数等。

其次，辨别表证之有无。若为风寒所致，则见恶寒头项强痛，无汗，肢体酸痛等症；若为风热所致，则见微恶风、咳嗽、口渴、咽痛等症。

2. 辨邪正虚实证候 本病初起即见里热炽盛，兼有阴液耗伤之证，但邪实是辨证之关键所在。中期，热炽阴伤并重，例如春温所致阳明腑实之证时可见，热邪炽盛，且有阴液耗损之证，甚或气液两虚之证。病变后期可见邪少虚多为主要特征，此时虽然有肝肾阴伤为主要矛盾，亦要关注邪气渐缓，不可再如气分证时过于苦寒攻邪。

3. 辨动风证之虚实 实证多见春温之极期，以热盛动风为多见。此乃里热炽盛，引动肝风，风火相煽所致。虚证多见，阴虚动风之证，此乃肝肾阴虚，筋失所养所致。

【治疗要点】

1. 治则 春温治疗应以清泄里热为主，并须注意透邪外出，顾护阴精。

2. 治法 因本病病变部位广泛，病情虚实错杂，临证时应根据不同的病变部位和病变阶段，虚实的多寡等灵活变化，清热者有辛寒、苦寒、甘寒、咸寒的区别；透邪者，或宣郁透表、辛寒宣泄直接达邪于外，或轻清透转气分，或芳香透络，导邪出阴；养阴者，或凉润生津，或厚味滋补。初起热郁少阳气分，宜苦寒清透；热在营分以清营透转为法；如兼表邪者则表里同治或先表后里。热在阳明则辛寒泄热，或通腑泄热；热盛动风者治宜凉肝息风；热盛动血，迫血妄行而见斑疹或出血的，治宜清热凉血解毒；后期热伤肝肾之阴，治以滋养肝肾阴精为主，兼有虚风者，配合柔筋潜阳息风；壮火仍炽者，配合苦寒清热；邪留阴分者，注意领邪出阴。

3. 治禁 春温病热势燎原，最易灼伤阴液，阴液一伤，往往变证蜂起，故其治疗，又当步步顾护阴液，谨防大剂辛温发汗。恐过汗反致心阴心阳耗散，或真阴灼竭而发生神昏窍闭或动风痉厥等变证。

【主要证治】

1. 热郁胸膈

[证候表现] 身热不甚，心烦懊𢙐，坐卧不安，欲呕不得呕，舌苔微黄不燥，脉数。

[病机分析] 此为邪热在胸膈气分，郁而不宣，故见身热，心烦懊恼，坐卧不安，脉数等症。本证虽属邪热在里，但里热未甚，津液未伤，所以一般多身热不甚，舌苔微黄而无舌燥口渴等症。

[治法] 清宣郁热。

[方药] 栀子豉汤。

栀子、香豉

栀子豉汤以栀子清解膈热，豆豉宣郁达邪，合之以清宣胸膈郁热。

[临床运用] 若津伤口渴者，可加天花粉以生津止渴；里热渐盛者，可加黄芩以苦寒清热；气逆呕吐者，可加枇杷叶、竹茹以降逆止呕。

本方临床广泛运用于因郁热所致的情志不遂之症。包括现在人最为常见的心烦失眠等。临床常见面颊热烘烘的，体温测量却正常，但自身感觉身热心烦。本方最初来自《伤寒论》用于治疗"心中懊恼或热痛"之证。虽然只有两味药物但是临床运用疗效甚佳。但需注意的是，若患者平素就有大便溏的情况时需要慎用，恐栀子太过寒凉损伤胃肠。

2. 阳明热炽

[证候表现] 壮热，面赤，汗多，心烦，渴喜凉饮，舌质红苔黄而燥，脉洪大或滑数。

[病机分析] 此为热邪未从少阳外解，反传入阳明，形成里热亢盛之候。邪盛正旺，正邪剧烈抗争，外蒸肌肉，内迫胃津，乃见壮热、恶热、心烦、汗液大出等症。阳明之脉荣于面，阳明热甚则面赤。甚则目赤。邪热既盛，汗泄又多，津液大为耗损，故渴喜凉饮。热邪内盛，故脉形洪大又舌苔黄燥亦系热盛津伤之症。总

之，本证以高热、汗多、渴喜凉饮、脉洪大有力为辨证关键。

[治法] 清热生津

[方药] 白虎汤。

石膏　知母　粳米　甘草

[临床运用] 白虎汤基础上加玄参、麦冬、石斛、芦根之类，可增强生津之力。若兼肺热咳痰，可加入杏仁、瓜蒌、枇杷叶、浙贝母等清肺化痰之品。若波及营血，症见身热烦渴，斑疹，出血，苔黄，舌绛者，宜用白虎加生地黄汤。

白虎汤广泛运用于各类热势较显著的温热类疾病之中。如20世纪50年代运用于流脑的治疗就是一个很成功的案例；若夹湿则可加苍术等；若津液耗损较为重时可予白虎汤加西洋参等。

3. 热结肠腑

(1) 阳明热结，阴液亏损

[证候表现] 身热，腹满便秘，口干唇裂，舌苔焦燥，脉象沉细。

[病机分析] 温为阳邪，最易伤阴，病至热结肠燥，津液耗伤更甚。身热、腹满、便秘皆阳明腑实内结之见症；口干，唇燥，舌苔焦燥则属阴液亏损之见症。脉沉细是腑实阴亏之象。

[治法] 滋阴攻下。

[方药] 增液承气汤。

玄参　麦冬　细生地黄　大黄　芒硝

本方由增液汤（玄参、麦冬、生地黄）加硝、黄而成。其中玄参咸寒，滋阴降火，麦冬、生地黄甘寒，滋阴润燥，三药相合有养阴生津润燥通便之效。大黄、芒硝泄热软坚攻下腑实。

[临床运用] 如邪热已去，仅是阴亏而肠燥便秘的，可减去硝、黄，以防克伐伤正，只须用增液汤以"增水行舟"即可。治疗习惯性便秘，不论年长年少，皆可获效。一旦病情稳定，则去硝黄，加重养阴药之量，并渐加入参、芪等补气药，终可获愈。

(2) 阳明热结，气液两虚

[证候表现] 身热，腹痛，便秘或伴见口干咽燥，倦怠少气，撮空摸床，肢体震颤，目不了了，苔干黄或焦黑，脉沉弱或沉细。

[病机分析] 本证是燥结腑实，应下失下，气液两虚之候。身热，腹满便秘，苔干黄或焦黑为阳明腑实之象。口干咽燥，唇裂舌焦为阴液亏损之征。倦怠少气，撮空肢颤，目不了了，脉沉弱、沉细为正气虚衰所致。本证与前证相比，虽均为虚实互见之证，但前者为腑实而阴液耗伤，此则属腑实而气液俱虚，这是两者的区别点。

[治法] 攻下腑实，补益气阴。

[方药] 新加黄龙汤。

生地黄　麦冬　玄参　生大黄（后下）　芒硝（冲）　当归　人参　生甘草　姜汁（冲）　海参（洗）

本方系以陶节庵之黄龙汤加减变化而成，故名新加黄龙汤。方中用人参、甘草扶补正气，大黄、芒硝泄热软坚，麦冬、生地黄、玄参滋阴润燥，海参滋补阴液，咸寒软坚，姜汁宣胃肠气，当归和血分之滞，以使气血和畅，胃气宣通，则药得以运化，而能施展其祛邪扶正之作用。

［临床运用］现代临床多用于老年人或正气虚弱人肠梗阻、肠麻痹等的大便不通，成为扶正通便的代表方。

（3）阳明腑实，小肠热盛

［证候表现］身热大便不通，伴见小便涓滴不畅，溺时疼痛，尿色红赤，时烦渴甚，舌红脉数。

［病机分析］本证为阳明腑实，小肠热盛之候。热盛于里，腑实内阻，故身热而大便不通。小肠热盛，下注膀胱，则小便涓滴不畅，溺时疼痛而尿色红赤。热盛，津液不上承，则时烦渴甚。

［治法］通大便之秘，泄小肠之热。

［方药］导赤承气汤。

生地　赤芍　黄连　黄柏　大黄　芒硝

本方是由导赤散合调胃承气汤加减而成，故名导赤承气汤。方取大黄、芒硝攻下腑实；生地黄、赤芍、黄连、黄柏滋阴泄热。

［临床运用］临床上，对于急性泌尿系统感染，小腹拘急，又有腹满便结者很适合，常用来治疗多发性脑梗或其他中风患者并发麻痹性肠梗阻和尿路感染。

4. 热盛迫血

［证候表现］身体灼热、躁扰不安，甚或昏狂谵妄，斑疹密布，色深红甚或紫黑，或吐衄便血，舌质深绛，脉数。

［病机分析］本证为血分热毒炽盛，迫血妄行之候。心主血、藏神，热陷血分，扰于神明则躁扰不安，甚或昏谵狂妄。热盛于营血则身体灼热。热邪伤络，迫血妄行，溢于脉外而见不同部位的出血。如阳络伤，血溢于上则见吐血、衄血；阴络伤，血溢于下则见便血、溺血；表络伤，血溢肌肉，瘀于皮下则斑出稠密成片。斑色紫黑，舌反深绛，脉数是血分热盛毒重之象。本证与"热灼营阴"比较，病势更重，营分证仅见斑疹隐隐，本证则不只斑点显露，且分布稠密，甚至成片，有的还见上下，内外不同部位的出血症状。本证与气营（血）两燔证比较，二者虽都有血热迫见症，但本证是热毒内陷血分，迫血妄行，而无大渴、苔黄之气热表现；气血两燔证则血热炽而气热亦盛。

［治法］凉血散血，清热解毒。

［方药］犀角地黄汤。

干地黄　生白芍　牡丹皮　犀角

方用苦咸寒之水牛角为君，归心肝经，清心肝而解热毒，且寒而不遏，直入血分而凉血。臣以生地黄甘苦性寒，入心肝肾经，清热凉血，养阴生津，一可复已失之阴血；二可助水牛角解血分之热，又能止血。白芍苦酸微寒，养血敛阴，且助生地黄凉血和营泄热，于热盛出血者尤宜；牡丹皮苦辛微寒，入心肝肾，清热凉血，活血散瘀，可收化斑之效，两味用为佐使。四药合用，共成清热解毒、凉血散瘀之剂。

[临床运用] 如热毒重而热势高者，可加知母、大青叶以增强清热解毒之效；若斑色紫黑者，可加大青叶、玄参、丹参、紫草以增强解毒活血之功。衄血者加白茅根、侧柏叶、牛膝；尿血者加小蓟、白茅根；便血者加地榆、槐花、白头翁；吐血者加茜草、白茅根；如神昏谵妄明显则加服安宫牛黄丸以清心开窍。

5. 肾阴耗损

[证候表现] 身热不甚，日久不退，午后面部潮红颧赤，手足心热甚于手足背，咽干齿黑。或心悸，或神倦耳聋，舌质干绛，甚则紫暗痿软，脉虚软或结代。

[病机分析] 本证为春温重证后期的表现。热毒余邪久羁，损伤肝肾真阴，以致精血耗伤，虚热不退，属邪少虚多之候。阴虚不能制阳则阳偏亢而低热不已，手足心热甚于手足背。咽干齿焦，是肾阴亏损，津难上承之象。舌质干绛，甚则紫晦，是肝血肾液耗伤之证。邪少虚多则脉虚软无力，阴亏液涸则脉行艰涩，神倦欲眠。

[治法] 滋补肝肾，润养阴液。

[方药] 加减复脉汤。

炙甘草　大生地黄　生白芍　麦冬　阿胶（烊冲）　麻仁

本方由《伤寒论》炙甘草汤去参、桂、姜、枣加白芍组成，为温热病邪深入下焦，肝肾阴伤之治疗主方。吴鞠通说："热邪深入，或在少阴，或在厥阴，均宜复脉。"方中用炙甘草为主药，以补益化生气血之本的中气，而达津充阴复的目的，生地黄、阿胶、麦冬、白芍都是益阴生津之品，以滋养肝肾之阴，麻仁亦可润燥。全方共奏滋阴退热、养液润燥之效。

[临床运用] 如因误治，汗之不当，劫灼阴液，耗伤心气，以致气不外固而汗自出，心失所养，心无所主而震震悸动者，则宜本方去麻仁，加生龙骨、生牡蛎（方名救逆汤）以滋阴敛汗，摄阳固脱；如脉虚大欲散，更加人参以补益元气，增强固脱之力。

6. 虚风内动证治

[证候表现] 手足蠕动或瘛疭，心中憺憺大动，甚则时时欲脱，形消神倦，齿黑唇裂，舌干绛或光绛无苔，脉虚。

[病机分析] 本证为水不涵木，以致虚风内动之候。多由肾阴耗损证发展而来，故多见于本病的后期。肝为风木之脏，赖肾水以滋养，热邪羁留，真阴被灼，水亏木旺，筋脉失养而拘挛，以致出现手足蠕动，甚或瘛疭之动风见症。心中憺憺大

动，系心之气阴双亏，心失所养之故。若阴液亏虚，而将有阴阳离决的危象时，则可出现时时欲脱。形消神倦，齿黑唇裂，亦是阴液枯涸，失养失润所致。舌干绛或光绛无苔、脉虚皆为肾阴耗损之证。本证与热盛动风证虽均为肝风内动，但病机有虚实之别，证情亦有差异。热盛动风证多见于病的极期阶段，为"热极生风"，其证属实，多在发痉的同时，伴有壮热、肢厥、神昏、头胀痛、渴饮、苔燥、脉弦数等症状；本证多见于病的后期阶段，为"血虚生风"，其证属虚，故呈现一派虚象，两者不难辨别。何秀山说："血虚生风者，非真风也，实因血不养筋，筋脉拘挛，伸缩不能自如，故手足瘛疭，类似风动，故名曰内虚暗风，通称肝风，温热病末期多见此证者，以热伤血液故也。"

[治法] 滋阴息风。

[方药] 三甲复脉汤（《温病条辨》）。

炙甘草　干地黄　生白芍　麦冬　阿胶　麻仁　生牡蛎　生鳖甲　生龟甲

水八杯，煮取八分三杯，分三次服。

大定风珠（《温病条辨》）

生白芍　阿胶　生龟甲　干地黄　麻仁　五味子　生牡蛎　麦冬（连心）　炙甘草　鸡子黄二枚　生鳖甲

水八杯，煮取三杯，去滓，再入鸡子黄搅令相得，分三次服。

三甲复脉汤系加减复脉汤加牡蛎、鳖甲、龟甲而成，在滋养肝肾之阴的同时，加三甲以潜阳息风。如因误治阴衰严重而时时欲脱，纯虚无邪者，宜用大定风珠，以留阴敛阳，防止虚脱。

大定风珠，系三甲复脉汤加鸡子黄、五味子而成。取鸡子黄血肉有情之品，以增强滋阴息风之效；五味子补阴敛阳以防厥脱之变。

[临床运用] 心悸者，加茯神、人参、小麦；喘加人参；自汗者，加龙骨、人参、小麦。

7. 邪留阴分证治

[证候表现] 夜热早凉，热退无汗，能食形瘦，舌红苔少，脉沉细略数等。

[病机分析] 本证多见于春温后期，由于余邪留伏阴分所致。人体卫气日行于阳，夜行于阴。阻虚余热内留，卫气夜入阴分鼓动余热，则两阳相得，阴不能制，故入夜身热；至晨卫气出阴分而行于阳则热退身凉，但因余热混处营阴，不随卫气外出，故热虽退，而身无汗。邪留阴分，病不在胃肠，故能进饮食。然余热久留，营阴耗损而不能充养肌肤，故形体消瘦。舌红苔少，脉沉细略数，都是余热耗损阴液之象。阴虚夜热，病情虽轻，但低热久延，耗阴伤正，也不能忽视。

[治法] 滋阴透热。

[方药] 青蒿鳖甲汤（《温病条辨》）。

青蒿　鳖甲　细生地黄　知母　牡丹皮

水五杯，煮取二杯，日再服。

本方以鳖甲滋阴入络搜邪，青蒿芳香透络，配合鳖甲领阴分余热外出。牡丹皮泻伏火，生地黄养阴清热，知母清热生津润燥，合为养阴透热之方。

[临床运用] 本方不仅用于温病有效，对于其他病，只要具有"阴虚夜热"证者也可使用。

第三节 暑 温

【学习目的】

1．了解本病的病因病机。

2．熟悉本病的发病特点及后遗症治疗。

3．掌握本病发生、发展过程中各证候的辨证治疗。

【概念、沿革与临床特点】

暑温是感受暑热病邪所致的急性外感热病。其特点为初起以阳明气分热盛为主要证候，临床常见壮热、烦渴、汗多、面赤、脉洪大等表现，病程中易伤津耗气，多闭窍动风之变。多发生在夏至至立秋之间。

暑温的病名确立于清代，在此之前一直隶属于暑病范畴。早在《内经》中就有对暑病的病因、发病季节、临床症状的描述，《内经》中有关暑病的论述，有两种不同的病变。如《素问·热论篇》："凡病伤寒而成温者，先夏至日者为病温，后夏至日者为病暑"，这是指伏寒化温而发于夏至节后的温病，属伏邪温病，另《素问·生气通天论》所述："因于暑，汗，烦则喘喝，静则多言，体若燔炭，汗出而散"；以及《素问·刺志论》所述："气虚身热，得之伤暑"，则是指感受夏季暑热之邪的温病，属新感温病。汉代张仲景《金匮要略·痉湿暍病脉证》中曰："太阳中热者，暍是也，汗出恶寒，身热而渴，白虎加人参汤主之"，把感暑热之邪称为"中暍"。金代张洁古以静而得之为中暑，动而得之为中热，中暑者为阴证，中热者为阳证。元代朱丹溪在《丹溪心法·中暑三》中曰："暑乃夏月炎暑也，盛热之气者火也，有冒、有伤、有中，三者有轻重之分，虚实之辨。"提出以辛甘寒凉之剂治暑，并重视补气生津的治疗方法。明代张景岳认为，暑病有阴阳之别，以因暑而受寒者为阴暑，因暑而受热者为阳暑，并指出"暑有八症：脉虚，自汗，身热，背寒，面垢，烦渴，手足微冷，体重是也。"王肯堂《证治准绳》中认为暑病有"伏寒化热"与"暴感暑热"之分；王纶在《明医杂著·暑病》提出"治暑之法，清心、利小便最好。暑伤气，宜补真气为要。"到清代对暑病的认识日臻完善，喻嘉言指出"盖暑病乃夏月新受之病"，明确了暑病非伏寒化温所致。叶天士在《幼科要略》中指出"夏暑发自阳明"、"暑必兼湿"等暑病的病理特点；吴鞠通首创"暑温"病名，在《温病条辨》中曰："暑温者，正夏之时，暑病之偏于热者"，"行似伤寒，但右脉洪大而数，左脉反小于右，口渴甚，面赤，汗大出者，名曰暑温。"

根据暑温的发病季节和临床特点，发生于夏季的流行性乙型脑炎、其他病毒性脑炎（包括埃可病毒脑炎、EB病毒脑炎等）、登革热和登革热出血热、钩端螺旋体病的脑膜脑炎型、流行性感冒、热射病等病与本病颇为相似，可参考本病辨证论治。

【病因与病机】

暑温的主要病因为外感暑热病邪，人体正气不足则是导致暑热病邪入侵发病的重要因素。以夏季暑气当令，气候炎热，汗泄较多，津气易伤。如起居不慎，劳倦太过，正气受损，则暑热病邪极易侵袭而发病。

暑为阳热之邪，传变极速，故其侵犯人体，多径入阳明气分，初起即见高热、烦渴、汗多等热盛阳明气分证候，即所谓"夏暑发自阳明"；若起病兼有卫分证者，大多暑热兼夹其他病邪为患，但卫分证很短暂，一现即过。暑热内炽气分，内蒸外迫，灼伤津液，逼津外泄，"壮火食气"，极易伤津耗液，甚则导致津气欲脱；暑热内盛阳明，耗伤胃肠津液，液亏肠燥，邪热与肠中糟粕搏结形成燥屎而大便秘结。若气分暑热不能及时清解，暑气通于心，暑热之邪易内陷心营；且暑热可煎熬津液为痰，即戴思恭所说的"有暑即有痰"之意，痰热互结可闭阻心窍，上扰神明而见神昏谵语；暑热内盛可引动肝风，风火相煽，里热愈炽，极易发生痉厥；暑热燔灼营血，脉络受损及血热妄行而见各种出血等危重病症；正如王孟英所说："温病暑疫诸病，邪不即解，耗液伤营，逆传内陷，痉厥昏狂，谵语发斑等证。"若暑热炽盛时，适逢人体正气虚弱，尤其在小儿稚阴稚阳之体，暑热可直中心包而猝然神昏肢厥，名曰"暑厥"；暑热直入肝经而突发痉厥，名曰"暑风"，亦称"暑痫"；暑热炽盛亦可犯肺，甚至损伤肺络，见骤然咯血，衄血，咳嗽气促，名曰"暑瘵"。暑温后期，邪热渐退，津气未复，多见暑伤心肾、气阴亏虚及余邪兼痰夹瘀留滞等正虚邪恋的证候；部分在病程中因闭窍、动风而神昏、痉厥持续时间较长者，可见各种后遗症。

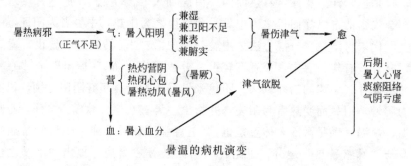

暑温的病机演变

【诊断与鉴别诊断】

1. 诊断依据

（1）本病有一定的季节性，多发生于夏季暑气当令之时。

（2）起病急，初起以高热、汗多、心烦、口渴、苔燥等热入阳明气分的见症为典型表现。

（3）病程中暑热伤津耗气，易见津气欲脱、神昏、痉厥、出血等危重证候。

（4）后期以气阴亏虚为主，多见暑伤心肾、正虚邪恋的证候。

（5）暑温兼湿者，除气分热盛外，伴有脘痞、苔腻等症；暑温兼寒者，除脘痞、口渴、苔腻等暑湿在里见症外，复有发热恶寒、无汗等外寒见症。

2. 鉴别诊断　暑温应与暑湿、湿温、中暑、疟疾、疫毒痢相鉴别。

（1）暑湿　暑湿与暑温均发生于夏季，但暑温为暑热病邪所致，暑湿则是暑湿病邪所致，故后者除有暑热见症外，必有胸痞、身重、苔腻、脉濡等湿邪郁阻之象；初起邪气在卫表逗留时间较长，寒热、身痛等卫表证候亦较明显；邪入气分之后，大多留连，或困阻脾胃，或壅滞肺络，或弥漫三焦，均有不同程度的湿邪郁阻证候。而暑温大多起病即见气分证候，且以阳明热盛为主，所涉脏腑较为局限。暑湿很少发生津气亏损，邪犯心包，窍闭动风之证，即使发生，亦较轻微，但若出现黄疸、咯血，其证亦甚凶险。再从发病季节和气候来看，暑温多发生于盛夏酷暑之时，暑湿多见于夏季或夏秋之交，雨水较多之际。

鉴别要点	暑温	暑湿
病因	暑热病邪	暑湿病邪
发病季节	酷暑之时	夏末秋初雨湿较盛时
初起症状	阳明气分热盛	暑湿阻遏肺卫
后期有无津气亏损	多见	少见

（2）湿温　湿温与暑温都是夏季常见温病，但湿温为感受湿热病邪所致，多发生于夏末秋初雨湿较盛，气候炎热之时；发病较缓，起病之时，卫表以湿重热轻为主，且持续时间较长；入气，则以湿热困阻脾胃为病变中心，多在气分羁留，以致缠绵难愈，发热难退，病程较长；若湿热化燥化火，亦可深入营血和损伤阴液，以肠络损伤致便血为主；若湿热病邪寒化，损伤脾肾阳气，则是湿温较为独特的病理变化。故二者亦不难鉴别。

鉴别要点	暑温	湿温
病因	暑热病邪	湿热病邪
发病季节	酷暑之时	夏末秋初雨湿较盛时
初起症状	阳明气分热盛	湿热阻遏卫气
起病情况	起病急	起病缓慢，病势缠绵

（3）中暑　中暑与暑温均发生于夏季，都有可能发生神志昏迷，但中暑为猝中暑热或暑湿秽浊之气所致，病发之前无高热等症，神昏肢厥具有突然性，经妥善处

理，能很快苏醒，醒后即使有困倦等轻微不适，亦能很快恢复正常。而暑温之神昏却发生于高热极盛之时，神昏之前已经经历过一段时间的暑热病变过程，故其出现往往不如中暑陡然，其苏醒亦较困难，醒后，暑温的原发症状依然存在。

鉴别要点	暑温	中暑
神昏肢厥与高热的关系	神昏发生于高热极盛之时,且神昏之前已经经历过一段时间的暑热病变过程	发病前无高热,突然发生神昏肢厥
神昏肢厥的预后	较难苏醒,且醒后原发症状仍然存在	经妥善处理易苏醒,醒后易恢复正常

（4）疟疾　疟疾中的暑疟、瘴疟发生于夏季或夏秋之交，严重时，亦有高热、神昏、抽搐，易与暑温混淆。但暑疟和瘴疟多具反复发作，高热烦渴随汗出而退的特点，外周血及骨髓涂片可发现疟原虫，故与暑温亦不难鉴别。

鉴别要点	暑温	疟疾
高热烦渴特点	持续不解	随汗出而退
外周血及骨髓涂片检查	正常	发现疟原虫

（5）疫毒痢　多见于夏季或夏秋之交，临床上也具有起病急骤、动风、闭窍，甚至内闭外脱等特点，与暑温往往不易鉴别。除疫毒痢厥脱证候出现比暑温更早而外，二者主要靠实验室检查，如脑脊液检查，盐水灌肠或肛门拭子取大便检查，方能做出鉴别。

【辨析要点】

1. 辨识表证　本病发病急骤，传变迅速，卫表证候大多非常短暂，易被忽视，而少数病例出现明显表证，往往又易误诊为一般暑月感冒。故于夏季，当有暑温流行之时，若见发热，恶寒，身痛，苔薄白，脉浮数等肺卫证候者，应予高度警惕，并考虑暑温表证之可能，以免漏诊。但若证见高热，背部恶寒，汗出烦渴，脉洪大者，则又不可因其背部恶寒而误诊为暑温表证。其背部恶寒，实乃暑温阳明热盛，汗出太多，阳气随汗而泄所致。

2. 辨析气阴耗损程度　本病最易损耗气阴，导致多种凶险变证，故对气阴耗损程度应予高度重视。凡口渴引饮，舌干少津即为津伤；神倦脉虚即为气耗，二者同见，即为津伤气耗。如进而出现消渴不已，或渴不咽水，舌光绛而干，脉细数，则为肝肾真阴受灼。兼见咯血，则为肺阴灼伤，络脉受损；兼见心烦不眠，则为心阴亏损，心神不宁；若汗出淋漓，喘喝脉散，则为元气欲脱。

3. 辨析窍闭风动之先兆　本病之神昏，抽搐往往突然发生，为了掌握治疗上的主动，故对其先兆应详加辨析。凡见嗜睡，进而沉睡，或烦躁不寐，静而多言者，均为神昏之兆；手足不时微微抽动，筋惕肉瞤，项强者，则应防其风动。

【治疗要点】

1. 治则　暑温的治疗原则是清暑泄热，顾护津气。

2. 治法　初起暑入阳明气分，治宜辛寒清气，涤暑泄热；如暑热损伤津气，则以清热涤暑，益气生津；如暑热已解而津气损伤太过，甚至造成津气欲脱者，则应及时益气生津，敛汗固脱。叶天士引张凤逵所说："暑病首用辛凉，继用甘寒，再用酸泄酸敛"，概括了暑温病邪在气分阶段不同证型的治疗大法。"首用辛凉"指初起暑入阳明气分，治以辛寒清气以清气分邪热，如白虎汤；"继用甘寒"指暑入阳明进而耗伤津气，则继用甘寒以清热涤暑，益气生津，如白虎加人参汤，王氏清暑益气汤；"再用酸泄酸敛"指暑伤津气，津气耗伤过甚，气津欲脱而暑热渐退者，当用酸甘之品益气生津，酸苦之品以泄热生津，如生脉散。若暑热燔灼，内陷心营，引动肝风，迫血妄行诸危急重症，治宜大剂清热解毒、凉营透邪，并配合清心开窍、凉肝息风、凉血止血等方法治疗；对猝中心营之暑厥，可配合针刺，以加强泄热醒神的功效；对卒中肝经之暑风（暑痫），注意配合清心醒神为治；若抽搐频繁，难以控制者，可加入虫类止痉药以加强息风止痉的作用。暑温后期多正虚邪恋，在益气养阴用药施治同时，配合针灸、按摩等康复治疗。

3. 治禁　本病虽有暑热盛于内，但未成腑实证者，多不用下法，因为下法易伤阴，但如有热结肠腑，亦当用之；因暑多夹湿为患，故本病治疗中当慎用滋腻之品，以防助湿而使病势缠绵；暑厥不可骤用寒凉药，骤用寒凉药则不利于邪气外达，也不可用热药及艾灸，正如张凤逵《伤暑全书》云："夏月有猝然晕倒，不省人事，手足逆冷者，为暑厥。此阴风也，不可骤用寒凉药，先以辛温药散解之；俟醒，然后用辛凉寒以清火除根。误用热药及艾灸立死。"暑风不宜汗下，因为暑热最易伤津耗液，汗下则加重阴伤，加速病情变化。

【主要证治】

1. 气分证治

（1）暑入阳明

[证候表现]　壮热，汗多，心烦，面赤气粗，口渴，或背微恶寒，苔黄燥，脉洪数或洪大而芤。

[病机分析]　本证见于暑温初起，为暑热病邪侵袭阳明气分所致。胃经多气多血，热炽阳明，正邪剧烈交争，里热蒸腾，发越内外，故壮热面赤；热迫津液外泄，则多汗；热伤津液，汗多失津，饮水自救，故口渴喜凉饮；热扰心神，则心烦；或汗出肌腠疏松，兼有卫阳不足，则有背微恶寒；舌红，苔黄燥，脉洪大有力为里热炽盛、正气尚盛之征。

[治法]　清暑泻热，如兼卫阳不足兼益气生津。

[方药]　白虎汤、白虎加人参汤。

白虎汤（《温病条辨》）

生石膏　知母　生甘草　粳米

水煎服。

水八杯，煎取三杯，分温三服，病退减后服，不知再作服。

方中石膏辛甘大寒，入肺胃经，能大清阳明气分之热，且清中有透，寒而不遏，甘寒相合，又能生津止渴；知母苦寒质润，清热养阴，助石膏清肺胃实热，救已伤之津液，与石膏相合，可增清热生津之力；粳米，生甘草益胃护津。吴鞠通提出白虎汤的使用禁忌："白虎本为达热出表，若其人脉浮弦而细者，不可与也；脉沉者，不可与也；不渴者，不可与也；汗不出者，不可与也。常须识此，勿令误也。"对该句的理解见仁见智，不必拘泥字面，可作参考。总而言之，白虎汤为治疗气分热炽之良剂，药专力猛，临证时应慎重使用。

白虎加人参汤（《温病条辨》）

生石膏　知母　生甘草　粳米　人参

吴鞠通《温病条辨》曰："白虎退邪阳，人参固正阳，使阳能生阴，乃救化源欲绝之妙法也。"

[临床运用] 在运用白虎汤时，若兼肺热痰咳，可加入杏仁、瓜蒌皮、枇杷叶、浙贝母等以清肺化痰；若气分燥热炽盛，波及营血，扰动心神，症见身热，烦渴，斑疹，出血，苔黄，舌绛者，宜用白虎加生地汤（生石膏、知母、生甘草、粳米、生地）以清气凉血养阴；若气分热盛，引动肝风，症见高热，烦渴，痉厥，脉弦数者，可配合羚羊角、钩藤、菊花等以凉肝息风；若热扰神明，症见谵语者，加水牛角、连翘、竹叶卷心、莲子心以泄热清心；若阳明暑热，热盛而伤津耗气，症见脉芤，口渴引饮，时时恶风者，宜用白虎加人参汤。

叶天士云："夏暑发自阳明"。暑热初起，阳明热盛而兼有卫阳不足，宜用白虎加人参汤；若暑伤津气明显，身热，体倦少气，脉虚无力者，方用王氏清暑益气汤（西洋参、石斛、麦冬、黄连、竹叶、荷梗、知母、甘草、粳米、西瓜翠衣）清涤暑热，益气生津；若汗出不止，津气欲脱者，方用生脉散，益气敛津，扶正固脱。

（2）暑伤津气

[证候表现] 身热息高，心烦溺黄，口渴自汗，肢倦神疲，气短而促，苔黄干燥，脉虚无力。

[病机分析] 本证为暑热损伤津气所致，多继见于暑入阳明之后。暑热郁蒸则身热而心烦溺黄，津液受伤则口中作渴，苔黄干燥。暑热伤气，肺气受损，则气短气促。元气亏损则肢倦神疲，脉虚无力。总之，本证为暑热未净而津气俱伤。但与前证相较，则暑热较轻而津气损伤较甚。

[治法] 清热涤暑，益气生津。

[方药] 王氏清暑益气汤（引《温热经纬》）。

西洋参　石斛　麦门冬　黄连　竹叶　荷梗　知母　甘草　粳米　西瓜翠衣

原方出自薛生白《湿热病篇》第38条王孟英评注，但未著剂量及方名。方中以黄连、竹叶、荷梗、西瓜翠衣清热涤暑，西洋参、石斛、麦冬、甘草、粳米益气生津。而知母与西瓜翠衣既可清暑热，又能生津液。

本方与白虎加人参汤皆能清暑泄热，益气生津，但本方以甘寒药物为主，白虎加人参汤以辛寒药物为主，故前者重在益气生津，后者重在清暑泄热。再以益气与生津而论，则前方重在生津，后者重在益气。

本方与东垣清暑益气汤，二者虽然方名一样。"但东垣之方，虽有清暑之名而无清暑之实。"王孟英的这段评语固然有其偏激的一面，但针对本证来说，王氏所制之方实较东垣贴切。不过，本方之黄连，为苦寒之药，虽为清涤暑热而设，但恐有伤津化燥之弊，故只宜少用。亦如汪日桢所说：此方较东垣之方为妥，然黄连尚宜酌用。

[临床运用] 本方为清补合剂，为邪不甚而偏于正虚者设，临床应用时，可根据暑热邪气与津气耗损两个方面的轻重而灵活使用。若暑热较甚，可加重清热涤暑之药；若正虚较甚，可加重益气生津之品。若久热不退，可去黄连、知母，加白薇、蝉蜕、地骨皮。

（3）津气欲脱

[证候表现] 身热下降，汗出不止，喘喝欲脱，舌嫩红少津，脉散大无力。

[病机分析] 本证为津气耗伤过甚，而致欲脱之候。暑热虽解，但正气耗散过甚，不能固摄于外，津液失于内守，故汗出不止，脉形散大无力。正如吴鞠通所说："汗多而脉散大，其为阳气发泄太甚，内虚不可留恋者可知。"津液耗伤太过，肺之化源欲绝，故呼吸气短喘息。本证汗出愈多则津气愈耗，正气愈伤则汗泄愈甚，属亡阴之脱证，与阳气外亡而出现汗出肢冷，面色苍白，脉微欲绝者有所区别。

[治法] 补敛津气，扶正固脱。

[方药] 生脉散（《温病条辨》）。

人参　麦冬　五味子

本方以人参益气固脱，麦冬甘寒，五味子酸温，合奏酸甘化阴之效。阴液内守，气有所依附，则不致脱。

[临床运用] 本方纯属补敛之剂，若暑邪未净，不可早投，以免留邪为患。若邪热尚盛，津气大亏，乃白虎加人参汤证，不可早用生脉散。若属大汗亡阳证，可用参附龙牡救逆汤。

（4）热结肠腑

[证候表现] 身灼热，日晡为甚，腹胀满硬痛，谵语狂乱，大便秘结或热结旁流，循衣摸床，舌卷囊缩，舌红苔黄燥，脉沉数。

[病机分析] 此为暑热伤津，热结阳明的腑实证。暑为火热之气，郁蒸于肠腑，并与糟粕相结，形成阳明腑实证，故身热而以日晡为甚，肠中热结，传导失司，腑气不通，故大便秘结而腹满硬痛。若大便虽结，而热结于中，粪水旁趋而出，则称

为热结旁流，必见大便稀水，色黄臭秽。邪热循经上扰心神，神不守舍则谵语狂乱，循衣摸床。热邪炽盛，淫于厥阴之经，则舌卷囊缩。舌红苔黄燥，脉沉数，乃热结阳明气分之征。

[治法] 通腑泄热，清热解毒。

[方药] 解毒承气汤（《伤寒瘟疫条辨》）。

黄连　黄芩　黄柏　山栀　枳实（麸炒）　厚朴（姜汁炒）　生大黄（酒洗、后下）　芒硝（另入）　白僵蚕（酒炒）　蝉蜕

本方为黄连解毒汤合大承气汤加味。方中以大承气汤通腑泄热，荡涤肠腑热结，令邪热随攻下而泄。用黄连解毒汤清暑解毒。白僵蚕、蝉蜕既能透邪外达，又入厥阴肝经，有息风镇痉之力，庶免热盛动风之虞。

[临床运用] 若兼气虚者，则加入人参；热毒炽盛者可去白僵蚕，加大青叶、生石膏；若见动风，肢体抽搐者可加羚羊角、钩藤之类。

近代临床研究，流行性乙型脑炎属热结肠腑者，及早用下法，可泻毒存阴，对乙型脑炎有降温、止痉之效。

2. 营血分证治

（1）暑伤肺络（暑瘵）

[证候表现] 身灼热，烦渴，咳嗽气粗或喘促，骤然咯血、衄血或痰中带血，舌红苔黄，脉细数。

[病机分析] 本证乃暑热伤肺络之证。暑热伤肺，阳络受损，血从上溢，则见骤然咯血、衄血或痰中带血。热壅肺气，肃降无权，则咳嗽气促。暑热蒸迫，则灼热烦渴，头目不清。舌红苔黄，脉象弦数，为暑热内盛之象。本证来势较急骤，严重者可见大量咯血，口鼻衄血，甚或窒息或因口鼻出血过多而导致气随血脱的危重证候。

[治法] 凉血清暑，安络宣肺。

[方药] 犀角地黄汤合黄连解毒汤。

[临床运用] 出血较多者还可加入人参、三七、云南白药等。若气分热盛，可酌加生石膏、知母、黄连等清气药。如出现气随血脱之证，须急投补气固脱之剂，可选用独参汤、参附汤等。

本病与钩端螺旋体病肺弥漫性出血型类似，来势急骤，严重者可因大量咯血而引起窒息，或气随血脱而死亡，故对本病要高度警惕，密切观察，早期发现，如出现肺出血先兆症：突然心慌，面色陡变苍白，呼吸增速（每分钟28～30次），脉变急速（每分钟120次以上），应及早采取综合性急救措施。

暑瘵与痨瘵虽均属肺脏病变，均有咯血之见证。然两者在病因、病机、临床表现、治疗方面皆不相同。本病为暑热伤肺，热伤肺络而致咯血，发生于夏季，病程短而病势凶险。痨瘵为慢性疾病，四季皆可发生，病程长而病势缠绵，常伴有低热盗汗，干咳少痰，咯痰带血等见症。

（2）暑入心营（暑厥）

［证候表现］灼热烦躁，夜寐不安，时有谵语或昏愦不语，舌蹇肢厥，舌红绛，脉细数；或猝然昏倒，不知人事，身热肢厥，气粗如喘，牙关微紧，舌绛脉数。

［病机分析］此为暑入营分，内闭心包之证。气分暑热若未及时清解，易于传入营分或内闭心包。若暑热病邪直犯心包，起病即见昏厥者，称为"暑厥"。暑热入营，扰及心神则灼热烦躁，夜寐不安，时有谵语。邪热进而内陷心包，闭塞机窍则见昏迷不语，舌蹇肢厥等症。舌红绛，脉细数为热伤营阴之征。暑热之邪猝中心营而内闭心窍则可见突然昏倒，不省人事，牙关紧闭等症状。本证发病急骤，突然昏倒，与中风相似，需与鉴别。中风多有口眼㖞斜，半身不遂，本证则无此见证，且本证多见于夏暑之令，而中风一年四季均可发生。

［治法］暑热入营宜清营泄热，方用清营汤（方见风温章）；热邪内闭心包则须清心开窍，可用安宫牛黄丸、紫雪丹等。

［临床运用］如因猝中暑邪而骤然闭窍昏厥，除服上述清心开窍剂外，还可服用行军散，同时配合针刺人中、十宣、曲池、合谷等穴位以加强清泄邪热，苏醒神志的效果。

（3）暑热动风（暑风/暑痫）

［证候表现］身灼热，四肢抽搐，甚则角弓反张，神志不清，或喉有痰壅，脉象弦数或弦滑。

［病机分析］此为暑热亢盛引动肝风之证，又有"暑风"之称。暑为阳邪，火热鸱张，最易内陷厥阴，引动肝风而致痉厥。如薛生白所说："外窜经络而为痉，内侵膻中则为厥。"症见壮热、抽搐、角弓反张、牙关紧闭、脉弦数等，均为热盛动风之象。神志不清可表现为嗜睡、神昏谵语、昏愦不语等，此为风火相煽，侵扰心神所致。如见喉间痰鸣，则为风动痰生，随火上壅的征象。本证既可见于暑温的病变过程中，亦可因猝中暑热之邪而突然发生，尤多见于小儿患者。吴鞠通说："小儿暑温，身热，猝然痉厥，名曰暑痫"，其所说暑痫即是暑风。

［治法］清泄暑热，息风定痉。

［方药］羚角钩藤汤（方见春温篇）。

［临床运用］本方在临床运用时，还应结合具体证情灵活加减。如阳明气热亢盛者，可加生石膏、知母等辛寒之品以清泄气热；若腑实燥结者，可加大黄、芒硝、全瓜蒌等以通腑泄热；若心营热盛者，可加水牛角、玄参、牡丹皮等清营泄热；若热毒炽盛者，可加板蓝根、大青叶等以清热解毒；若兼邪陷心包者可配合清开灵、脑醒静静脉滴注以清热开窍；若见痰涎壅盛的，可加胆南星、天竺黄、竹沥等以清化热痰；若抽搐频繁，难以控制者，可加全蝎、蜈蚣、地龙、僵蚕等以助息风定痉之效。

（4）暑入血分

［证候表现］灼热躁扰，神昏谵语，斑疹密布，色紫黑，吐血、衄血、便血，

或兼见四肢抽搐，角弓反张，舌绛苔焦。

[病机分析] 此为暑热病邪燔灼血分，内陷心包，甚则引动肝风之证。灼热躁扰、神昏谵语为血分热毒炽盛内陷心包，心神被扰所致。斑色紫黑、吐衄、便血为热盛动血，迫血妄行之征。若热盛引动肝风，则可见四肢抽搐，角弓反张等发痉之象。舌绛苔焦为血分热毒极盛之征。

[治法] 凉血解毒，窍闭者配合清心开窍。

[方药] 神犀丹合安宫牛黄丸。

神犀丹《医效秘传》

水牛角　石菖蒲　黄芩　细生地（冷水洗净，浸透，捣，绞汁）　金银花（如有鲜者捣汁用尤良）　粪清　连翘　板蓝根（无则以飞净青黛代之）　香豉　玄参　花粉　紫草

方中犀角、生地清心凉血；元参、花粉养阴生津；金银花、连翘、黄芩清热泻火；紫草、板蓝根、金汁凉血解毒，石菖蒲芳香开窍，豆豉宣泄透邪。诸药合用，共奏清营开窍、凉血解毒之功。

安宫牛黄丸（方见附录）

[临床运用] 若暑热引动肝风，宜清泄暑热，息风定痉，则合用羚角钩藤汤。若发斑兼吐血者，加白茅根、知母、茜草；斑色紫黑加生地、紫草、大青叶。神昏加石菖蒲、郁金，或用清开灵、醒脑静注射液静脉滴注。

3. 后期证治

（1）暑伤心肾

[证候表现] 心热烦躁，消渴不已，麻痹，舌红，苔薄黄或薄黑而干，脉细数。

[病机分析] 本证见于暑温的后期阶段，乃暑热久羁，余邪伤及心肾所致。暑热下劫肾阴，水不上承，心火亢炽，心肾不交，则心神不宁而烦躁不安，心胸灼热。真阴亏损，内热灼津，则消渴不已。肾水不能滋养肝木，则筋失濡养，故麻痹。舌红绛、苔黄黑干燥、脉细数等，是阴伤火炽之象。本证病机为肾水亏虚，心火亢炽。肾水不足，不能上济于心，则心火愈亢；心火愈亢，则必下劫肾水，而肾水愈虚，两者可互为影响。

[治法] 清心火，滋肾水。

[方药] 连梅汤《温病条辨》。

黄连　乌梅　麦冬（连心）　生地　阿胶（烊）

方中黄连清心热，阿胶、生地滋肾液，麦冬养肺阴，以滋水之上源；乌梅与黄连相合，有酸苦泄热之效，与生地、麦冬相合，有酸甘化阴之功。心火清，肾水复，肝阴充，则消渴、麻痹均可愈。

[临床运用] 若脉虚大而芤者加人参。若口干渴饮者，加石斛、天花粉、玉竹；心烦不寐加远志、莲子心、酸枣仁等；头晕目眩加天麻、白芍、何首乌；低热加白薇、地骨皮；大便干者，加生白芍、何首乌、黑芝麻；余邪未尽而低热久久不退

者，可用青蒿鳖甲汤加减。

（2）余邪未净，痰瘀滞络

［证候表现］低热未退，心悸烦躁，手足颤动，神情呆钝，默默不语，甚或痴呆，失语，耳聋或手足拘挛，肢体强直，或瘫痪。

［病机分析］本证见于暑温后期，乃余邪未净，痰瘀滞络所致。余邪未净，则低热不退。痰热余邪留伏，闭塞机窍，则神情呆钝、痴呆。痰热余邪滞络，气血瘀阻，经脉失养，则见手足拘挛。

［治法］清解余邪，化痰祛瘀。

［方药］三甲散加减《湿热病篇》。

醉地鳖虫　醋炒鳖甲　土炒穿山甲　生僵蚕　柴胡　桃仁泥

方中柴胡、僵蚕透邪外达，桃仁泥、土炒穿山甲、醉地鳖虫、醋炒鳖甲入里搜邪，化瘀通络。

［临床运用］本方可随证活用，余热未清者，加青蒿、地骨皮、白薇清透余邪；痰瘀滞络、肢体不遂，加胆南星、白芥子、乌梢蛇、红花、赤芍、白芥子等祛风化痰、祛瘀通络。

对于发病半年以上，留下后遗症的患者，除内服药物治疗外，还可配合针灸、按摩、理疗，以及肢体功能锻炼和智力与语言锻炼。

第四节　秋　燥

【学习目的】

1. 明确本病的病因病机、初起证候及其辨证治疗。
2. 掌握本病的诊断和鉴别诊断。
3. 掌握本病发病发生、发展过程中的主要证候及其辨证治疗。

【概念、沿革与临床特点】

秋燥是感受燥热病邪，初起邪在肺卫并具有津气干燥特征的急性外感热病。常见发热，微恶风寒，咳嗽，口鼻咽干燥等表现。一般少传变，病程较短，易于痊愈，极少病例传入下焦肝肾。本病发生在秋季，尤以秋分后小雪前为多见。

中医文献里关于燥邪致病的记载渊源甚长，但确立秋燥的病名却为时较晚。有关燥邪致病的记载最早见于《内经》，其中有"清气大来，燥之胜也"，"岁金太过，燥气流行"，"木不及，燥乃大行"等记述。这说明燥气的形成与岁运及时令有关。《内经》中所说的"燥胜则干"又指出了燥邪致病的特点，而"燥者濡之"，"燥化于天，治以辛寒，佐以苦甘"等，则为燥病确立了治疗大法。金元医家刘河间在

《素问玄机原病式》中对燥邪为患者做了进一步的论述，指出"诸涩枯涸，干劲皴揭，皆属于燥"，补充了《内经》病机十九条中的不足。当时的医家如朱丹溪以四物汤加减，李东垣以养荣血、补肝肾、润肠液等立法制方论治燥邪为病，但以上方药大多以津血干枯之内燥而立。自明代李梴指出燥有内、外之后，引起了医家们对外感燥邪致病的重视。清代喻嘉言以秋燥立专篇论述，从而首创了秋燥病名。他指出了《内经》所述"秋伤于湿"当为"秋伤于燥"，对内伤之燥、外感之燥，作了比较系统的论述，认为燥属火热，易伤肺之阴液，治疗"大约以胃气为主，胃土为肺金之母也"。喻氏还创立了清燥救肺汤，主要用以治疗秋燥为病。对秋燥的性质，明清各医家有不同的认识：喻嘉言认为燥属火热，而沈目南却又认为燥属次寒，吴鞠通则以胜复气化之理论论述燥气，指出"秋燥之气，轻则为燥，重则为寒，化气为湿，复气为火"。俞根初、王孟英、费晋卿等医家都认为秋燥的性质有温、凉两类。责之临床实际，将秋燥分为温燥和凉燥是比较恰当的。

根据秋燥的发病季节和临床表现，与西医学中发于秋季的上呼吸道感染、急性支气管炎及某些肺部感染等疾病较为相似，如各种病原体引起的肺炎。这些疾病呈秋燥见症者可以参考秋燥辨证论治。

【病因与病机】

当初秋承夏，久晴无雨，秋阳以曝之时，易形成燥热病邪；若机体正气不足或摄生不慎，防御外邪的能力减弱，燥热病邪易乘虚侵袭肺卫而发病。

肺燥属金，秋日燥金主令，内应于肺，肺外合皮毛，同气相求，所以燥热病邪每易通过口鼻侵入而初起多出现肺卫证候，正如喻嘉言所说"燥其先伤上焦华盖"，张景岳亦说"若秋令太过，金气胜则风从之，则肺先受病"，表现出肺卫燥热证；而邪在肺卫的证候类型又有偏温、偏凉的不同。这与秋天气候有偏寒或偏热的变化及体质类型有阴阳偏颇有关。如俞根初《通俗伤寒论》说"秋深初凉，西风肃杀，感之者多病风燥，此属凉燥，较严冬风寒为轻；若久晴无雨，秋阳以曝，感之者多病温燥，此属燥热，较暮春风温为重。"这深刻说明了秋季不同气候对人体感受燥热病邪后的初起发病证候类型起着重要作用。初秋承夏，如久晴无雨，秋阳以曝时，燥气当令，加之素体阴虚或夏季汗泄太过伤阴，感之者多出现燥热表证；若深秋初凉，西风肃杀或素体阳虚，感之者多出现凉燥表证。

肺卫燥热之邪不解，不论偏温偏凉，势必内传于里，传入气分则最易侵犯肺、胃、肠而出现肺燥阴伤，肺胃阴伤，肺燥肠热，络伤咯血，肺燥肠闭，阴伤腑实等燥甚阴伤之证候。受邪甚者，后期亦可内陷营血，或深入下焦，此种情况甚为少见。秋燥一般证情较轻，大多在卫气阶段即可望告愈，少见危重者。

【诊断与鉴别诊断】

1. 诊断依据

（1）首先要考虑本病具有一定的季节性，一般发生于初秋燥热偏盛时节。

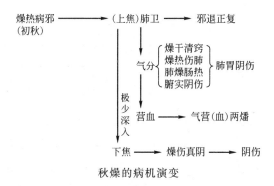

秋燥的病机演变

（2）初起除具有肺卫见证外，必伴有口、鼻、咽、唇、皮肤等处干燥的表现。

（3）从病情的表现特点可帮助本病的诊断，本病病变重心在肺，病情较轻，容易累及胃肠，传变较少，以伤肺胃之阴者为多，较少传入下焦肝肾及营血分。

（4）实验室辅助检查，如血象、X线透视等，对本病的诊断也有一定的参考意义。

2. 鉴别诊断

（1）风温　风温多发于冬春两季，且风温病因是风热病邪，发病之初邪犯肺卫，因而在初起见有发热、微恶风寒、咳嗽、口微渴、舌苔薄白、舌边尖红、脉浮数等肺卫表热证，津液不足的见证不太突出；秋燥的病因则是燥热病邪，除了有肺卫见症，如常见发热，微恶风寒，咳嗽，苔黄而干，脉数等症外，还有明显的津伤失润表现，如口、鼻、咽喉干燥等症。后期都可出现肺胃阴伤之象。

鉴别要点	秋燥	风温
病因	燥热病邪	风热病邪
发病季节	秋季多见	冬春两季
初起症状	发热，微恶风寒，咳嗽，口鼻咽干，苔黄而干，脉数等症	发热，微恶风寒，咳嗽，口微渴，舌苔薄白，舌边尖红，脉浮数
后期表现	易伤肺卫阴伤	多伤肺卫之阴
初起治法	辛凉甘润，轻透肺卫	辛凉解表

（2）风寒感冒　多发生于冬季，为风寒外袭肌表所致，虽然可见发热、恶风等表证，但风寒感冒初起临床表现为恶寒重而发热轻，并有口不渴、无汗、苔白而舌不红、脉浮而不数等症状。其中如属寒邪偏胜而外束肌表者，可见身痛无汗、脉浮紧等症；风邪偏胜而伤卫者，可见汗出恶风、脉浮缓等症。这些表现与秋燥有明显的不同，不难区别。

鉴别要点	秋燥	风寒感冒
病因	燥热病邪	风寒之邪

鉴别要点	秋燥	风寒感冒
发病季节	秋季多见	冬季
初起症状	发热,微恶风寒,咳嗽,口鼻咽干,苔黄而干,脉数等症	恶寒重而发热轻,并有口不渴、无汗、苔白而舌不红、脉浮而不数
后期表现	易伤肺卫阴伤	多见肺阴亏虚
初起治法	辛凉甘润,轻透肺卫	辛温解表

（3）伏暑 伏暑是夏季感受暑湿病邪,伏藏体内,发生于秋冬季节的急性外感热病。虽可发生于秋季,初起时也可有表证,但较少肺经见证,而以暑湿在里见证为主,症可见高热、心烦、口渴、脘痞、苔腻等,病情较重,变化较多,故与秋燥较易区别。

鉴别要点	秋燥	伏暑
病因	燥热病邪	暑湿病邪
发病季节	秋季多见	秋冬
初起症状	发热,微恶风寒,咳嗽,口鼻咽干,苔黄而干,脉数等症	高热、心烦、口渴、脘痞、苔腻等症
后期表现	易伤肺卫阴伤	多见气阴两伤
初起治法	辛凉甘润,轻透肺卫	清暑化湿,疏宣表邪

【辨析要点】

1. 辨析燥邪的寒热属性 一般来说,燥热病邪初感,发热偏重,恶寒较轻且不久即可随汗而解,口鼻咽津液干燥的现象较为突出;而凉燥初感,恶寒较重且持续时间较长,类似风寒表证,但有较明显的口鼻咽干、津液干燥现象。

2. 辨析邪入气分之相关脏腑的证候 肺卫邪热不解,郁闭气分,应辨清燥热所在病位。若燥热郁而化火,可上扰清窍,出现耳鸣、目赤、龈肿等症;若燥热犯肺,肺失清肃,宣降失司,甚则燥伤肺络,出现干咳,气逆而喘,痰黏带血丝等症;若肺中燥热下移大肠,导致肺燥肠热之咯血泄泻或肺燥肠闭之咳痰、便秘等。

3. 病之后期,邪热渐退,以肺胃阴伤为主要病变。

【治疗要点】

1. 治则 秋燥的病变重心在肺,故以清热润燥并举为治疗原则。

2. 治法 初起邪在肺卫,治宜辛凉甘润,轻透肺卫,正如叶天士所说:"当以辛凉甘润之方,气燥自平而愈"。邪入气分,以清热、泻火、润燥为基本治法,常用的治法如清宣气热,润燥利窍;清泄肺热,养阴润燥;清热润肺,清肠坚阴或肃肺化痰,润肠通便等。病至后期,肺胃阴伤,应甘寒滋养肺胃阴液。若少数病例见燥热内陷营血,燥伤肝肾之阴,则与其他温邪深入营血、深入下焦之辨治方法基本相同。"上燥治气,中燥增液,下燥治血",是针对秋燥不同阶段的病理特点归纳出的治疗方法。"上燥治气"针对秋燥病初起,燥热郁闭肺气,燥伤肺之津液的病变提出的治疗方法,"治气"即为"治肺",以清热宣肺,甘寒滋润,调养肺之气阴。"中燥增液"针对郁滞在肺之燥热化火,移热于胃肠,导致胃肠津液耗损的病变提出的治疗方法,"增液"之用甘凉濡润之品滋养胃肠的阴液,胃肠阴液充足了,肺之燥热亦易清除。"下燥治血"针对病之后期,少数正虚邪盛的病例,燥热化火传入下焦,耗伤肝肾阴液的病变提出的治疗方法,"治血"指通过补养阴血而达到滋养肝肾、增补真阴的目的,阴血充足燥热亦易清除,此时当重用血肉有情之品。

3. 治禁 秋燥应慎用苦寒,正如汪瑟庵所说:"燥证路径无多,故方法甚简。始用辛凉,继用甘凉,与温热相似。但温热传至中焦,间有当用寒苦者,燥证则唯喜柔润,最忌苦燥,断无用之之理矣。"若治燥热为患,必须用苦寒药物以泄热时,当与滋润之品同用,中病即止,方能达到祛邪不伤正之目的。

【主要证治】

1. 邪在肺卫

[证候表现] 发热,微恶风寒,少汗,咳嗽少痰,咳甚则声音嘶哑,咽干痛,鼻燥热,口微渴,舌边尖红,苔薄白而乏津,右脉数大。

[病机分析] 本证见于温燥之初。燥热犯卫,卫气失和则发热,微恶风寒、少汗,燥热之邪侵犯肺经,肺气失宣则咳嗽少痰,燥伤肺津则咽干痛。鼻燥热,口微渴,舌边尖红,苔薄白,脉浮右寸数大乃燥热犯于上焦肺卫之征。

[治法] 辛凉甘润,轻透肺卫。

[方药] 桑杏汤(《温病条辨》)。

桑叶 杏仁 沙参 象贝 香豉 栀皮 梨皮水煎服

吴鞠通说:"前人有云:六气之中,惟燥不为病,似不尽然。盖以《内经》少秋感于燥一条,故有此议耳。如阳明司天之年,岂无燥金之病乎?大抵春秋二令,气候较夏冬之偏寒偏热为平和,其由于冬夏之伏气为病者多,其由于本气自病者少,其由于伏气而病者重,本气自病者轻耳。其由于本气自病之燥证,初起必在肺卫,故以桑杏汤清气分之燥也。"

本方为辛凉润燥之法。方中桑叶、豆豉辛散透热,疏解在表之邪;杏仁、象贝宣开肺气,化痰止咳;栀子皮质轻而力趋上焦,能清上焦燥热;沙参、梨皮甘凉生津,养阴润燥。诸药合用可收疏表润燥、祛邪安正之效。正如叶天士所说"当以辛凉甘润之方,气燥自平而愈"。

[临床运用]

在运用桑杏汤时,若咽喉肿痛,干痛较甚者,酌加牛蒡子、桔梗、生甘草、板蓝根等清热利咽之品;因肺热甚而咳黄稠痰者,可加杏仁、橘红、川贝、瓜蒌皮、枇杷叶等以清热化痰;燥热之邪较甚,迫血妄行而致鼻燥衄血者,可加入白茅根、侧柏叶、旱莲草等以凉血、生津润燥；发热较甚者，须加金银花、连翘等以加强辛凉解表之力。

2. 邪在气分

（1）燥干清窍

［证候表现］发热，口渴，耳鸣，目赤，龈肿，咽痛，苔黄而干，脉数。

［病机分析］本病病位在上，为燥热病邪由卫气上干头面清窍所致。属气分阶段轻浅之证，燥热之邪内盛，津液受损，故发热、口渴、脉数、苔黄而干。燥热上干，头面清窍皆受其害，故有耳鸣、目赤、龈肿、咽痛等症。

［治法］清宣气热，润燥利窍。

［方药］翘荷汤（《温病条辨》）。

薄荷　连翘　生甘草　黑栀皮　桔梗　绿豆皮水煎服

吴鞠通说："清窍不利，如耳鸣目赤，龈胀咽痛之类。翘荷汤者，亦清上焦气分之燥热也。"

本方取薄荷辛凉以清头目；连翘、黑栀皮、绿豆皮等皆属轻清之品，能走上焦而清上焦气分燥热；桔梗、甘草辛散甘缓，有宣透润燥之效，并兼能利咽喉。可见本方用药组合有序，皆能切中病机，如气分燥热得解，则诸窍自宁。

［临床运用］《温病条辨》原方附有加减法谓："耳鸣者，加羚羊角、苦丁茶；目赤者，加仙菊花、苦丁茶、夏枯草；咽痛者，加牛蒡子、黄芩。"

（2）燥热伤肺

［证候表现］发热，口渴，心烦，干咳气喘，胸满胁痛，咽干，鼻燥，舌边尖红赤，苔薄白而燥或薄黄而燥，脉数。

［病机分析］邪在气分，燥热炽盛于里，出现发热，口渴，心烦，脉数。燥热壅阻于肺气，清肃失司，则出现气逆咳嗽及气喘。气滞络脉不通则胸满胁痛。燥热酌伤肺津，肺金失润，津液不布则出现干咳无痰。咽干鼻燥，舌边尖红赤，苔薄白或薄黄而干燥无津。

［治法］清泄肺热，养阴润燥。

［方药］清燥救肺汤（《医门法律》）。

石膏　霜桑叶　甘草　人参　胡麻仁　阿胶　麦门冬　杏仁　枇杷叶水煎服

吴鞠通说："喻氏云：诸气膹郁之属于肺者，属于肺之燥也，而古今治气郁之方，用辛香行气，绝无一方治肺之燥。诸痿喘呕之属于上者，亦属于肺之燥也，而古今治法以痿呕属阳明，以喘属肺，是则呕与痿属之中下，而惟喘属之上矣，所以千百方中亦无一方及于肺之燥也。即喘之属于肺者，非表即下，非行气即泻气，间有一二用润剂者，又不得其肯綮。总之，《内经》六气，脱误秋伤于燥一气，指长夏之湿为秋之燥。后人不敢更端其说，置此一气于不理，即或明知理燥，而用药夹杂，如戈获飞虫，茫无定法示人也。今拟此方，命名清燥救肺汤，大约以胃气为主，胃土为肺金之母也。其天门冬虽能保肺，然味苦而气滞，恐反伤胃阻痰，故不用也；其知母能滋肾水、清肺金，亦以苦而不用；至如苦寒降火正治之药，尤在所忌。盖肺金自至于燥，所存阴气不过一线耳，倘更以苦寒下其气，伤其胃，其人尚有生理乎？诚仿此增损，以救肺燥变生诸证，如沃焦救焚，不厌其频，庶克有济耳。"

本方取桑叶辛凉质轻，宣透燥热；石膏辛寒清肺泄热；阿胶、胡麻仁养液润肠；用枇杷叶、杏仁宣肃肺气；人参、麦冬、甘草益气生津。诸药共奏清燥热、滋肺阴之功，以救肺之燥热所致的病证。

[临床运用] 如肌表尚有郁热，酌加连翘、牛蒡子等以透邪外出，同时可去阿胶以防恋邪。若痰多者，加瓜蒌皮、贝母以化痰；咳痰带血者，可加侧柏叶、旱莲草、白茅根等以凉血止血；如胸满胁痛者，可加丝瓜络、橘络、郁金疏利肺络，和络止痛。

（3）肺燥肠热，络伤咯血

[证候表现] 喉痒干咳，咳甚则痰中带血牵引胸胁疼痛。腹部灼热，大便水泻灼肛，舌红，苔黄而干，脉数。

[病机分析] 燥热伤肺，肺络受伤则出现喉痒干咳，痰黏带血，胸胁作痛。虽有咯血，但无其他热入血分的表现，故属气热伤络而致，不可与血分证混淆。肺中燥热下移大肠，出现腹部灼热如焚而大便泄泻。此种泄泻多是水泻如注，肛门热痛，甚或腹痛而泻，泻必艰涩难行，似痢非痢。此属热利，与虚寒利下而无热象者迥不相同。

[治法] 润肺清肠，清热止血。

[方药] 阿胶黄芩汤（《重订通俗伤寒论》）。

陈阿胶　青子芩　甜杏仁　生桑皮　生甘草　白芍　鲜车前草　甘蔗梢

俞根初制定的阿胶黄芩汤专为肺燥肠热而设。方中黄芩苦寒，能清泻肺热；杏仁合桑皮泻肺热而止咯血；阿胶、甘蔗则润肺生津，前者兼能养血止血，后者重在生津养液、滋润肺燥。车前草导热下行；芍药合甘草酸甘化阴，且能缓急止痛。诸药相合，共收两清肺汤、润燥止血之效。

[临床运用] 如肺之燥热太甚而咯血较多者，宜加白茅根、侧柏叶、焦山栀等凉血止血之品；如属肠热较盛而泻痢较剧者，可加入葛根、黄连等清肠热，以止腹泻。

（4）肺燥肠闭

[证候表现] 咳嗽不爽而多痰，胸满腹胀，大便秘结，舌红而干。

[病机分析] 此为肺中有燥热，液亏肠闭证，为肺与大肠同病之候。燥热伤肺，气机抑郁，失于宣畅而咳嗽不爽。气不布津，津液停聚成痰，故胸满痰多；肺失布津，大肠失于濡润，传导失职则腹胀，大便秘结。

[治法] 肃肺化痰，润肠通便。

[方药] 五仁橘皮汤（《重订通俗伤寒论》）。

甜杏仁　松子仁　郁李仁　原桃仁　柏子仁　橘皮

本证之便秘是因肺燥而影响肠，肠中缺乏津液所致，与阳明燥实内结者不同，故不任承气汤之苦寒攻下，宜用肃肺化痰，润燥通便的五仁橘皮汤为治。五仁橘皮汤中的五仁，皆为植物之果仁，富含油质，能养阴润燥，滑肠通便。其中杏仁、桃仁又具有宣肃肺气，化痰止咳之功。橘皮行气除胀，并能化痰，蜜炙后能润而不燥，尤为适宜。诸药相合，肺燥得润则肺气降，大便得通则腹胀除。

[临床运用] 若大便燥结较甚，可增强润肠通便之功，则可加入瓜蒌仁、火麻仁。若欲开通肺气以恢复肺之输布津液功能，可加用桔梗、前胡、紫菀等药。

（5）肺胃阴伤

[证候表现] 身热已退或有微热，干咳或痰少，口、鼻、咽、唇干燥乏津，口渴，舌干红少苔，脉细数。

[病机分析] 本证病机在于燥热已减而肺胃阴津未复。燥热去则身热已退或有微热；肺津受损，清肃失职，则干咳或痰少，鼻咽干燥；胃阴伤则口渴，口、唇干燥。舌干红少苔、脉细数为肺胃阴津亏损之候。

[治法] 滋养肺胃之阴。

[方药] 沙参麦冬汤（《温病条辨》）。

沙参　玉竹　生甘草　冬桑叶　麦冬　生扁豆　花粉

本方以沙参、麦冬、花粉、玉竹养肺胃津液；扁豆、甘草和养胃气；桑叶清泻余邪。合之共奏润肺止咳、养胃泄热之效。

五汁饮（《温病条辨》）

梨汁　荸荠汁　鲜苇根汁　麦冬汁　藕汁（或甘蔗汁）各适量

方中各汁生津养液，润燥止渴。

[临床运用] 若肺经热邪尚盛，可加知母、地骨皮；若胃阴损伤明显，舌干红者，可加石斛、芦根以滋养胃津；咳甚者加杏仁、贝母以肃肺化痰止咳；胃气上逆而泛恶欲呕者，加姜竹茹以降逆止呕；饮食不香或不欲饮食者，可加炒谷、麦芽以醒胃开食。若兼肠燥便秘，可加入生地、鲜何首乌、鲜石斛、火麻仁等以润肠通便。

本证的性质邪少虚多，其虚在肺胃阴伤，故只宜甘寒，忌用苦寒。正如吴鞠通所说："温病燥热，欲解燥者，先滋其干，不可纯用苦寒也，服之反燥甚。"这说明苦寒之品有苦燥伤津之弊，在秋燥中用之不宜。

3. 邪入气营（血）

[证候表现] 身热，口渴，烦躁不安，甚或吐血、咯血、衄血，苔黄燥，舌绛，脉数。

[病机分析] 气分燥热之邪炽盛，则有身热、口渴、苔黄、舌绛、脉数；热入营血，扰及心神，迫血妄行，则烦躁不安、吐血、咯血、衄血、舌绛。本证又称为

气营（血）两燔。

　　[治法] 清气凉营（血）。

　　[方药] 白虎汤加生地（《温病条辨》）。

　　生石膏　知母　生甘草　白粳米　生地黄

　　本方由《伤寒论》的白虎汤加生地而成。方中石膏辛寒以清里热，知母苦润清热生津，甘草、粳米养胃生津，四药合用共奏清热生津之效。生地凉营血而养阴。全方有清气、凉血、养阴之功。

　　[临床运用] 热毒盛，可加金银花、连翘、板蓝根、大青叶等以清热解毒；里热化火者，可佐以黄连、黄芩以清热泻火；津伤明显者，可加石斛、天花粉、芦根等以生津；热盛津气俱伤，兼背微恶寒，脉洪大而芤者，可加人参以益气生津。如肺热壅盛而咳嗽喘促者，可加杏仁、瓜蒌皮、金银花、鱼腥草等清肺化痰。白虎汤以"白虎"名之，言其清热之力威猛，用之得当，效如桴鼓，稍有不慎，亦祸不旋踵。故吴鞠通提出白虎汤有"四禁"："脉浮弦而细者，不可与也；脉沉者，不可予也；不渴者，不可与也；汗不出者，不可与也。"但临床不必拘泥于"四禁"。大凡表证未解者，当慎用，里热未盛，或病非阳明实热者，多在所禁用之例。

4. 燥伤真阴

　　[证候表现] 昼凉夜热，口渴，或干咳，或不咳，甚则痉厥，舌质干绛，脉虚。

　　[病机分析] 此为燥热病邪深入下焦，耗伤真阴之证。燥伤真阴，虚热内生，故昼凉夜热；肾阴耗伤，津不上承故口渴，肾水不能上滋肺阴，肺阴不足故干咳；水不涵木，虚风内动则可见痉厥，舌干绛、脉虚皆为真阴耗伤之候。

　　[治法] 滋养肝肾，潜镇虚风。

　　[方药] 三甲复脉汤（《温病条辨》）。

　　炙甘草　干地黄　生白芍　麦冬　阿胶　麻仁　生牡蛎　生鳖甲　生龟板

　　吴鞠通说："心中动者，火以水为体，肝风鸱张，立刻有吸尽西江之势，肾水本虚，不能济肝而后发痉，即痉而水难猝补，心之本体欲失，故憺憺然而大动也。甚则痛者，'阴维为病主心痛'，此证热久伤阴，八脉丽于肝肾，肝肾虚而累及阴维故心痛，非如寒气客于心胸之心痛，可用温通。故以镇肾气、补任脉、通阴维之龟板止心痛，合入肝搜邪之二甲，相济成功也。"

　　本方为加减复脉汤加生牡蛎、生鳖甲、生龟板而成，在滋养肝肾的基础上加三甲以潜阳息风，养心安神。

　　[临床运用] 若肺气将绝而兼见喘息气微者，急加人参益气固本；如气虚不能固表将成阴阳两脱之势而兼见自汗者，宜加龙骨、人参、浮小麦以益气敛汗固脱；如心阴心气大伤，而兼见心悸者宜加入人参、茯神、浮小麦以益气养心安神。

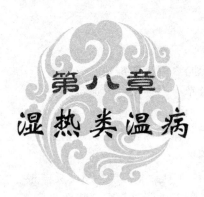

第八章
湿热类温病

第一节　湿　温

【学习目的】

1. 明确本病的病因病机、初起证候及其辨证治疗。

2. 掌握本病的诊断和鉴别诊断。

3. 掌握本病发病发生、发展过程中的主要证候及其辨证治疗。

【概念、沿革与临床特点】

湿温是感受湿热病邪所引起的一种外感热病。本病的特点是以脾胃为病变中心，初起以身热不扬，身重肢倦，胸闷脘痞，苔腻脉缓为主要临床表现。发病较缓，病势缠绵难愈，病程较长。病机演变虽有卫气营血浅深层次的不同变化，但主要稽留于气分。病变过程中既可因湿热化燥而伤阴，也可因湿盛困阻而伤阳。本病一年四季均可发生，但以夏秋季节雨湿较盛、气候炎热之时为多。

《难经·五十八难》首见湿温病名，并将其作为独立病种归于广义伤寒："伤寒有五，有伤寒，有中风，有湿温，有热病，有温病"，并指出其脉象为"阳濡而弱，阴小而急"。汉·张仲景《伤寒杂病论》虽未明述湿温，但其中以半夏泻心汤为代表的辛开苦降、寒温并用的治法，对后世辨证湿温颇有启迪。晋·王叔和《脉经》首述湿温的病因证治，谓其病因是"常伤于湿，因而中暍，湿热相搏"，其主证为"两胫逆冷，腹满叉胸，头目苦痛，妄言，而治在足太阴，不可发汗"。宋代朱肱在《类证活人书》中提出湿温"以白虎加苍术汤治之"。金元时期，刘河间在《素问病机气宜保命集·病机论》中提出："治湿之法，不利小便，非其治也"，并创六一散启迪后世用清热利湿法治疗湿温。由此可见，清代以前，虽对本病有所论述，但欠系统，时至清代有关湿温的理论认识逐渐完善。叶天士在《温热论》中精辟地论述了湿热为患的病理机制，"在阳旺之躯，胃湿恒多；在阴盛之体，脾湿亦不少，然其化热则一"。薛生白撰写《湿热病篇》，对湿温因证脉治作了详细讨论，认为"湿热病属阳明太阴经者居多，中气实则病在阳明，中气虚则病在太阴"，为施恩的辨治奠定了较完整的理论基础，也使得湿热类温病的辨治自成体系。吴鞠通《温病条辨》借鉴叶天士论治湿温的经验，立湿温专病，详细阐述三焦分证论治的规律，制定众多治疗湿温的名方，经章虚谷、王孟英、雷少逸等医家的不断发展，使其内容更加丰富。

根据本病的好发季节及临床表现，伤寒、副伤寒、沙门菌属感染、钩端螺旋体病、流行性乙型脑炎、某些肠道病毒感染、流行性感冒等病变类似湿温者，可参照本病辨证论治。

【病因与病机】

本病的病因是外感湿热病邪。湿热病邪的形成与气候因素有着密切联系，虽土旺四时，湿热之邪四季均有，但长夏初秋，湿土主令，气候炎热，雨水较多，在湿热蒸腾的客观条件下，最易形成湿热病邪，中人致病。至于本病的感邪途径，薛生白指出："湿热之邪，由表伤者，十之一二，由口鼻而入者，十之八九。"

本病的发生，除外感湿热病邪外，亦与脾胃运化功能密切相关。湿热偏盛季节，脾胃运化功能亦受其影响而呆滞，若再饮食不节，恣食生冷，或过度劳倦，或脾胃素虚，运化功能更易受损，导致内湿停聚，则"同类相召"，外感湿热病邪趁机而入，内外相合而发为湿温。正如吴鞠通所说："内不能运化水湿，外复感时令之湿"为湿温的两大主要发病因素。由于湿热病邪为阴阳合邪，湿热相合，如油入面，蕴郁胶结，难以速化。故本病不仅起病滞缓，而且传变亦慢，缠绵难愈。其病机演变虽有卫气营血传变，但留恋气分日久，且因脾胃湿土之脏，胃为水谷之海，故以脾胃为病变中心。正如章虚谷所言："湿土之气同类相召，故湿热之邪始虽外受，终归脾胃"。由于湿性黏滞，所以湿热病邪阻滞气机是本病的一个重要病理特点，往往随湿热弥漫留着部位不同，引起不同部位气机壅滞，而以阻碍脾胃气机最为常见。

本病初期，随感邪的轻重而出现不同的病理变化，感邪轻者，邪遏卫气；感邪重者，邪阻膜原。本病是湿热合邪为患，因湿为阴邪，化热较慢，故本病起病较缓，不论感邪轻重，初起皆热势不盛，湿象偏重。随着卫分之邪内传或膜原之邪渐趋脾胃，出现湿热留恋气分，从而形成以中焦脾胃为病变中心的气分证。在传变过程中，脾胃功能状态、中气的盛衰决定着湿热的转化和本病的发展趋势。一般而言，此阶段可有湿偏重、热偏重、湿热并重三种类型。中气虚者，中阳不足，邪从湿化，病变偏于太阴脾，证为湿重热轻；中气实者，中阳偏旺，邪从热化，病变偏于阳明胃，证为热重湿轻；湿热并重，介于二者之间。因中焦脾胃为三焦气化之枢纽，且湿邪为弥漫性浊气，故病程中可见蒙上流下、弥漫三焦的病理变化，而出现如湿热蕴毒，上壅咽喉，横犯肝胆；湿热酿痰，蒙蔽心包；湿热流下，阻滞大肠；

湿热下注小肠，蕴结膀胱等证候类型。

本病的转归有湿困日久伤阳及湿热化燥伤阴。本病极期，则气分湿热不仅耗伤阴液，或引动肝风，而且损伤肠络，出现闭窍、动风、动血等证。此时与温热性温病的病机相类，但以肠络损伤而致大便下血为特征。

本病的预后转归既有别于温热类温病，又不同于其他湿热类温病。若经过顺利，病变从气分直接进入恢复阶段，邪热减退，湿邪渐化，因脾胃久伤，其气受损，可出现余邪未净，胃气未醒，脾虚不运，脾胃功能未复，适当调治，正气渐复则逐步痊愈。若久治不愈，其从热化者，可进一步化燥化火，深入营血，动血迫血，甚则因出血过多而致气随血脱的危象；其从湿化者，可进一步湿从寒化，甚则耗伤肾阳，水湿内停，则出现"湿胜阳微"之变证。由于湿性黏腻难解，故本病每有余邪留存而出现复发者。

总之，本病以起病滞缓，传变较慢，湿热易阻滞气机、留恋气分，以中焦脾胃为病变中心，病程缠绵为其发病的病理特征。

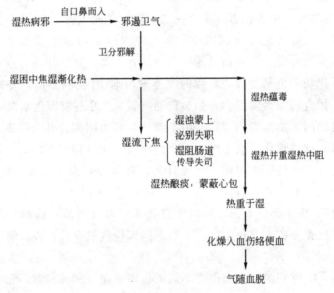

湿温的病机演变

【诊断与鉴别诊断】

1. 诊断依据

（1）多发病于长夏和初秋，也就是夏秋之交，按节气来算属大暑至白露，此时气候炎热且雨水较多，若有饮食不节则很容易发病。

（2）起病滞缓，传变较慢，病势缠绵，病程较长，愈后容易复发。初起以湿热郁遏气分见症为特征，亦可见有邪阻膜原之特殊类型，初起温热征象不显。

（3）以脾胃为病变中心，病程中可出现蒙上流下的变化。

（4）特殊表现：白痦、便血。

2. 鉴别诊断

（1）湿温、暑湿、伏暑　三者均为湿热性质邪气致病，临床表现有相似之处。暑湿病起病急，初起即见高热、口渴、大汗、心烦、脘闷身重、脉洪数，它是以热邪为主而加湿。伏暑为伏气温病，起病急骤，病情较重，初起虽兼有表证，但以气分热盛或营分热盛证，表现为高热、心烦、口渴、脘痞、苔腻或高热、烦躁、口干不甚渴饮、舌绛苔少。湿温病起病较缓，初起湿邪偏盛，热象不显。另外，发病季节不同，暑湿病是在夏季发病，伏暑多发于秋冬季节，而湿温发生在夏秋之交。

鉴别要点

鉴别要点	湿温	暑湿	伏暑
病因	外感湿热病邪	外感暑湿病邪	暑湿病邪内伏,感时而发
发病季节	长夏、初秋	夏末秋初	深秋、冬月
初起症状	湿热阻遏卫气证:身热缠绵,恶寒少汗,头重肢困,胸闷脘痞,苔腻脉缓等湿象偏重、热象不显的表现	暑湿郁阻肺卫证:身热、微恶风寒、头胀、胸闷、身重肢酸等	暑湿郁蒸气分证:高热、心烦、口渴、脘痞、苔腻等;或为热炽营分证:高热、烦躁、口干不甚渴饮,舌绛苔少
初起治法	芳香宣透	清暑泄热,兼透表祛邪	清暑化湿,疏宣表邪

（2）感冒　因本病初起可见恶寒发热表证，故临床须与感冒鉴别。感冒有风寒、风热两大类。风寒感冒初起临床表现为恶寒重而发热轻，并有口不渴、无汗、苔白而舌不红、脉浮而不数等症状。风热感冒初起以发热较轻、微恶风、头痛、鼻塞、打喷嚏、流涕、咳嗽、咽痛等肺卫失宣，清窍不利症状为主。而湿温虽初起有恶寒发热的表现，但是恶寒重而身热不扬或身热缠绵，并有头身重痛，胸闷脘痞，苔腻脉缓等湿象偏重、热象不显的表现。

【辨析要点】

1. 辨清湿热偏盛程度　本病有湿重于热、湿热并重、热重于湿三种病理变化，其分辨的主要依据在发热、出汗、口渴、二便及舌苔脉象的具体表现，还应结合患者的体质、病程阶段来辨析。初起湿未化热，一般表现湿象重，热象轻，邪遏卫气证较为常见，而已邪遏膜原证为特殊证型。湿重者，则热势不显而食少口淡无味、渴不欲饮或不渴、苔白腻、脉濡缓等湿象较明显；邪入气分后，湿热变化复杂，热重者，则热势较高、汗出、口渴、苔黄腻、脉滑数等热象较甚；湿热并重者，则见身热、汗出垢腻、口渴不欲多饮、大便溏黄、苔黄腻、脉濡数等热象湿象均较著。

2. 辨别病变上下深浅　湿温虽以脾胃为病变中心，常见胸闷脘痞、纳呆腹胀、恶心、呕吐等表现，但湿有蒙上流下的特点，湿热不仅如气，还可以化燥入营动血。湿热酿痰，蒙蔽心包者，可见神志昏蒙似清似昧或时清时昧、身热不退、朝轻暮重等；湿热蕴毒，上壅喉咙，横犯肝胆者，则咽喉肿痛、身目发黄等；湿热下流，阻滞大肠，则便溏不爽或大便胶闭；湿热下注小肠，蕴结膀胱，则小便不利，甚或尿闭；化燥入血，伤及肠络则便血，伤及其他部位血络，则发斑或上下失血；湿热内郁，外蒸肌腠则发白㾦。

3. 辨证情虚实转化 根据本病的发病特点，整个过程中都有脾胃功能低下的表现，但除后期邪退正虚时，以脘中微闷、知饥不食等脾胃不醒表现为主外，初起的卫气同病，气分阶段及湿热化燥入血，均以邪实为主。但临床亦有由实骤然转虚的情况，如化燥入血，便血不止，可致骤然热退身凉、汗出肢冷、脉细欲绝的气随血脱证；湿热寒化，损伤阳气而致身冷汗泄。胸痞、苔白腻、脉细缓的湿胜阳微证。

【治疗要点】

1. 治则 总以分解湿热，湿去热孤为原则。

2. 治法 湿热之邪由外感受，始于卫表，稽留气分，然后化燥化火，入营动血。营血之治，法同温热类温病，以清营凉血为主。故分解湿热法，主要适用于本病的卫气分阶段，尤其是气分阶段的治疗。初起卫气同病，湿邪偏盛者，宜芳香宣透表里之湿；气分阶段病位以中焦脾胃为主，同时湿热之邪可弥漫三焦，故应治以宣上、畅中、渗下的三焦分解法。祛湿与清热的主次选定，可据湿热偏重的情况来辨别酌定，若湿重热轻者，病变偏于太阴脾，以苦温芳化，燥湿运脾为主，辅以苦寒清热；热重湿轻者，病变偏于阳明胃，以清泄胃热为主，兼以苦温燥湿；湿热并重者，当辛开苦降，化湿清热并进。病程中出现动血则凉血止血，出现阳气衰脱则温阳益气固脱。恢复期多湿热余邪未净，宜轻宣芳化淡渗之法，涤除余邪。

3. 治禁 本病初起治疗禁用辛温发汗、苦寒攻下和滋养阴液，即禁汗、禁下、禁润，本病初期邪遏卫气见恶寒少汗、头痛身重而误作伤寒予辛温发汗，不但湿不能祛，反易助热动湿，湿随辛温发表药蒸腾上逆，蒙蔽清窍，导致神昏耳聋之重证；若湿遏气机见胸闷脘痞而误作积滞予苦寒攻下，则易损伤脾阳，导致脾气下陷而成泄利不止；若湿热交蒸而见午后热增，误作阴虚予以滋润腻补，则滋腻助湿，反使湿热胶着难解，正如吴鞠通所说："汗之则神昏耳聋，甚则目瞑不欲言，下之则洞泄，润之则病深不解"。此指一般情况而言，若证情有变，则不可固守执言。如湿热郁于肌表而无汗时，可予辛凉微汗之剂以透邪外出；如湿热化火，内结阳明及湿热挟滞有可下之证时，则不可不下；如湿热化燥损伤阴液者，又不可不用滋润。临床应根据具体情况及证候变化，灵活变通。

【主要证治】

1. 湿重于热证治

（1）湿遏卫气

[证候表现] 身热不扬，午后热势较显，恶寒，恶寒或少汗，头重如裹，身重酸困，四肢倦怠，胸闷脘痞，口不渴，苔白腻，脉濡缓。

[病机分析] 本证是湿温初发常见证型，为湿热郁遏卫气，湿重热轻之候。既

有湿郁卫分之表证，又有湿遏气机之里证。其病机是湿邪偏重，郁遏肌表，肺气失宣。肺主气而属卫，湿遏卫阳，失其温煦开合之职则恶寒，无汗或少汗；湿中蕴热，热被湿遏，故虽发热而身热不扬，午后热势较显；湿性重浊黏滞，蒙蔽清阳，清阳不宣，则头重如裹；着于肌肉四肢，则身重酸困，四肢倦怠；湿阻气机，气机运行受阻，故胸闷脘痞；湿浊上泛，则口不渴，苔白腻；湿阻经脉之气，则脉濡缓。本证发热恶寒，无汗或少汗，有似风寒束表，但脉不浮紧而见濡缓，且有胸闷脘痞，苔白腻等湿阻气分见症，则非伤寒表证。胸闷脘痞，有似食滞里证，但苔不垢腻见白腻，脉不滑实而见濡缓，且无嗳腐食臭等症，则非食滞伤中。午后热甚，有似阴虚之状，但两颧不红而见面色淡黄，且无细数之脉及五心烦热。舌红少苔等阴虚内热见症。本证以恶寒，身热不扬，胸闷脘痞，苔白腻为辨证要点。

［治法］芳香辛散，宣化表里湿邪。

［方药］藿朴夏苓汤（《医原》）。

藿香　半夏　赤苓杏仁　生薏苡仁　白蔻仁　猪苓　泽泻　淡豆豉　厚朴

水煎服。

方中用淡豆豉、杏仁宣肺疏表，肺气宣化，则湿随气化；藿香、厚朴、半夏、蔻仁芳香化浊，燥湿理气，使里湿祛除而气机得畅；猪苓、赤苓、生薏苡仁、泽泻淡渗利湿，并可泄热，为湿邪找出路。石芾南说："湿去气通，布津于外，自然汗解"。本方集芳香化湿、苦温燥湿、淡渗利湿于一方，以使表里之湿内外分解。

三仁汤（《温病条辨》）

杏仁　飞滑石　白通草　白蔻仁　竹叶　厚朴　生薏苡仁　半夏

水煎服。

方中用杏仁轻宣肺气；白豆蔻、厚朴、半夏芳香化浊，燥湿理气；生薏苡仁、白通草、飞滑石淡渗利湿；合用竹叶以轻清宣透郁热。吴鞠通说："惟以三仁汤轻开上焦肺气，盖肺主一身之气，气化则湿亦化也。"

以上两方，均有开上、畅中、渗下的作用，能宣化表里之湿而用于邪遏卫气证。其中藿朴夏苓汤因有豆豉、藿香疏表透卫，故用于湿邪偏于卫表而化热尚不明显者为宜；三仁汤因有竹叶、滑石能泄湿中之热，故用于湿热渐化热者为宜。

［临床运用］如见表闭较重而恶寒、无汗者，可酌情加入苍术、葛根、防风疏表散湿；如表湿较重，可加入佩兰、大豆卷增强化湿作用；因湿热干肺而咳嗽气急、胸闷者，可加桑白皮、枇杷叶宣肺利气。

（2）邪阻膜原

［证候表现］寒热往来，寒甚热微，身痛有汗，手足沉重，呕逆胀满，舌苔白厚腻浊，或如积粉，脉缓。

［病机分析］本证为湿温初发的证型，系湿热秽浊所致。膜原外通肌肉，内近胃腑，为三焦之门户，实为一身半表半里。湿热秽浊由口鼻直入，直趋中道，膜原首当其冲，病在半表半里，正邪交争则寒热往来；湿浊偏盛，阳气受遏，不能布达

于肌表四肢，则寒甚热微，身痛，手足沉重；阳气郁极而通，则汗出；湿阻气机，升降失司，则呕逆胀满。苔白厚腻浊如积粉，脉缓，是湿浊阻于膜原的临床特征。本证以寒热往来，寒甚热微，舌苔白厚浊腻为辨证要点。

[治法] 疏利透达，宣化湿浊。

[方药] 雷氏宣透膜原法。

厚朴（姜制） 槟榔 草果仁（煨） 黄芩（酒炒） 粉甘草 半夏（姜制） 藿香叶

加生姜两片为引，水煎服。

本证湿浊郁闭较甚，非一般化湿之剂所能为功，须投以疏利透达之法，以开达湿浊之邪，本方系吴又可达原饮而来。方中用厚朴、槟榔、草果芳香辟秽，苦温燥湿，辛开行气，直达膜原，开泄透达盘踞之湿浊；辅以藿香、半夏、生姜，增强化浊燥湿、开达湿浊之力；佐以黄芩清泄湿中之热；甘草为和中之用。

[临床运用] 本方性偏温燥，临床运用时须适可而止，以防止助热伤津，可加柴胡和解半表半里之邪。

（3）湿困中焦

[证候表现] 身热不扬，胸闷脘痞，腹胀纳呆，恶心、呕吐，口不渴或渴不欲饮或渴喜热饮，大便溏泄，小便浑浊，苔白腻，脉濡缓。

[病机分析] 本证为湿邪偏盛，遏郁中焦气分，病变偏于太阴脾。脾受湿困，升运失司，则脘痞腹胀便溏；湿浊犯胃，胃失和降，胃纳无权，则呕恶纳呆；中焦湿阻，影响肺气宣肃，则胸闷；身热不扬，口不渴，小便浑浊，苔白腻，脉濡缓，皆是湿重热轻之象；若渴不欲饮或渴喜热饮，乃湿浊中阻，津不上承所致。本证以身热不扬，脘痞腹胀，苔白腻为辨证要点。

[治法] 芳香宣化，燥湿运脾。

[方药] 雷氏芳香化浊法合三仁汤。

雷氏芳香化浊法（《时病论》）。

藿香叶 佩兰叶 陈广皮 制半夏 大腹皮（酒洗） 厚朴（姜汁炒）

加鲜荷叶为引，水煎服。

三仁汤（见湿遏卫气证治）

药用藿香、佩兰、白蔻仁芳香化浊；半夏、厚朴、陈皮、大腹皮燥湿理气运脾；杏仁宣肃肺气以通调水道，配合淡渗分利之薏苡仁、白通草、滑石导气分湿邪从小便排泄，鲜荷叶、淡竹叶既可以升清化浊，又可轻透郁热。

[临床运用] 临床运用时，若兼有湿浊蒙上，症见神识如蒙，头胀，呕逆，渴不多饮等，治宜芳香化浊，辟秽开窍，方用苏合香丸（《太平惠民和剂局方》），药用苏合香、安息香、麝香、龙脑、沉香、檀香、丁香、乳香（即薰陆香）、青木香、香附芳香辟秽，开窍化浊；以荜茇合诸香开郁散寒；水牛角、朱砂清镇心神；白术健脾化浊；诃黎勒温敛而防止香气耗气。诸药相合，用于湿重热轻，清窍被蒙之

证。若兼有湿阻大肠，症见大便不通，少腹硬满不痛，苔垢腻等，治宜清化湿浊，宣通气机，方用宣清导浊汤（《温病条辨》），药用晚蚕沙化肠道湿浊，皂荚子宣通肠道气机，猪苓、茯苓、寒水石利湿清热。若兼有湿阻小肠，症见小便不通，呕逆加重等，方用茯苓皮汤（《温病条辨》），药用茯苓皮、生薏苡仁、猪苓、白通草、淡竹叶利湿泄热；大腹皮入小肠经，下气利水，助小便通行。诸药合用，以使湿浊从小便而去。

2. 湿热并重证治

（1）湿热蕴毒

[证候表现] 发热口渴，咽喉肿痛，小便黄赤，或身目发黄，脘腹胀满，肢酸倦怠，苔黄而腻，脉滑数。

[病机分析] 本证为湿热交蒸，热势较盛，蕴酿成毒，充斥气分所致。邪热伤津，故发热口渴；湿热酿毒，上壅咽喉则见咽喉肿痛，流注下焦则见小便黄赤，横犯肝胆则见身目发黄；湿热留中，阻滞气机则见脘腹胀满，肢体倦怠；苔黄腻，脉滑数为湿热内蕴之象。本证除发热倦怠，脘腹胀满，苔黄腻等湿热内蕴常见表现外，咽喉肿痛或身目发黄等蕴毒外发之象为其辨证要点。

[治法] 清热化湿解毒。

[方药] 甘露消毒丹（《温热经纬》）。

飞滑石　绵茵陈　淡黄芩　石菖蒲　川贝母　木通　藿香　射干　连翘　薄荷　蔻仁

本方又名普济解毒丹，王孟英谓之为治疗湿温时疫，邪在气分主方。药用黄芩、连翘、薄荷清热透邪；藿香、白蔻仁、石菖蒲芳香化浊；茵陈、滑石、木通渗湿泄热；射干、川贝解毒利咽。

[临床运用] 在运用本方时，若表现为口渴明显者，可酌情加以芦根、天花粉生津止渴；若见大便不通者，酌情加生大黄、槟榔通便泄热；若是咽喉肿痛明显者，酌情加玄参、桔梗、生甘草、僵蚕等解毒利咽。

（2）湿热困阻中焦

[证候表现] 发热汗出不解，口渴不欲多饮，脘痞呕恶，心中烦闷，或见白㾦，便溏色黄，小便短赤，苔黄滑腻，脉濡数。

[病机分析] 本证为湿热俱盛，交蒸中焦。湿热蒸腾，则发热汗出，湿性黏滞难化，故汗出热不解；热盛伤津则口渴，小便短赤；湿邪内停，则渴不多饮；湿热扰心，则心中烦闷；湿热蕴遏脾胃，升降失司，故脘痞呕恶，便溏色黄；苔黄而滑腻，脉濡数为湿热俱盛征象。本证身热汗出不解，脘痞呕恶，心中烦闷，苔黄腻为辨证要点。

[治法] 辛开苦降，燥湿泄热。

[方药] 王氏连朴饮（《霍乱论》）。

川连（姜汁炒）　制厚朴　石菖蒲　制半夏香豉（炒）　炒山栀　芦根

水煎服。

本方用黄连、山栀苦寒清热；合以厚朴、半夏辛温燥湿。此寒温同施，苦辛并进，分解中焦湿热，调整脾胃功能，故谓之"辛开苦降"。辅以石菖蒲芳香化湿宁神，豆豉透热除烦，芦根清热生津止渴。

[临床运用] 若出现白㾫，加连翘、淡竹叶、生薏苡仁、滑石轻清淡渗，泄热利湿。若津伤较甚而口渴，小便短赤显著者，可加白茅根等生津之品。

（3）湿热酿痰，蒙蔽心包

[证候表现] 身热不退，朝轻暮重，神识昏蒙，清醒之时，表情淡漠，耳聋目瞑，反应迟钝，问答间有清楚之词，昏则谵语乱言，苔浊腻，脉濡滑数。

[病机分析] 本证乃气分湿热留恋不解，酿蒸痰浊蒙蔽心包。心包被痰浊所蒙，心神受痰浊蔽扰，则神识昏蒙，其特征为神志似清似昧，或时清时昧，清醒之时表情淡漠，反应迟钝，问答间有清楚之词，昏则谵语乱言；湿热蒸腾，清窍失灵，则耳聋目瞑；身热不退，朝轻暮重，苔浊腻，脉濡滑数皆湿热交蒸，稽留不解的征象。本证以身热不退，朝轻暮重，神识昏蒙，苔浊腻为辨证要点。

[治法] 清热化湿，豁痰开窍。

[方药] 菖蒲郁金汤合苏合香丸或至宝丹。

菖蒲郁金汤（《温病全书》）

鲜石菖蒲　广郁金　炒山栀　青连翘　细木通　鲜竹叶　粉丹皮　淡竹沥　灯芯　紫金片（即玉枢丹）

水煎服。

苏合香丸（《太平惠民和剂局方》）

白术　青木香　水牛角　香附　朱砂　诃黎勒　檀香　安息香　沉香　麝香丁香　荜茇　龙脑　苏合香油　薰陆香（即乳香）

用菖蒲郁金汤送服。

用于治疗湿重热轻，清窍被蒙之证。症见神识如蒙，头胀，呕逆，渴不多饮等。

至宝丹（方见温热类温病证治）

菖蒲郁金汤药用菖蒲、郁金、竹沥、玉枢丹（山慈姑、五倍子、千金子霜、红芽大戟、朱砂、雄黄、麝香）芳香辟秽，豁痰化浊；辅以连翘、鲜竹叶、山栀、牡丹皮轻清宣透湿中之热；木通、灯心草导湿热下行。方中药物多用鲜、青者，乃取其鲜活灵动之性，以利湿热痰浊之化解。湿偏盛者，送服苏合香丸；热已盛者，送服至宝丹，增强化浊开窍之力。

湿热酿痰蒙蔽心包证与热闭心包证均有神志昏迷的表现，但是而致病变性质不同，轻重程度有异，临床须仔细鉴别。从疾病类型来看，湿热酿痰蒙蔽心包证属于湿热类温病；而热闭心包证属于温热类温病。从病因来看，湿热酿痰蒙蔽心包证是湿热邪气，初起以湿为主，热蕴湿中；而热闭心包是温热邪气。分析二者病机，湿热酿痰蒙蔽心包证是湿热蕴蒸，热邪煎熬湿邪，凝聚成痰，痰由湿生，所以是湿痰蒙蔽心包，正因为是湿痰，所以热邪仍然包裹在湿痰之中而不入营血，营阴未伤；热闭心包证是温热邪气炼津为痰，痰由津液而生，热痰形成后蒙蔽心包，不仅有热痰蒙蔽，同时热邪深入血脉，耗伤营阴，内扰心神，属于既有痰蒙又有热扰，病情危重。从卫气营血辨证而言，湿热酿痰蒙蔽心包证虽有神志改变，但是没有营阴的损伤，所以属于气分；而热闭心包证有营阴的耗伤，所以属于气营两燔证。正因为这两类证候的病机及病变阶段不同，对人的损伤程度则不同，因此临床表现也有区别，湿热酿痰蒙蔽心包证的表现为神志似清似昧，或时清时昧，朝轻暮重，昏则谵语，醒则神呆，呼之能应，程度相对较轻，伴有身热，苔黄腻，脉濡滑；热闭心包则表现为神昏谵语或者昏聩不语，呼之不应，同时可见痰壅气粗，伴灼热肢厥，舌謇舌绛。从治疗来看，湿热酿痰蒙蔽心包证因湿邪较重，治宜清热化湿，豁痰开窍，方用菖蒲郁金汤合苏合香丸或至宝丹；热闭心包证由于热邪深入营分，营阴耗损，治宜清营养阴，豁痰开窍，方选用清宫汤送服"三宝"。

[临床运用] 临床运用时，若见神昏程度加重，有神识昏蒙转为神昏谵语或昏聩不语，腻苔渐化，舌转红绛，乃湿热化燥，热陷心包，病变由气入营，当予以清心开窍，可用清宫汤合"三宝"施治。并见痉厥者，兼以息风止痉，可加用全蝎、蜈蚣、地龙、僵蚕等。

3. 热重湿轻，困阻中焦

[证候表现] 壮热面赤，汗多口渴，烦躁气粗，脘痞身重，苔黄微腻，脉洪大滑数。

[病机分析] 本证为阳明气分热炽，兼太阴脾湿。阳明热盛，里热蒸迫，则壮热、面赤、汗多；热盛伤津则口渴；热邪扰心则烦躁；热壅气机则呼吸气粗；湿困太阴，脾运失职，故脘痞、身重；苔黄微腻，脉洪大滑数，皆热重于湿的征象。本证以高热汗出，口渴脘痞，苔黄微腻为辨证要点。

[治法] 清泄胃热，兼燥脾湿。

[方药] 白虎加苍术汤（《类证活人书》）。

石膏　知母　甘草（炙）　粳米　苍术

本方药物即有白虎汤加苍术而成。要用生石膏、知母清泄胃热，除烦止渴；甘草、粳米益胃护津；苍术燥湿运脾。

[临床运用] 临床运用本方时，若腹满加厚朴；呕逆加竹茹、半夏；溲短赤加鲜芦根。中焦湿邪较盛，可酌情加藿香、佩兰、滑石、大豆卷、通草等芳化渗利之品。

4. 湿温病变证

（1）从阳化热

湿热化燥，伤络便血

[证候表现] 灼热烦躁，骤然腹痛，便下鲜血，腻苔剥脱，或转黑燥，舌质红绛。

[病机分析] 本证乃湿热久郁不解，化燥化火，侵入血分，损伤肠络，迫血下行所致。湿温以脾胃为病变中心，其热偏盛者，病位偏于阳明胃，胃与大肠同属阳明而相连属，故阳明湿热化燥化火，深入血分，极易损伤肠络导致腹痛；破血下溢，而见便下鲜血；灼热烦躁，腻苔剥脱或转黑燥，舌质红绛为湿热化燥，深入血分的标志。本证以身灼热，烦躁，便下鲜血，舌红绛为辨证要点。

[治法] 清火解毒，凉血止血。

[方药] 犀角地黄汤合黄连解毒汤加味。

犀角地黄汤（见温热类温病证治）

黄连解毒汤（《外台秘要》）

黄连　黄柏　黄芩　栀子

薛生白说："大进凉血解毒之剂，以救阴而泄热，邪解而血自止矣。"故药用水牛角、生地黄、芍药、牡丹皮凉血止血；黄芩、黄连、黄柏、山栀子清热泻火解毒。

[临床运用] 运用该方时可加紫珠草、茜根草、地榆炭、侧柏炭、田七等加强止血作用。若是出血量大，导致气随血脱，症见便血不止，面色苍白，汗出肢冷，舌淡，脉微细。病势危急凶险，常因气脱阳亡而毙于顷刻，故首当益气固脱，急予以独参汤或生脉散。若固脱气复，由于阴损及阳，多呈脾胃虚寒，阴血亏虚之象，症见面色㿠白，四肢欠温，倦怠乏力，仍有少量便血，舌淡，脉缓无力；治用以黄土汤温阳健脾，养血止血，用灶心黄土、白术、附子温阳健脾以统血；生地黄、阿胶养血止血；黄芩清泄肠道余热；甘草调和诸药；全方温阳而不伤阴，养血而不碍阳，具有扶阳益阴，气复血止之效。临床若见暑湿郁肺，损伤肺络，表现为灼热烦渴，咳嗽咯血，或痰中带血，烦躁喘促，舌红苔黄而干，脉细数者，亦可按本方法治疗。

（2）从阴化寒

湿胜阳微

[证候表现] 形寒肢冷，口渴胸痞，呕吐泄泻，舌淡苔白腻，脉沉细。

[病机分析] 本证多由素体中阳偏虚，邪从湿化，日久伤阳。脾为后天，肾为先天，寒湿重伤脾阳，日久及肾而成。叶天士《温热论》曰："若面色白者，须要顾其阳气，湿胜则阳微也。"肾阳为一身阳气之本，既为寒湿所伤，不能温煦充养机体，故形寒肢冷，舌淡，脉沉细；肾虚蒸化无力，脾虚升运失职，津液难以正常输布，津不上承故口渴；浊阴上逆而呕吐，水湿下注而泄泻；胸痞、苔白腻，乃寒湿内阻之征象。本证以形寒肢冷，胸痞，苔白腻为辨证要点。

[治法] 温肾健脾，祛寒逐湿。

[方药] 薛氏扶阳逐湿汤（《温热经纬·湿热病篇》）。

人参　附子　益智仁　白术　茯苓

本方出自薛雪《湿热病篇》第二十五条，原无方名。薛氏认为：本证"湿邪伤阳，理合扶阳逐湿。"故药用人参、附子、益智仁补气温阳，以扶脾肾阳气之虚衰；佐以白术、茯苓运脾渗湿，即所谓治湿不利小便，非其治也。

[临床运用] 若肾阳衰微，水湿内停，症见形寒神疲，心悸气短，头目昏眩，小便不利，甚或面浮肢肿，四肢厥逆，腰膝酸软，舌淡，苔白滑，脉沉迟者，治宜温阳利水，方用真武汤（《伤寒论》），药用辛热之附子温壮肾中元阳，破除寒湿阴凝；生姜温散水气；茯苓甘淡渗利以祛湿；白术苦温健脾以燥湿；白芍酸收以敛阴和阳。合之以温肾散寒，健脾利水。如阳虚至极而致脱亡者，则应急投参、附等回阳救逆。

5. 余湿留恋

[证候表现] 身热已退，或有低热，脘中微闷，知饥不食，苔薄腻，脉象濡弱或缓。

[病机分析] 本证见于湿温病之恢复期。证因余湿未净，脾气未舒，胃气未醒，故加脘中微闷，知饥不食；苔薄腻，或有低热，乃湿热余邪未净的征象。本证以脘中微闷，知饥不食为辨证要点。

[治法] 轻宣芳化，淡渗余湿。

[方药] 薛氏五叶芦根汤（《温热经纬·湿热病篇》）。

藿香叶　薄荷叶　鲜荷叶　枇杷叶　佩兰叶　芦根　冬瓜仁

药用藿香叶、佩兰叶、鲜荷叶、枇杷叶、薄荷叶轻清宣气，芳香醒胃；芦根、冬瓜仁淡渗余湿。全方轻清灵活，为湿温邪在气分阶段，邪热已退，而余邪未净之良方。

[临床运用] 临床若见余湿较盛，困倦乏力，加苍术、茯苓；呕恶加豆蔻壳、紫苏梗；便溏、食欲不振加白扁豆、薏苡仁、大豆黄卷、炒麦芽。薛生白说："此湿热已解，余邪蒙蔽清阳，胃气不舒，宜用极轻清之品，以宣上焦阳气，若投味重之剂，是与病情不相涉矣。"

临床上也可选用其中根叶之品煎汤或冲泡代茶饮，以预防感受湿热秽浊之邪。

第二节　暑　湿

【学习目的】

1. 明确本病的病因病机、初起证候及其辨证治疗。

2. 掌握本病的诊断和鉴别诊断。

3. 掌握本病发病发生、发展过程中的主要证候及其辨证治疗。

【概念、沿革与临床特点】

暑湿是感受暑湿病邪所引起的急性外感热病。其特点为初起以暑湿郁阻肺卫为主要证候，中期常见暑湿壅肺，暑湿困阻中焦，邪干胃肠及暑湿弥漫三焦等气分证候，后期表现为暑湿化燥伤肺络和暑湿内陷心营等营血分证，恢复期则表现为暑湿余邪蒙蔽清窍之证。本病好发于夏末初秋。本病一般传染性不强或无传染性。但其中有的也可具有较强的传染性，甚至可引起大范围的流行。

暑湿是一个独立的急性外感热病，正式列为专病论述较晚。在宋元时期，对暑和湿的关系已经有所论述。如陈无择《三因极一病症方论》说："暑者，六气之一，能与风湿并合为病……故有暑湿风温之病。暑湿者，恶寒反热，自汗，关节尽痛，头目昏眩，手足倦怠，不自胜持，此并伤暑湿所致也。"该书又指出："冒暑毒，加以着湿，或汗未干即浴，皆成暑湿。"主张以茯苓白术汤治疗，这是对暑湿的初步认识。李东垣在《脾胃论》中描述了长夏季节暑与湿合的症状表现，"时当长夏，懒于动作，胸满气促，肢节沉疼，或气高而喘，身热而烦……宜以清燥之剂治疗，选用清暑益气汤加减。"张元素分析夏末秋初时气易使人患暑湿，指出："在大暑至秋分之间，为太阴湿土之位，所发暑病多夹湿，宜渗泄之法，以五苓散为主方治之。"至明代王纶在《明医杂著》中说："治暑之法，清心利小便最好。"李梴在《医学入门》中也指出："夏月，人多饮水食冷，治宜利湿，杂以消导，祛暑宜香薷饮、黄连解毒汤、白虎汤，和中宜大小承气汤。"而清初喻嘉言在《医学法律》中提出了暑病证治的四律，其中之一即为"凡治中暑病，不兼治其湿者，医之过也"。叶天士在《临证指南医案》和《幼科要略》中也指出："暑必兼湿"。俞根初《通俗伤寒论》首立暑湿伤寒专节，并分暑湿兼外寒、内寒两种证型论治。王孟英则认为："暑令湿盛，必多兼感"。何廉臣《重印全国名医验案类编》列暑湿为专病，收病案多例，在其按语中论述了暑湿治疗的有关问题。近代曹炳章在《暑病证治要略》中把暑湿分为十三症进行辨证论治，系统描述暑湿病的因证脉治，并指出："病之繁而且苟者，莫如夏月暑湿为最甚。"至此，对暑湿的认识渐趋完臻。

根据暑湿的发病季节和临床表现，本病与西医学中发于夏季的上呼吸道感染、急性胃肠炎、钩端螺旋体病、夏季热及某些流行性乙型脑炎等病临床表现类似暑湿者，可参考本病辨治。

【病因与病机】

暑湿发生的外因是外感暑湿病邪，内因是人体的脾胃虚弱，元气不足。夏季气候炎热，暑气既盛，雨湿亦多，天暑下逼，地湿上蒸，湿气与暑热相合，则形成暑湿病邪。夏暑湿盛之际，人体脾胃运化功能呆滞，加之饮食不节，损伤中气，脾胃更加虚弱，而易感受暑湿病邪而发为暑湿。正如曹炳章所分析："人在此气交之中，受其炎蒸，元气强者，三焦精气足，或可抗邪。元气虚者，三焦精气不足，无隙可避。"可见正气亏虚，脾胃不足，是外感暑湿病邪的内在条件。

本病初起，肺先受邪，病在上焦肺卫，气失调畅，外则邪困肌肤，内则邪阻肺络，如叶天士在《临证指南医案》中指出："暑湿伤气，肺先受病，诸气皆痹。"又指出："暑湿皆客邪也，原无质，故初起头胀胸闷，但伤上焦气分耳。"此外，夏暑气候炎热，患者多乘凉露宿，或饮冷过度，或触冒风雨，因而易为寒邪所侵，阳气为阴寒所遏，故病初亦可见暑湿兼寒的表现。若邪由卫传气，则邪气留连而病情缠绵，且病之部位亦多，或壅滞肺络，或邪干胃肠，或弥漫三焦，但更多见暑湿困阻中焦，若毒入肝经而突见黄疸，则属险恶重症。若暑湿病邪日久不去而致元气更伤，阴液暗耗，或素体元气亏虚，感受暑湿者，易成暑湿伤气见症，临床表现多见身热不退，自汗，口干渴，神疲肢倦。恢复期可见暑湿余邪蒙绕清窍，出现头目不清，昏胀不舒等症。

总之，本病发病急骤，以肺脾为病变中心，既可邪留气分而病情缠绵难解，亦可迅速内陷营血；除表现暑热见症外，还有湿邪郁阻的症状。

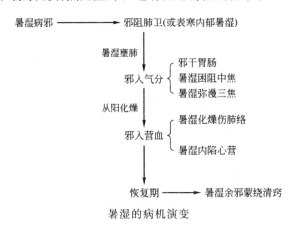

暑湿的病机演变

【诊断与鉴别诊断】

1. 诊断依据

（1）本病发病季节在夏末秋初，气候炎热，雨湿较盛之时。

（2）患者如有素禀虚弱，脾胃受损，同时有劳倦过度、溽暑冒雨、贪凉饮冷等病史或诱发因素，有助于本病的诊断。

（3）本病起病急骤，初起以寒热、身痛为主要表现，进入气分后，以发热、心烦、尿赤等暑热内盛症状为主。病程中多有黄疸、出血体征，常兼有脘痞、苔腻等湿邪内阻症状。属于本病范围的钩端螺旋体病则以寒热、全身酸痛、疲倦乏力三个主要症状及眼红、腿疼、浅表淋巴结肿大三个体征为典型表现。

（4）可配合血液常规检查和病原体的培养。

2. 鉴别诊断

（1）暑温 暑温和暑湿发病季节都是夏季，两者都有暑热证候存在。但暑温的热象更加突出，发病即见壮热、烦渴、汗多、脉洪大等气分热盛的症状，一般少见卫分证，病变过程中易出现耗气伤津，甚则津气欲脱、闭窍、动风、动血等危重证，而无身重、胸痞、苔腻等症状。暑湿病则既有暑热症状又有身重、胸痞、苔腻等症状。暑湿病邪化燥化火，内陷营血后，其临床表现可与暑温相类似。

（2）湿温 暑湿和湿温多发生在夏季。湿温是感受湿热病邪引起，起病缓慢，病势缠绵，以脾胃为中心。由于湿中蕴热，热象不显著，其发热特点是身热不扬。暑湿初起以暑热见症突出兼有身重、脘痞、苔腻等症状。

（3）伏暑 暑湿与伏暑均可见暑湿见症，但发病季节不同。伏暑是感受暑热病邪或暑湿病邪，藏伏于里，至立秋以后发病。发于气分者多兼湿，发于营分者以里热证候明显。需要指出的是暑湿化燥化火、入营动血的证候表现有一部分与暑温、湿温、伏暑营血分阶段的表现基本相似，前后可以互参。

【辨析要点】

1. 本病以暑热证候突出，兼有湿邪内郁表现为临床特点，如身热、头胀、胸闷、身重肢酸等表现。

2. 辨证重在辨别邪在卫气营血不同阶段的证候特点及邪处上、中、下三焦不同部位。初起多见暑湿伤肺卫之证；若寒邪外束，暑湿内阻，则易见暑湿兼寒证候。中期邪入气分，则有暑湿壅滞肺络、暑湿困阻中焦、邪干胃肠及暑湿弥漫三焦等证候表现。极期则见暑湿化燥入血，伤及肺络及暑湿内陷心营等证。恢复期多见暑湿余邪蒙绕清窍之证。

【治疗要点】

1. 治则 本病以暑湿证候突出，兼湿邪内阻表现为特点，故以清暑泄热、兼化湿浊为治疗原则。

2. 治法 本病初起多有外邪束表而兼寒湿，故宜清暑泄热兼透表祛邪。进入气分后虽以清暑化湿为大法，但须视病变在脾、胃、肠不同而随证遣方。其中暑湿干扰胃肠者，宜清解暑热化气利湿；困阻中焦者，宜辛寒透泄阳明暑热为主，兼化太阴脾湿；暑湿弥漫三焦当清化、宜通三焦暑湿；如化燥入血，邪伤肺络而见出血之象，当清暑凉血安络；如暑湿伤及元气当清暑化湿，益气和中；暑湿内陷心营者，当清心开窍，涤暑化湿。本病后期，为暑湿余邪未净，宜芳香清化，尚应及时予以对症处理，控制病情发展。

3. 治禁 本病在治疗上必须掌握治湿不助热，治热不冰伏其湿，如果偏执一法或治不得法，则容易转为坏病，变证。忌大汗、大下、滋补、温补等法。

【主要证治】

1. 暑湿在卫

［证候表现］身热，微恶风寒，头痛胀重，身重肢节酸楚，无汗或微汗，脘痞，口不渴，舌尖红，苔白腻或微黄腻，脉浮滑数或濡数。

［病机分析］本证为感受暑湿病邪所致的暑湿病初起证候。暑湿之邪外袭，机

体正气抗邪，卫阳郁而不畅，故见发热微恶风寒，以其暑热为主而湿性黏滞，故热重寒轻汗少；邪困肌表，经气不利，则头身困重，肢体倦怠；肺卫受邪，气失宣肃，则咳嗽、胸闷；舌尖红，苔白腻或微黄腻，脉浮滑数乃暑湿在表之证。

［治法］清暑解表，宣肺化湿。

［方药］新加香薷饮、卫分宣湿饮。

新加香薷饮（《温病条辨》）

香薷、厚朴、鲜扁豆花、银花、连翘

水煎服。

方中香薷性辛温而气芳香，可解表散寒，化湿和中，合金银花、连翘辛凉以清热涤暑，扁豆花、厚朴消暑化湿和胃。吴鞠通称此法为辛温复辛凉法。药仅五味，却合散寒、化湿、清暑于一方。

［临床运用］如见汗出热退，香薷即应停用。暑为火热之性，故暑热易伤气，而香薷发散，多用则有耗气之弊。头痛甚者可加蔓荆子；发热较甚者可加青蒿、大青叶；咽痛可加青果；尿黄赤短少者可加竹叶、芦根、滑石等。

卫分宣湿饮（《暑病证治要略》）

香薷　青蒿　鲜荷叶　苦杏仁　淡竹叶　滑石　茯苓　通草　冬瓜皮

水煎服。

方中用香薷、青蒿、鲜荷叶芳香辛散，疏解在表暑湿；杏仁苦温，宣降肺气，气化湿亦化；竹叶、滑石清暑利湿；茯苓、通草、冬瓜皮淡渗利湿，湿由小便而去，则暑热随之外解。诸药共奏芳香辛散、清泄湿热之功，适用于暑湿之邪外袭，困郁肺卫肌表者。

［临床运用］若恶寒明显而无汗者，重用香薷，或加荆芥、防风以助解表；发热较甚，可加金银花、连翘清透热邪；咳嗽痰多，加浙贝母、牛蒡子等清肺化痰。

2. 邪干胃肠

［证候表现］发热，腹痛，心烦躁扰，口渴喜饮，呕吐频作，大便泄泻，泻下急迫秽臭，小便短赤，舌红，苔腻，脉濡数。

［病机分析］本证为暑湿病邪，直趋中道，致升降失司、清浊相干之证。暑湿病邪入中焦胃肠，正邪相争则发热。暑湿困阻肠胃气机故腹痛。暑热郁遏于里，心神被扰故心烦躁扰。暑湿俱盛、内伤胃肠，胃失和降则呕吐频作。下迫于肠则大便泄泻，势急而大便秽臭。热灼及吐泻伤阴则口渴喜饮、小便短赤。舌红、苔腻、脉濡数皆暑湿俱盛之证。

［治法］清解暑热，化气利湿。

［方药］苓桂甘露饮（《宣明论》）。

茯苓　甘草　白术（炙）　泽泻　官桂（去皮）　猪苓　滑石　石膏　寒水石

水煎服。

本方即六一散合五苓散，再加石膏、寒水石而成。方中滑石清解暑热、利水渗湿；甘草和中生津；石膏、寒水石清暑热、解烦渴；佐以肉桂助阳化气利水；白术、茯苓健脾运湿；猪苓、泽泻利水渗湿而泄热，共奏清解暑热、化气利湿之功。

[临床运用] 若呕吐较剧者可加生姜、竹茹和胃止呕；小便短少者加车前草淡渗利尿；若四肢酸楚筋脉拘急者，加木瓜、白芍以舒筋缓急。

3. 暑湿困阻中焦

[证候表现] 壮热烦渴，汗出面赤，气粗息促，肢体酸楚，小便不利，脘痞呕恶，舌红赤，苔黄腻，脉洪大。

[病机分析] 本证为暑湿困阻中焦证。暑热内炽阳明，里热蒸迫，症见壮热、汗出、烦渴、面目俱赤、脉洪大等。湿邪中阻，闭郁气机，胃气上逆则脘痞、呕恶。暑湿下注则小便不利。舌红赤，苔黄腻是暑湿中阻、暑热偏盛之征象。

[治法] 清暑化湿。

[方药] 苍术白虎汤加减方。

苍术　生石膏　白豆蔻　滑石　知母　草果仁　荷叶　竹叶卷心
水煎服。

本方为加味苍术白虎汤去枇杷叶、冬瓜皮加荷叶、竹叶。阳明暑热炽盛，故用生石膏、知母清泄里热，并以滑石、竹叶卷心导暑热从小便而去；苍术、草果燥湿，白豆蔻、荷叶芳香化湿邪。

[临床运用] 若暑热炽盛，热势不衰，可加栀子、金银花、连翘等以泻火清暑；肢体酸楚甚者可加桑枝、汉防己化湿通络；热盛动风，头痛，项强，可加白僵蚕、蝉蜕、菊花、地龙等以凉肝息风；若兼鼻衄，或痰中带血，可加生地黄、牡丹皮、茜草根、白茅根等以凉血止血。

4. 暑湿弥漫三焦

[证候表现] 身热面赤，耳聋，头眩晕，咳痰带血，不甚渴饮，胸闷脘痞，恶心呕吐，大便溏臭，小便短赤，舌红赤，苔黄腻，脉滑数。

[病机分析] 本证为暑湿病邪入里，弥漫三焦之候。暑热挟湿而蒸腾于外则身热不退。暑湿犯及上焦，如上蒸头面则见面赤，蒙蔽清窍则耳聋眩晕。叶天士说："湿乃重浊之邪，热乃熏蒸之气，热处湿中，蒸淫之气上迫清窍，耳为失聪，不与少阳耳聋同例。"少阳耳聋乃胆热上冲所致，必伴有寒热往来，口苦咽干，脉弦等症，与本证因湿热郁蒸而耳聋者显然不同。暑湿侵袭于肺，损伤肺络，肺气不利，则见胸闷而咳痰咯血。暑湿阻于中焦，气机升降失调，则脘腹痞闷而不甚渴饮。暑湿蕴结下焦，小肠泌别失职，大肠传导失司，则小便短赤而大便溏臭。舌红赤，苔黄腻，脉滑数皆为暑湿内盛之象。

[治法] 清热利湿，宣通三焦。

[方药] 三石汤（《温病条辨》）。

滑石　生石膏（先下）　寒水石　杏仁　竹茹（炒）　金银花　金汁（冲）　白通草

水煎服。

本方用杏仁宣开上焦肺气，气化则暑湿易化；石膏、竹茹清泄上焦邪热；滑石、寒水石、通草清利下焦湿热；金银花、金汁涤暑解毒。治疗暑热较甚而湿邪较轻之证候，邪在气分而病位涉及上、中、下三焦。

[临床运用] 若见心烦、胸闷较甚者，可加栀子、竹叶心；痰多带血者，可加川贝、竹沥、白茅根；小便赤痛明显者，可加车前草、薏苡仁等以加强清利暑湿之功。

5. 暑伤肺络

[证候表现] 灼热烦渴，咳嗽气喘，咯血或痰中带血丝，烦躁喘促，舌质红苔黄而干，脉象细数。

[病机分析] 本证为暑湿化燥化火后内陷血分，损伤肺络之证。暑热内蕴，消灼津液则身灼热而烦渴。暑热迫肺，肺气失于宣降则咳嗽气粗而为喘息。暑热损伤肺络，血从上溢故见咯血或痰中带血丝，甚则可出现口鼻鲜血外涌。暑热上扰心神则烦躁喘促。舌质红苔黄而干，脉象细数均为暑热盛而伤气阴之象。

[治法] 凉血安络，清暑保肺。

[方药] 犀角地黄汤合黄连解毒汤加减。

犀角地黄汤（见于温热类温病证治）

黄连解毒汤（《外台秘要》）

黄连　黄芩　黄柏　栀子

水煎服。

本方用水牛角、生地黄、赤芍、牡丹皮凉血安络，黄连、黄芩、黄柏、金银花清暑保肺，藕节、白及、白茅根、炒山栀清热止血。

[临床运用] 临床运用时，可加紫珠草、茜草根、地榆炭、侧柏炭、田七等增强止血之效。若出现气随血脱之证，须投补气固脱之剂，可选用独参汤、参附汤。若脱固气复，由于阴损及阳，多呈脾胃虚寒，阴血亏虚之象，症见面色㿠白，四肢欠温，倦怠乏力，仍有少量便血，舌淡脉缓无力，治用黄土汤温阳健脾，养血止血。

6. 暑湿内陷心营

[证候表现] 灼热烦躁，目合耳聋，神识不清，时有谵语或四肢抽搐，舌绛苔黄腻，脉滑数。

[病机分析] 本病为病之极期，系由暑湿内陷心营，蒙蔽清窍所致。暑热亢盛则灼热烦躁；暑湿熏蒸，壅塞清窍则目合耳聋；闭阻心窍则神识不清，时有谵语；窜扰筋脉则四肢抽搐；舌绛，苔黄腻脉滑数征象乃暑湿内陷心营之征。本证以灼热烦躁，目合耳聋，神识不清，舌绛苔黄腻为辨证要点。

[治法] 清心开窍，涤暑化湿。

[方药] 清营汤合六一散，送服至宝丹。

清营汤（方见温热类温病证治）

六一散（《宣明论方》）

滑石　甘草

至宝丹（方见温热类温病证治）

清营汤有清泄心营暑热之功。六一散为清利暑湿的名方，其滑石味淡性寒质滑，淡能渗湿，寒能祛热，滑能利窍，使暑湿之邪从小便而出。至宝丹虽属凉开之剂，但宣通开窍之力较强，用于暑湿蒙蔽清窍者较为适宜。

[临床运用] 若湿邪较重者，可加石菖蒲、半夏助其温开燥湿；若抽搐明显者，可加羚羊角、钩藤或止痉散，凉肝息风止痉。若为外感引动伏暑发于心营而成卫营同病者，症见发热微恶寒，头痛少汗，口干不欲饮，心烦不安，舌质红绛，苔少脉浮细而数；治宜透邪宣表，清营泄热，方选清营汤合银翘散加减；亦可选用银翘散加生地丹皮赤芍麦冬方；若心营热盛，下移小肠，症见身热夜甚，心烦不寐，或有谵语，口干不欲饮，小溲短赤热痛，甚则点滴不行，舌质红绛，脉细数；此为暑湿郁蒸日久化燥，深入心营，邪热由脏下移入腑，致使泌别失司所致，治宜清心凉营，养阴泻火，方用清营汤合导赤散。

7. 暑湿伤气

[证候表现] 身热自汗，心烦口渴，胸闷气短，四肢困倦，神疲乏力，小便短赤，大便溏薄，舌苔腻，脉浮大无力或濡滑带数。

[病机分析] 本证为暑湿病邪内郁；热迫津液外泄，则身热自汗；暑热扰心，故心烦口渴；暑热阻滞气机，伤及中气，元气亏损则胸闷气短，四肢困倦，神疲乏力；暑热下迫，水道清浊不分，故小便短赤，大便溏薄；苔腻为湿邪内蕴，脉浮大无力乃气虚之象，濡滑带数属暑湿内困之征。

[治法] 清暑化湿，培元和中。

[方药] 东垣清暑益气汤（《温病条辨》）。

黄芪　黄柏　麦冬　青皮　白术　升麻　当归　炙甘草　神曲　人参　泽泻
五味子　陈皮　苍术　葛根　生姜　大枣

暑湿耗气，故方用人参、黄芪、甘草益气固表，扶正敛汗；苍术、白术健脾燥湿，配泽泻利水渗湿；麦冬、五味子保肺生津；黄柏泻火存阴；当归养血而和阴；升麻、葛根发散表热，升举清气；青皮理气和中；神曲和胃消食。诸药配伍，达到清解和补益兼施的目的。本方温燥药偏多，运用时要辨证准确方可用之。正如吴鞠通所言："虚者得宜，实者禁用，汗不出而但热者禁用。"尤拙吾也认为："若体实脉盛，或虽虚而不甚，及津涸烦渴多火者，则不可混投也。"

[临床运用] 若暑热尚较盛，可去当归、苍术之温燥，人参以太子参或西洋参代之。

8. 暑湿余邪未净

[证候表现] 低热未除，口渴不甚，头目不清，昏眩微胀，舌淡红，苔薄白。

［病机分析］本证为暑湿之势已减，但余邪未净，故见低热。津伤未复，故口渴而不渴饮。暑湿余邪蒙清窍，故头目不清，昏眩而微胀。舌淡红，苔薄白为暑湿余邪不盛，病变轻浅之象。

［治法］清化暑湿余邪。

［方药］清络饮（《温病条辨》）。

鲜荷叶边　鲜银花　西瓜翠衣　丝瓜皮　鲜竹叶心　鲜扁豆花

水煎服。

方用鲜银花、西瓜翠衣、丝瓜皮清解暑热，西瓜翠衣尚可生津解渴，并导暑热随小便而去；鲜扁豆花、鲜荷叶边清暑化湿；竹叶心清心利水，亦令暑湿从下而泄。

［临床运用］若口渴明显，加石斛、天花粉等甘寒生津；咳嗽较甚者，加杏仁、浙贝母理肺止咳；若尿黄而少，苔腻，可加杏仁、薏苡仁、滑石等宣肺渗湿。临床运用时，不必局限于暑湿未净之证，正如吴氏于方后所言："凡暑伤肺经气之轻证，皆可用之。"

第三节　伏　暑

【学习目的】

1. 明确本病的病因病机、初起证候及其辨证治疗。

2. 掌握本病的诊断和鉴别诊断。

3. 掌握本病发病发生、发展过程中的主要证候及其辨证治疗。

【概念、沿革与临床特点】

伏暑是夏季感受暑湿或暑热病邪，伏藏体内，发于秋冬季节的急性外感热病。其特点为初起即有高热、心烦、口渴、脘痞、苔腻等暑湿郁蒸气分证，或为高热、烦躁、口干不甚渴饮，舌绛苔少等热炽营分见证。后期多表现为气阴两伤。由于本病发病季节有秋冬迟早之不同，因而又有晚发、伏暑晚发、伏暑秋发、伏暑伤寒、冬月伏暑等名称。本病一般传染性不强或无传染性。但其中有的也可具有较强的传染性，甚至可引起大范围的流行。

伏暑理论源于《内经》，虽未明确提出伏暑之名，但已有暑邪伏而为病的记载。《素问·生气通天论》曰："夏伤于暑，秋必疟"。"伏暑"作为病因名称在宋《太平惠民和剂局方》中首次被提及："丈夫妇人伏暑，发热作渴，呕吐恶心。"而正式定为伏暑病名则最早见于明代方广《丹溪心法附余》。明代王肯堂在《证治准绳》中更进一步明确指出了伏暑病名："暑邪久伏而发者，名曰伏暑。"到了清代，不少温病学家对伏暑的因证脉治有了更加深入的研究，如周扬俊《温热暑疫全书》、俞根初《通俗伤寒论》、吴塘《温病条辨》、吴坤安《伤寒指掌》、陆子贤《六因条辨》等书，都设专章讨论伏暑的发生、发展及诊治规律，使本病在理论上和治法上渐臻完善。

根据伏暑的病理特点和临床表现，本病与西医学中发于秋冬季节的流行性出血热、钩端螺旋体病，可参考本病进行辨证论治。

【病因与病机】

伏暑的病因为暑湿病邪和暑热病邪。吴塘在《温病条辨》中指出："长夏盛暑，气壮者不受也；稍弱者但头晕片刻，或半日而已；次则即病。其不即病而内舍于骨髓，外舍于分肉之间者，气虚者也。盖气虚不能传送暑邪外出，必待秋凉金气相搏而后出也。其有气虚甚者，虽金风亦不能击之使出，必将深秋大凉初冬微寒相逼而出，故尤重也"。自此可以看出，暑邪侵入人体后是否发病，决定于正邪两方面因素。邪正斗争的结果，可以有不病、即病、邪气隐伏过时而发或邪气隐伏过时不发的四种可能。总之，病邪因气虚而侵入人体，隐伏不发，进而耗损正气，降低了人体的防御机能，待秋、冬寒凉之气激发，便突然发动，这便是伏暑的发病机制。

由于感邪性质和邪伏部位的不同，伏暑发病有两种类型，若为感受暑湿病邪郁伏气分而发。其病变则以暑湿内郁气分为重心；若为暑热病邪郁伏营分而发，其病变以暑热内舍营分为重心。由于伏邪为当令时邪触动而发，故两种类型初起均有表证相兼，初起可为卫气同病，或为卫营同病。卫气同病者，因表邪入里则见暑湿内蕴气分，郁阻少阳；进而暑湿困阻脾胃，或与胃肠积滞交结，阻于肠道由于暑与湿轻重之别，胃阳与脾气有强弱之分，故病程的演变尚可转化为不同的证候类型，还可化燥伤阴而深入营血。如果初起即卫营同病者，表解之后则见热郁营分，可表现为心营热盛下移小肠证；营热进而深入血分，多见热瘀交结，内闭包络证，或瘀热蕴结下焦证。不论是何种病理变化，均可在病邪骤退之后有正气耗伤，甚至导致阴伤尿闭，或气阴两伤。后期可见肾气大伤，下元亏虚，固摄失职的病机变化。有些患者因邪留经脉，后遗震颤、瘫痪等证。

【诊断与鉴别诊断】

1. 诊断依据

（1）发病季节在深秋或冬月。

（2）诊断本病的主要依据是本病的临床特征：发病急骤，病情较重，初起即见气分热盛或营分热盛证，均可兼卫分表证。

（3）严重者即可出现阴伤尿闭或尿多失固的危重证候。

2. 鉴别诊断

（1）秋燥、风温　这两种病早期均有明显的肺卫表证，病变重心在肺卫，而伏

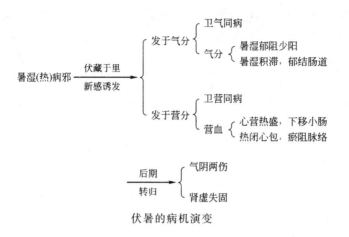

伏暑的病机演变

暑发病即见明显的里热证，可区别。

（2）暑温　伏暑与暑温不同，暑温发病有严格的季节性，发病于暑气当令的夏季，初起以阳明气分热盛为特征，病变过程中易伤津耗气尤易闭窍动风。伏暑则发于秋冬季，为时令之邪引发，发病之初即为表里同病，表解后则以暑湿伏于气分或暑热郁于营分为特点，故易鉴别。

（3）湿温　湿温与伏暑均有湿热内蕴证候，但前者多发于夏末秋初，而本病的发病季节在深秋或冬季。湿温初起以湿郁卫、气分，湿重于热为特征，无显著的暑热见症，病变过程以脾胃为中心。伏暑初起虽有表证，但以暑湿内蕴气分，或暑热内舍营（血）分证为明显，两者自有区别。

【辨析要点】

1. 首辨别伏邪的性质。如症见身热、心烦、口渴、脘痞，即为暑湿病邪郁伏气分而发，既为暑湿，当分辨暑与湿之孰多孰少，以及病机转归。如症见舌赤少苔，即为暑热病邪郁伏营分而发，既为暑热，则传变迅速，故要注意是否有入血动血，闭窍动风，伤津耗液等病机变化。

2. 要辨别暑邪郁发的部位。如为暑湿病邪郁伏气分而发，主要病变部位在少阳三焦和脾胃肠腑；如为暑热郁伏营分而发，主要病变部位在心包、小肠并波及全身血络。

3. 辨别患者脏腑气血阴阳的状态。暑邪本易损伤气阴，若其久伏，暗耗正气，内伏之暑热则可骤然发作，病势猛烈，大伤气血阴阳，甚至导致阴阳气血外脱。

【治疗要点】

1. **治则**　以清泄暑热为总的治疗原则。

2. **治法**　初起卫气同病者，应予清暑化湿，疏宣表邪；病发营分而卫营同病者，则应清营泄热，辛散透表；中期暑湿郁阻少阳，治宜清泄少阳，分消湿热；暑湿夹滞，阻于肠道，治宜导滞通下，清热化湿；极期热结化火伤阴，治宜滋阴生津，泻火解毒；热闭心包，血络瘀滞，治宜凉血化瘀，开窍通络；热瘀气脱急宜凉血化瘀，益气养阴固脱。后期余邪留扰，气阴两伤则清泄余热，益气养阴；肾虚不固则以温肾固缩为法。

3. 治禁 本病在治疗上忌大汗、大下、滋补、温补等法。暑湿积滞，郁结肠道证中所用枳实导滞汤虽属于下法，但它与承气汤中的苦寒峻下不同，它属于轻下、缓下法。当与之相区别。

【主要证治】

1. 卫气同病

[证候表现] 发热，恶风寒，头痛，周身酸痛，无汗或少汗，心烦口渴，小便短赤，脘痞，苔腻，脉濡数。

[病机分析] 本证为伏暑初起所常见，由新感引动内伏之暑湿所致，时邪束表的卫气同病之证。暑热内郁，故见心烦口渴，小便短赤，脉数等症；湿邪困阻气机，则脘痞，苔腻，脉濡。时邪郁表则见发热，恶风寒，头痛，周身酸痛，无汗或少汗等。

[治法] 清暑化湿，疏宣表邪。

[方药] 银翘散去牛蒡子、玄参加杏仁、滑石方（《温病条辨》）。

连翘　金银花　桔梗　薄荷　竹叶　生甘草　荆芥穗　淡豆豉　鲜苇根　杏仁　飞滑石

水煎服。

《温病条辨》载："太阴伏暑，舌白口渴，无汗者，银翘散去牛蒡、玄参加杏仁、滑石主之"。用银翘散疏透表邪且轻清泄热，因湿邪内阻，故去牛蒡子、玄参之润，加杏仁、滑石宣开气机，分利暑湿，使表里之邪各得分解。

[临床运用] 若胸闷，加郁金、豆豉；呕而痰多，加半夏、茯苓；小便短赤，加薏仁、白通草。若里热较甚者，可加栀子、黄芩以清在里之郁热。若暑湿郁于气分，暑热亢盛，心烦、口渴较甚，且有风寒束表，复见恶寒发热，无汗身痛较重者，治宜清暑化湿，解表散寒，方用黄连香薷饮：香薷、扁豆、厚朴、黄连。若苔腻、脘痞、泛恶等湿阻症明显者，加半夏、荷叶、佩兰、滑石；若心烦、口渴、溲赤、舌红等暑热症较甚者，加金银花、连翘、寒水石、竹叶等。

2. 卫营同病

[证候表现] 发热，微恶风寒，头痛，无汗或少汗，心烦不寐，口干，但不甚渴，舌赤少苔，脉浮细数。

[病机分析] 此为暑热内郁营分，兼有表邪之候。热灼心营，营热阴伤，故见心烦不寐，口干不甚渴饮，舌赤少苔，脉细数。外邪袭表，肺卫失宣，故见发热微恶风寒、头痛、脉浮等卫分表证。

[治法] 清营泄热，辛散透表。

［方药］银翘散加生地、丹皮、赤芍、麦冬方加减；加减葳蕤汤加青蒿脑、粉丹皮。

银翘散加生地、丹皮、赤芍、麦冬方

连翘　银花　桔梗　薄荷　竹叶　生甘草　荆芥穗　淡豆豉　牛蒡子　鲜苇根　生地　丹皮　赤芍　麦冬

水煎服。

吴鞠通《温病条辨》载："太阴伏暑，舌赤口渴，无汗者，银翘散加生地、丹皮、赤芍、麦冬方主之"。方中用银翘散辛凉解表，疏散风热，加生地、麦冬凉营滋阴，赤芍、丹皮清营泄热。

加减葳蕤汤加青蒿脑、粉丹皮（《通俗伤寒论》）

生葳蕤　生葱白　桔梗　东白薇　淡豆豉　苏薄荷　炙甘草　红枣　青蒿脑　粉丹皮

水煎服。

俞根初在《通俗伤寒论·伏暑伤寒》中说："若邪舍于营而在血分，先与加减葳蕤汤加青蒿脑、粉丹皮滋阴宣气，使津液外达，微微汗出以解表。继即凉血清营以透邪，轻则导赤清心汤，重则犀地清络饮，二方随证加减。"加减葳蕤汤中玉竹滋养阴液，配炙甘草、红枣益气扶正。白薇清透阴分虚热。葱白、淡豆豉辛温解表，配桔梗、薄荷宣肺透邪。

［临床运用］如虚热甚可加青蒿、丹皮清透虚热；若热灼阴亏可加生地、元参、麦冬滋养阴液。

3. 郁阻少阳

［证候表现］寒热似疟，口渴心烦，脘痞，身热，午后较甚，入暮尤剧，天明得汗诸症稍减，但胸腹灼热不除，苔黄白而腻，脉弦数。

［病机分析］本证为暑湿郁阻气分少阳，暑重湿轻证。邪阻少阳，枢机不利，故寒热往来如疟状。湿为阴邪，阴邪旺于阴分，午后暮夜属阴邪，午后暮夜正邪相争剧烈，故身热增高。天明阳气渐旺，集气机一时伸展，腠理开泄而得以出汗，故身热下降，诸症减轻。但因湿邪郁遏，邪未能尽解，故胸腹灼热不除。暑热内蒸则口渴心烦，湿邪内阻则脘痞苔腻，均系暑湿郁蒸气分的见症。

［治法］清泄少阳，分消湿热。

［方药］蒿芩清胆汤（《通俗伤寒论》）。

青蒿　黄芩　淡竹茹　仙半夏　枳壳　陈皮　赤茯苓　碧玉散

水煎服。

本方青蒿芳香清透，黄芩苦寒泄降，二药为君，入少阳清邪热而利枢机；竹茹、半夏燥湿化痰；枳壳、陈皮行气降逆；赤茯苓、碧玉散清热利湿。诸药配合有清热化湿，疏理气机的功用。暑湿去，枢机利，则诸症自愈。

［临床运用］如心烦较甚，可加栀子、淡豆豉清热除烦；如恶心、呕吐明显，

可加黄连、苏叶、生姜和胃止呕；有黄疸者可加茵陈、苦参、栀子、金钱草等。胁痛者可加柴胡、郁金、橘络、枳壳等；若湿邪较重，可加薏苡仁、白豆蔻、厚朴等。

4. 暑湿积滞，郁结肠道

［证候表现］身热稽留，胸腹灼热，呕恶，便溏不爽，色黄如酱，苔黄垢腻，脉滑数。

［病机分析］本证由暑湿郁蒸气分，困阻中焦，并与积滞互结，阻滞肠道所致。暑湿积滞交结郁蒸，故身热稽留；邪结肠道，传导失司，故大便溏而不爽，色黄如酱；暑湿积滞蕴结于里，则胸腹灼热；胃气不降，浊气上逆，则恶心、呕吐；舌苔黄而垢腻，脉滑数，均为里有暑湿积滞之象。

［治法］导滞通下，清热化湿。

［方药］枳实导滞汤（《通俗伤寒论》）。

枳实　生大黄（酒洗）　山楂　槟榔　川连　六曲　连翘　紫草　木通　甘草

水煎服。

俞根初《通俗伤寒论》认为，暑湿黏腻之伏邪，多与肠中槽粕相搏，蒸作极黏腻臭秽之溏酱便。本证积滞与暑湿互结于肠道，非通导不能祛其积滞，又非清化不能解其暑湿，故用大黄、枳实、厚朴、槟榔推荡积滞，通腑泄热；用山楂、六曲消导化滞和中；黄连、连翘、紫草清热解毒；木通利湿清热，甘草调和诸药。本证为暑湿夹滞郁结肠道，非阳明腑实燥结，故不得用三承气汤苦寒下夺。若误投承气大剂峻攻行速，徒伤正气而暑湿仍然胶结不去。又因本证为暑湿夹滞胶着肠腑，故需再三缓下清化，暑湿积滞方尽。正如俞根初所云：每有迟一二日，热复作，苔复黄腻，伏邪层出不穷。往往经屡次缓下，再次清利，伏邪始尽。说明此证往往要连续攻下，但制剂宜轻，因势利导，即所谓"轻法频下"，不宜峻剂猛攻。本方停用指征，以胃肠邪尽，湿热夹滞之证消失，大便转硬为度。正如叶天士在《温热论》所载："伤寒邪热在里，劫烁津液，下之宜猛；此多湿热内搏，下之宜轻。伤寒大便溏为邪已尽，不可再下，湿温病大便溏为邪未尽，必大便硬，慎不可再攻也，以粪燥为无湿矣。"

［临床运用］若腹胀显著可加木香等以理气散满；呕逆较重可加半夏以降逆和胃；方中紫草作用主要是凉血解毒，木通着重清利下焦湿热，对于湿热积滞肠道之证一般可以不用。若积滞较重，大便中所夹的不消化食物残渣多时，可以在上方中加保和丸，以增强消食导滞作用。

5. 心营热盛，下移小肠

［证候表现］身热夜甚，心烦不寐，口干但不欲渴饮，小便短赤热痛，舌绛，脉细数。

［病机分析］本证由心营邪热下移小肠所致，既有营分心热见症，又有小肠热结表现。热灼营阴，故身热夜甚，口干但不欲渴饮，舌绛，脉细数等。热扰心神，

则心烦不寐。心与小肠相表里，心营之热下移小肠，则小便短赤热痛。

［治法］清心凉营，清泻小肠。

［方药］导赤清心汤。（《通俗伤寒论》）。

鲜生地　朱茯神　细木通　原麦冬　粉丹皮　益元散（包煎）　淡竹叶　莲子心（冲）　灯心草　莹白童便（冲）

水煎服。

方中以生地黄、牡丹皮、麦冬清营热养营阴，朱茯神、莲子心、灯心草清心热、宁心神；以木通、竹叶心、益元散、童便清导小肠之热。全方可使心营之热得清，小肠之热下行。

［临床运用］可酌情加水牛角、玄参、赤芍、黄连等来增强清营凉血、滋阴泻火之作用。

6. 热闭心包，瘀阻脉络

［证候表现］身热夜甚，痰壅气粗，神昏谵语，口干而漱水不欲咽，皮肤、黏膜出血斑进行性扩大，唇青肢厥，舌质深绛或紫晦，脉细数而涩。

［病机分析］此为血分瘀热内闭心包证。邪热深入血分则身热夜甚，邪热煎炼血为瘀，热瘀交结损伤脉络，迫血妄行，则见皮肤黏膜出血而斑点进行性扩大；瘀热阻滞心包络，故神昏谵语；口干而漱水不欲咽，唇青肢厥，舌质深绛或紫晦均为瘀血阻滞脉络的征象。

［治法］凉血化瘀，开窍通络。

［方药］犀地清络饮（《通俗伤寒论》）。

水牛角　粉丹皮　青连翘（带心）　淡竹沥（和匀）　鲜生地　生赤芍　原桃仁（去皮）　生姜汁（冲）　鲜茅根　灯心草　鲜石菖蒲

水煎服。

方中用犀角地黄汤加桃仁以凉血化瘀，滋阴通络；用连翘、灯心草清心泄热；用石菖蒲、竹沥、生姜三汁以涤痰开窍，共奏凉血清心化瘀通络之效。何秀山在《重订通俗伤寒论》中说："热陷包络神昏，非痰迷心窍，即瘀塞心孔，必用轻清灵通之品，始能开窍而通络。"

［临床运用］若热瘀互结，兼气阴两脱，症见身热面赤，皮肤、黏膜瘀斑，心烦燥扰，四肢厥冷，汗出不止，舌色暗绛，脉虚数；急予凉血化瘀，益气养阴固脱，方选犀角地黄汤合生脉散；若热瘀互结，兼阳气外脱，症见肢厥大汗，息微喘，神疲倦卧，面唇青灰，舌淡暗，脉微；急予益气回阳固脱，兼以化瘀通络，方选参附汤加牡丹皮、赤芍、桃仁等。

7. 热瘀气阴两脱

［证候表现］身热面赤，皮肤、黏膜瘀斑，心烦燥扰，四肢厥冷，汗出不止，舌暗绛苔黄，脉虚数。

［病机分析］此为暑邪内郁血分，热瘀互结，气阴两脱之证。暑入血分，煎熬

血液为瘀，热瘀搏结，损伤血络，迫血妄行，则身热面赤，出血发斑；瘀热上扰心神，则心烦燥扰；瘀热内阻，气血津液环流不畅，脏腑失养衰竭而气阴两脱，故四肢厥冷，汗出不止。

　　[治法] 凉血化瘀，益气养阴固脱。

　　[方药] 犀角地黄汤合生脉散加味。

　　犀角地黄汤（见春温章）

　　生脉散（《温病条辨》）

　　人参　麦冬（不去心）　五味子

　　水煎服。

　　方中用人参补益气阴，麦冬与五味子酸甘化阴，守阴留阳，气阴内守则汗不外泄、气不外脱。全方有益气敛阴固脱之功，适用于气阴外脱之证。

　　[临床运用] 若心肾之阳大衰，瘀血内阻，阳气外脱，症见四肢厥冷，冷汗不止，气息微弱，神疲倦卧，面色青灰，唇青，舌淡暗，脉微者，属瘀阻阳气外脱证，治宜益气回阳固脱，兼以化瘀通络，用四逆加人参汤。

　　8. 肾气亏虚，固摄失职

　　[证候表现] 小便频数量多，甚至遗尿，口渴引饮，腰酸肢软，头晕耳鸣，舌淡，脉沉弱。

　　[病机分析] 此为伏暑病邪气已退，而肾气肾阳俱伤，肾虚不固之证。肾不固摄，膀胱失约故小便频数量多，甚至遗尿。肾阳虚弱，气化失司，津液不能上承，故口渴引饮。腰为肾之腑，肾又主骨，肾气亏虚，故腰酸肢软；肾气不足，不能上奉脑髓及清窍，故头晕、耳鸣。舌淡，脉沉弱也为肾虚之象。

　　[治法] 温阳化气，固肾缩尿。

　　[方药] 右归丸合缩泉丸。

　　右归丸（《景岳全书》）

　　熟地　山药　山茱萸　枸杞　鹿角胶　菟丝子　杜仲　当归　肉桂　制附子

　　缩泉丸

　　乌药　益智仁　山药

　　水煎服。

　　右归丸为《金匮》肾气丸去茯苓、泽泻、牡丹皮加鹿角胶、菟丝子、当归。以熟地黄、山药、山茱萸、枸杞培补肾阴；肉桂、附子温养肾阳；鹿角胶、菟丝子、杜仲、当归强肾益精。诸药合用，则可温补肾阳。合缩泉丸，增加固肾缩尿之功，用于伏暑伤肾，肾气不固，肾阳虚而不能气化致小便失约者，较为合适。

　　[临床运用] 可视具体情况适当重用附子、肉桂用量，若大便溏薄则去当归。

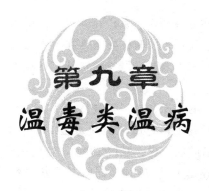

第九章
温毒类温病

第一节　大头瘟

【学习目的】

　　1. 明确本病的病因病机、初起证候及其辨证治疗。

　　2. 掌握本病的诊断和鉴别诊断。

　　3. 掌握本病发病发生、发展过程中的主要证候及其辨证治疗。

【概念、沿革与临床特点】

　　大头瘟是感受风热时毒的急性外感热病。其临床特征为初起常见憎寒恶热，头面焮赤肿痛。本病多发生在冬、春季。

　　关于本病，隋代巢元方《诸病源候论》在丹毒病诸候、肿病诸候中有类似其临床表现的记述；唐代孙思邈《千金翼方》疮痈卷所论的丹毒，包括在本病在内。关于病名，基于本病特点，历史文献有多种记载，金刘河间《素问病机气宜保命集》中，根据本病有头面焮赤肿大的特点，称之为"大头病"；因本病发病起初有恶寒、发热等症状，类似伤寒，故清代俞震《古今医案按》中称之为"大头伤寒"；因本病又有一定的季节性和流行性，所以明朝江瓘《名医类案》称之为"大头天行"；根据本病有一定的传染性，明代张景岳《景岳全书》把本病划属于温疫范畴，并提出"大头瘟"的病名；又因本病头面肿势发展迅速，犹如风行，清代俞根初在《通俗伤寒论》中，又把本病称为"大头风"，并指出乃感受"风热时毒"所致；吴鞠通《温病条辨》将本病归于"温毒"之中，并谓本病"俗名大头温、虾蟆温"。

　　本病近代较少发生流行。与本病临床表现类似的颜面丹毒、流行性腮腺炎等病证可参考本病辨证论治。

【病因与病机】

　　风热时毒侵袭人体是引起大头瘟发病的直接原因。根据中医发病学观点，风热时毒的产生与外界气候环境有密切关系，在冬季应寒反温，春月温风过暖的异常气候环境中容易形成并传播流行；同时体质条件在大头瘟的发病中也是重要因素，当人体正气不足，或气血阴阳失调时，风热时毒从口鼻吸入，内因外因相互作用，而发为本病。

风热时毒具有"风"的特征，故侵犯人体，从口鼻而入犯于肺卫，卫受邪郁而出现肺卫表证；因风性轻扬上窜，故风热时毒多上攻于头面咽喉而出现肿毒的表现。如《诸病源候论·诸肿候》说："肿之生也，皆由风邪、寒热、毒气客于经络，使血涩不通，壅结皆成肿也。"风热时毒同时又具热毒性质，故发病后发展急速，热毒较快深入而蒸迫气分，出现肺胃受病，肠胃热结阴伤等病理变化；若失治误治，风热时毒攻窜流走，可内陷营血，出现营分热盛，甚至耗血动血，闭窍动风等病理变化。但一般情况下出现营血分病变较为少见，而以发病较急，热盛气分，毒攻头面为病理特点。

总之，风热时毒从口鼻而入，上攻头面咽喉，头面红肿热痛是其主要病理和临床表现。疾病初起可出现肺卫表热证，风热时毒可深入肺胃，严重时可内窜营血。

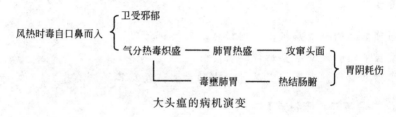

大头瘟的病机演变

【诊断与鉴别诊断】

1. 诊断依据

（1）多发于冬春两季。

（2）起病急，初起可见憎寒壮热的肺卫表证。

（3）具有特殊的局部表现，头面焮赤肿胀，呈斑块状鲜红突起，灼热疼痛，皮肤发硬，表面光亮，界线清楚。一般先由鼻旁、面颊肿起，向眼、耳、面部蔓延，甚则波及头皮。严重者可出现水疱。

2. 鉴别诊断

鉴别要点

鉴别要点	大头瘟	风温
病因	风热时毒	风热病邪
发病季节	冬春	冬春，其他季节也见
初起症状	可见憎寒壮热的肺卫表证	肺卫表热证：发热，恶寒，咳嗽，口微渴，舌边尖红，脉浮数
局部表现	头面焮赤肿胀，呈斑块状鲜红突起，灼热疼痛，皮肤发硬，表面光亮，界线清楚	无特殊局部表现
初起治法	疏风透邪，兼以解毒消肿	辛凉解表

【辨析要点】

大头瘟以风热时毒攻窜为主要病理。初起有时毒之邪犯卫之证，起病急，伴咽喉红肿；病情发展快，很快可入里，风热毒邪鸱张，上攻头面，出现头面咽喉红肿热痛。入里还应注意辨别肺胃热毒炽盛、肠道热结等。

【治疗要点】

1. 治则 其治疗原则以疏风透邪，清热解毒为主。

2. 治法 初起邪犯肺卫，邪偏卫表，宜疏风透邪，兼以解毒消肿。若独壅肺胃则清热解毒为主；如局部红肿严重，又当解毒消肿为主；如兼有毒结肠腑，又当配合攻下泄热以釜底抽薪。后期胃阴耗伤，则滋养胃阴。

此外，配合清热解毒、行瘀止痛之外敷方，以增强疗效，亦很必要。

【主要证治】

1. 风热毒邪犯卫

[证候表现] 恶寒发热，热势不甚，无汗或少汗，头痛，头面红肿，全身酸楚，目赤，咽痛，口渴，舌苔薄黄，脉浮数。

[病机分析] 此为风热时毒侵袭肺卫之证。邪毒犯卫则恶寒，发热，全身酸楚，无汗或少汗；热毒郁肺，肺热炎上则咽痛，目赤；邪热津伤则口渴；热毒攻窜头面则红肿；苔薄黄，脉浮数是风热时毒犯于肺卫，病势在表之征。本证以恶寒发热，全身酸楚，头面红肿等为辨证要点。

[治法] 疏风透表，宣肺利咽。

[方药] 葱豉桔梗汤（《通俗伤寒论》）。

鲜葱白　苦桔梗　焦山栀　淡豆豉，鲜薄荷　青连翘　生甘草　淡竹叶

水煎服。

方用葱白通阳发汗，配豆豉散肺胃之邪；桔梗、薄荷、淡竹叶、甘草清宣上焦风热，开利肺气，清咽止痛；山栀、连翘清热解毒，祛除致病之风热毒邪。临证运用时，可加牛蒡子、金银花、大青叶增加其清热解毒利咽之功效；若咽阻喉痛者，可加紫金锭两粒磨冲。

金黄散（《医宗金鉴》）

大黄　黄柏　姜黄　白芷　南星　陈皮　苍术　厚朴　甘草　天花粉

外敷。

方中天花粉、黄柏、大黄清热泻火解毒；姜黄、白芷活血疏风止痛；南星、厚朴、陈皮、甘草、苍术行气化痰。多用于大头瘟初起，头面红肿热痛而未成脓之时，有清热消散之效。

[临床运用] 临床运用时，可在葱豉桔梗汤的基础上加牛蒡子、金银花、大青叶增强其解毒利咽之功效；若咽阻喉痛者，可加紫金锭两粒磨冲，或加马勃、玄参等；无汗者可加荆芥疏风散邪；口渴甚者加芦根、天花粉。同时，配合用金黄

散外敷。使用时要注意，风热毒邪侵袭肺卫，治以辛凉清解，虽本证可见恶风寒、头身痛等症，但不可辛温发汗。因汗为心液，热邪又易伤阴，发汗则更伤阴津。然而，清热亦不能寒凉太过，并于清热之中寓疏透热毒之意，因热毒易于蕴结壅滞。

2. 毒盛肺胃

[证候表现] 初起憎寒，发热，头面红肿，甚则目不能开，或伴咽喉肿痛，继则憎寒渐罢而热势增高，口渴引饮，烦躁不安，头面㶒赤肿痛，咽喉疼痛加剧，舌红苔黄燥，脉数实。

[病机分析] 本证为肺胃热毒，上攻头面所致。热毒炽盛，充斥肺胃则壮热口渴，烦躁不安，咽喉疼痛加剧；头为诸阳之会，风热时毒上窜，壅结头面脉络，则见头面险种疼痛；舌红苔黄，脉数实皆里热毒盛之征象。本证以壮热烦渴，头面㶒肿疼痛明显，舌红苔黄等为辨证要点。

[治法] 清热解毒，疏风消肿。

[方药] 普济消毒饮（《东垣十书·东垣试效方》）。

黄芩　黄连　玄参　连翘　板蓝根　马勃　牛蒡子　薄荷　僵蚕　桔梗　升麻　柴胡　陈皮　生甘草

水煎服。

方以酒炒黄芩、黄连清降发于头面之热毒；牛蒡子、连翘、薄荷、僵蚕辛凉疏散头面风热；玄参、马勃、板蓝根有加强清热散毒之功，配甘草、桔梗、玄参以清利咽喉，玄参并有防止伤阴的作用；陈皮理气疏壅，以散邪热郁结；方中配升麻、柴胡，是用其疏散风热之功，即"火郁发之"。一方面，黄芩、黄连得升麻、柴胡可引药上行，以清头面热毒；另一方面，黄芩、黄连又可防止升麻、柴胡生发太过，二者相辅相成，共收疏散风热、清热解毒之功效。

吴鞠通《温病条辨》指出："温毒咽痛喉肿，耳前耳后肿，颊肿，面正赤，或喉不痛，但外肿，甚则耳聋，俗名大头温、虾蟆温者，普济消毒饮去柴胡、升麻主之，初起一、二日，再去芩、连，三、四日加之佳。"并认为"其方之妙，妙在以凉隔散为主，而加入清气之马勃、僵蚕、银花，得轻可去实之妙；再加玄参、牛劳、板蓝根，败毒而利肺气，补肾水以上济邪火；去柴胡、升麻者，以升腾飞越太过之病，不当再用升也，……去黄芩、黄连者，芩连里药也，病初起未至中焦，不得先用里药。"吴氏的这些见解，可供临证运用时参考。

三黄二香散（《温病条辨》）

黄连　黄柏　生大黄　乳香　没药

外敷。

该方用三黄苦寒清热，降火解毒；乳香、没药辛温微苦，活血散瘀，消肿镇痛。合用则具有清火解毒、消肿止痛的作用。

[临床运用] 如卫分之邪未除者，可加用荆芥、防风、葛根以增强透散之力；

如头面红肿甚者，加夏枯草、菊花以清上犯之热毒；头面肿胀紫赤者，加牡丹皮、紫草、桃仁等以凉血活络；若发高热者备薄荷，加用金银花、栀子皮、荆芥穗等；若颐部肿硬者可重用青连翘，加穿山甲；若疼痛甚者加乳香、没药；呕逆者加竹茹、芦根、枇杷叶；颐肿出皮肤光亮有波动感，内已化脓者加皂荚刺。

3. 毒壅肺胃，热结肠腑

［证候表现］身热如焚，气粗而促，烦躁口渴，咽痛，目赤，头面及两耳上下前后焮赤肿痛，大便秘结，小便热赤短少，舌赤苔黄，脉数。

［病机分析］此为风热时毒壅盛于肺胃及肠腑。肺热壅盛则身热气粗而促；胃热津伤则烦热口渴，小便热赤短少；邪毒壅滞肠腑则大便秘结；肺胃热毒上攻头面则头面焮赤肿痛，咽痛，目赤；舌苔黄，脉数是肺胃热毒炽盛之征象。本证以身热如焚，头面焮赤肿痛，大便秘结等为辨证要点。

［治法］清透热毒，攻下泄热。

［方药］通圣消毒散（《证治准绳》）。

防风　川芎　白芷　金银花　连翘　牛蒡子　焦山栀　滑石　芒硝　苦桔梗　酒炒生大黄　生甘草　水牛角　大青叶　薄荷　鲜葱白　淡香豉　芦根　浮萍

方中薄荷、防风、葱白、豆豉、白芷、浮萍、桔梗在于透泄肺胃蕴热外达；山栀、大青叶、金银花、连翘、牛蒡子等直解肺胃热毒而除酷热；大黄、芒硝导肺胃热毒从肠腑而泄；滑石、芦根等导热毒随小便渗泄；水牛角凉血解毒，防热毒内陷营血。总之，该方有使热毒表里上下分消的作用，故能奏效。

［临床运用］临证运用时，病情重者，日服 2 剂，夜服 1 剂。若口渴甚者，加天花粉、麦冬生津止渴；咽喉疼痛较重者，可加玄参、马勃、僵蚕清热利咽。若毒邪偏盛、头面红肿明显，加夏枯草、菊花等以清上犯之热毒；头面肿胀紫赤者，加牡丹皮、紫草、丹参以凉血通络；面上燎疱宛如火烫，痛不可者，可选黄连、石膏、紫草、紫花地丁、土茯苓、薏苡仁等清热除湿解毒。邪热炽盛而神昏谵语者，可服安宫牛黄丸。

4. 胃阴耗伤

［证候表现］身热已退，头面红肿消失，口渴，但欲饮，不欲食，咽干，目干涩，唇干红，舌干少津，无苔或少苔，脉细微数。

［病机分析］此为大头瘟的恢复期表现。肺胃热毒已解，故热退、面赤红肿消失；胃津耗损，故口渴欲饮；胃阴不足，纳食故减；胃阴耗伤，阴津不能上荣，故咽干，目涩，唇干红等；舌干少津，无苔或少苔，脉细微数等是胃阴亏耗的征象。本证以热退肿消，口咽干，欲饮不欲食，唇舌干红，少苔等为辨证要点。

［治法］滋养胃阴。

［方药］七鲜育阴汤（《重订通俗伤寒论》）。

鲜生地　鲜石斛　鲜白茅根　鲜稻穗　鲜鸭梨汁　鲜蔗汁（冲服）　鲜枇杷叶（去毛炒香）

方以生地、石斛、白茅根、梨汁、蔗汁甘寒滋养胃阴；鲜稻穗（可用生谷芽代之）养胃气；枇杷叶和降胃气。迨胃阴复，胃气和降，自能纳谷。

[临床运用] 胃阴耗伤甚者，可加沙参、麦冬以滋养胃阴，并可加入少量砂仁振奋胃气，取阳生阴长之意。若尚有余邪，可合用竹叶石膏汤加减。

第二节　烂喉痧

【学习目的】

1. 掌握烂喉痧的定义、特点。
2. 明确烂喉痧诊断的依据及其证治分型。
3. 熟悉烂喉痧与其他疾病的鉴别诊断。

【概念、沿革与临床特点】

烂喉痧是感受温热时毒所致，以发热、咽喉肿痛糜烂、肌肤丹痧密布为特征的急性外感热病，多发于冬春二季，因其具有强烈的传染性，易引起流行，故又名"疫喉痧"。因其有局部红肿糜烂及肌肤丹痧，故古人将其归于温毒的范畴。

清代以前，未见烂喉痧病名的记载。东汉张仲景《金贵要略》描述"阳毒"为病，"面赤斑斑如锦纹，咽喉痛，唾脓血"，与本病有相似之处。隋代巢元方《诸病源候论》所载之"丹者，人身体忽然焮赤，如丹涂之状"，"如病身重腰脊痛，烦闷，面赤斑出，咽喉痛或下利狂走，此为阳毒"。症状叙述类似本病，并将其归属"时气"范围，认识到本病有一定的季节性和传染性。唐代《千金翼方》中列有"丹疹"的证治，亦与本病有关。有学者认为，本病是 18 世纪初从国外传入我国的。较为可靠的记载，始见于叶天士《临证指南医案·卷五·疫门》中，记有数案"喉痛，丹疹，舌如朱，神躁暮昏"的病例，与本病酷似。清代有关本病的专著较多，如金保三的《烂喉丹痧辑要》、陈耕道的《疫痧草》、夏春农的《疫喉浅论》等。病名亦有多种，有以咽喉溃烂、肌肤丹痧而定名为"烂喉痧"、"烂喉丹痧"，因肌肤丹痧赤若涂丹而称为"丹痧"；因其能相互传染、引起流行而归属疫病，故名"疫喉痧"；因其系感受时行之气而发，又称为"时喉痧"等。

西医学中的猩红热等与本病临床表现类似的，可参考本病辨证论治。

【病因与病机】

温热时毒侵袭人体是引起烂喉痧发病的直接原因。根据中医发病学观点，其发病与冬春不正之气及人体正气不足或脏腑气血阴阳失调等因素有关，素体阴虚者尤易感邪为病。感受温热时毒的途径有与患者直接接触和经空气传染两种。陈耕道《疫痧草》说："其人正气适亏，口鼻吸受其毒而发者为感发；家有疫痧之人，吸受患者之毒而发者为传染。所自虽殊，其毒则一也。"

温热时毒由口鼻侵入人体，直犯肺胃，热毒之邪蕴伏于肺胃，内外充斥，是烂喉痧病机的关键所在。咽喉为肺胃之门户，又因肺主皮毛，胃主肌肉，所以本病初起即有发热恶寒，头痛身楚等肺卫表证，又有咽喉肿痛和肌肤丹痧等局部临床特征。继则表证消失，热毒归于肺胃并进一步转盛，咽喉红肿糜烂，肌肤丹痧更为显著。故何廉臣说："疫痧时气，吸从口、鼻，并入肺经气分则糜烂，并入胃经血分则发痧。"若感邪较甚，正气较弱，治疗不及时或不恰当，温热时毒可深入营血或迅速内陷心包；也有热毒内闭而正气外脱者，均为本病的危重证。所以《疫痧草·辨论疫邪所由来》云："疫毒直干肺脏而烂喉，气秽盛者，直陷心包，而神昏不救。"本病后期，多表现为余毒不尽而阴液耗伤证。

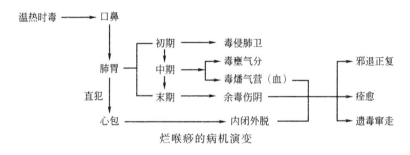

烂喉痧的病机演变

【诊断与鉴别诊断】

1. 诊断依据

（1）有明显的季节性，好发于冬春季节。

（2）多有与烂喉痧患者接触的病史。

（3）有典型的临床证候，具有急性发热，咽喉肿痛糜烂，肌肤丹痧密布，舌红绛起刺状如杨梅等特点。

（4）病程中可因热毒深入而见气营（血）两燔及内闭外脱等危重证候。

（5）属于本病的猩红热，实验室检查白细胞总数增多。咽拭子培养可获得 A组链球菌。

2. 鉴别诊断

烂喉痧应与白喉、麻疹、药疹等作鉴别。

（1）白喉：白喉虽以咽喉肿痛为特征，但有典型的白色伪膜，且无皮疹。

鉴别要点	烂喉痧	白喉
证候表现	肌肤丹痧,面色潮红	肌肤无丹痧,面颊不显红晕而为苍白
咽喉部	咽喉肿痛糜烂,咽喉分泌物易擦掉	典型的白色伪膜,不易擦掉

（2）麻疹：麻疹虽有皮疹，但皮疹于病后 3 日左右出现。烂喉痧发病当日即可见皮疹。麻疹皮疹先从发际、头面开始，而后传及全身，皮疹之间可正常皮肤；烂

喉痧皮疹初见颈部，迅速遍及全身，皮疹间无正常皮肤。

鉴别要点	烂喉痧	麻疹
咽喉特点	咽喉破溃糜烂	无咽喉糜烂
斑疹特点	皮疹在发病当日出现，先从颈胸、躯干发出	于病后3日左右出现，先从发际、头面开始，而后传及全身，最后手足心均现疹点，通常3日出齐，皮疹之间可见正常皮肤。疹点呈逐渐出现，先疏后密。皮疹出现前，可见口腔年黏膜斑

（3）药疹：药疹有用药史，无杨梅舌，一般无咽喉红肿，破溃糜烂。

鉴别要点	烂喉痧	药疹
病史	有与烂喉痧患者的接触史	有近期服用药物史
发病季节	多发于冬春季	四季都可发生
斑疹特点	猩红的丹痧，皮肤潮红，杨梅舌	皮肤不潮红，多形性斑疹
咽喉部	咽喉红肿糜烂	无咽喉红肿糜烂

【辨析要点】

烂喉痧是温热时毒为患，局部以咽喉红肿糜烂，肌肤丹痧密布为特征。通过察痧、视喉、观神、切脉而判断病势发展的顺逆。证见丹痧颗粒分明，颜色红活，咽喉糜烂不深，神清气爽，脉浮数有力等，则属顺证；若丹痧稠密，急现急隐，颜色紫黑，咽喉糜烂较深，神志昏谵，脉细数无力等，则病邪内隐，属于逆证。

【治疗要点】

对于本病的治疗，以清泄热毒为原则。夏春农《疫喉浅论》云："疫喉痧治法全重乎清也，而始终法称不离乎清透、清化、清凉攻下、清热育阴之旨也。"具体法方视病程阶段，病位浅深，病情轻重有所不同，本病初起时，邪在肺卫，病情较轻，病位较浅，治宜辛凉清解，以透邪外出，丁甘仁说："烂喉痧以畅汗为第一要义。"陈耕道说："邪在表者，疏而达之。发痧无疫，火不内炽，其痧稀，其热轻，其神清，而咽喉不烂，先达后清，是常理也。"病邪传里乎，热极化火，治宜清火解毒，如见毒壅上焦气分者可用苦寒泻热解毒，凉营退疹；热毒陷入营血者，注重清营凉血；若气营（血）两燔者，宜清气凉营（血）并施。本病后期，营阴津液耗伤余邪未净者，治以清营养阴为主。

【主要证治】

（1）毒侵肺卫

［证候表现］憎寒发热，烦渴，咽喉肿痛，甚或溃烂，肌肤丹痧隐隐可见，舌红赤，见珠状突起，苔白而干，脉浮数。

［病机分析］本证为烂喉痧的初起表现，时毒外侵肌肤，内侵肺胃之证。邪犯肌表，邪正相争，卫阳受郁，故憎寒发热，苔白，脉浮数。肺胃热毒上壅咽喉，则

咽喉红肿疼痛而糜烂；热毒内迫营分，外窜肌肉，则皮肤丹痧隐隐。心烦口渴，舌红赤如珠均为热毒壅盛的征象。

[治法] 透表泄热，解毒利咽，凉营透疹。方用清咽栀豉汤，玉钥匙吹喉。

[方药] 清咽栀豉汤（《疫喉浅论》）。

生山栀　香豆豉　银花　薄荷　牛蒡子　粉甘草　蝉蜕　白僵蚕　水牛角　连翘壳　苦桔梗　马勃　芦根　灯心草　竹叶

水煎服。

本病初起，着重清透，使邪从汗透，热随清泄。夏春农《疫喉浅论·疫喉痧论治》认为："治疫喉之关键，惟在善取其汗，有汗则生，无汗则死。"丁甘仁也指出："烂喉丹痧，以畅汗为第一要义。"因此，本方用豆豉、薄荷、牛蒡子、蝉蜕辛透表郁以疏散热毒；以山栀、金银花、连翘清热解毒；僵蚕、马勃、桔梗、甘草开结利咽；水牛角是清营凉血的好药，也是解毒的良药，本方运用水牛角意在解毒，临床运用也可代之以橄榄；另用芦根护阴生津，灯心草、竹叶清心并导热下行，本证虽见肌肤丹痧隐隐，系肺胃热毒外窜肌肤而致，决不可误认是风寒外客而投辛温发散之荆芥、麻黄，否则必助热动火，耗伤阴液；又本证治疗应透达热毒，但亦不可过用寒凉，以免凉遏冰伏之弊。

玉钥匙（《三因极一病证方论》）

焰硝　硼砂　白僵蚕　冰片

本方吹喉用，清热利咽，定痛消肿，用于喉痧初起咽喉红肿而未糜烂者。

[临床运用] 清咽栀豉汤可酌情选加葛根、荆芥以增强疏透作用，加射干、玄参、川贝、天花粉以增强利咽、散结、生津作用。

（2）毒壅上焦气分

[证候表现] 壮热，口渴，烦躁，咽喉红肿糜烂，肌肤丹痧显露，舌红赤有珠，苔黄燥，脉洪数。

[病机分析] 此为表邪已解，热毒壅于上焦气分。气分炽盛，故壮热、烦躁。热毒蕴结不解，膜败肉腐，则咽喉红肿糜烂；热毒外窜血络，则肌肤丹痧显露。舌红赤有珠，苔黄燥，脉洪数为气分热毒炽盛征象。

[治法] 清气解毒泄热。

[方药] 余氏清心凉膈散（《疫疹一得》）内服，锡类散（《金匮翼》）吹喉。

余氏清心凉膈散加味

连翘　黄芩　山栀　薄荷　石膏　桔梗　甘草　竹叶

水煎服。

本方为凉膈散去硝、黄加石膏、桔梗而成，有清气泄热、解毒利咽之效。方中连翘、黄芩、竹叶、山栀清泄气分邪热；用薄荷、桔梗、竹叶、甘草轻宣上焦气分；用石膏大清气分炽热。总之，病在气分，病位偏上，总以轻清为宜，以透泄郁热。如大便燥结者，须用大黄、芒硝以通腑邪热。

锡类散

象牙屑（焙）　珍珠（制）　青黛（飞）　冰片　壁钱（泥壁上者）　西牛黄　焙
指甲

以本方吹于患处，以清热解毒，化腐生新。如肿而不烂者可用玉钥匙。

[临床运用] 如丹痧显露，舌赤有珠，为肺胃之热波及营分，扰动血络之明证，可在余氏清心凉膈散基础上酌情加生地黄、牡丹皮、赤芍、紫草等以清营解毒；如大便燥结者，可加大黄、芒硝以通腑泄热。

（3）毒燔气营（血）

[证候表现] 咽喉红肿糜烂，甚则气道阻塞，声哑气急，丹痧密布，红晕如斑，赤紫成片，壮热，汗多，口渴，烦躁，舌绛干燥，遍起芒刺，状如杨梅，脉细数。

[病机分析] 此为邪毒化火，燔灼气营（血）之危重证。气分邪毒炽盛，则见壮热，汗出，口渴，烦躁。营（血）分热毒亦炽，故见丹痧密布，红晕如斑。舌绛干燥，遍起芒刺，状如杨梅，脉细数，为热灼营阴之征。

[治法] 清气凉营（血），解毒救阴。

[方药] 凉营清气汤（《丁甘仁医案》）。

水牛角　鲜石斛　黑山栀　牡丹皮　鲜生地　薄荷叶　黄连　赤芍　玄参
生石膏　生甘草　鲜竹叶　白茅根　芦根　金汁（冲服）

水煎服。

方用薄荷、竹叶、连翘壳、山栀、生石膏、黄连清泄气分热毒；用水牛角、生地、丹皮、赤芍、金汁凉营（血）解毒，用玄参、石斛、芦根、白茅根、甘寒救阴，共奏气营（血）两清、解毒生津之效。

[临床运用] 如见神昏谵语，为热毒内陷心包，冲服安宫牛黄丸或紫雪丹以清心开窍。如痰多加竹沥水、珠黄散。

珠黄散

珍珠（豆腐制）　西牛黄

[临床运用] 如见肢冷、汗出、脉微等内闭外脱之证者，当急用参附龙牡救逆汤固脱。

（4）余毒伤阴

[证候表现] 咽喉糜烂渐减，但仍疼痛，壮热已除，惟午后仍低热，口干唇燥，皮肤干燥脱屑，舌红而干，脉细数。

[病机分析] 此为烂喉痧恢复期的表现。邪毒已净，故见壮热消退，而午后低热，咽喉轻度糜烂。肺胃阴伤，故见口干唇燥，皮肤干燥而脱屑。舌红而干，脉细数，系阴津耗伤征象。

[治法] 滋阴生津，兼清余热。

[方药] 方用清咽养营汤（《疫喉浅论》）。

西洋参　生地　茯神　麦冬　白芍　天花粉　天冬　玄参　知母　炙甘草

本方的治疗重点是滋阴生津。方中西洋参、天冬、玄参、生地甘寒生津，芍药、甘草酸甘化阴，共奏养阴之效。知母、天花粉清泄余热，且能滋阴生津。茯神宁心安神，以除心烦。阴津复、余热清，则病趋痊愈。

［临床运用］如余毒仍盛者加水牛角。

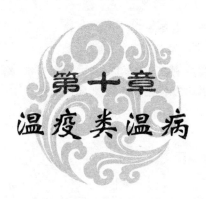

第十章
温疫类温病

第一节　温热疫

【学习目的】

1. 了解温热疫的历史沿革。
2. 熟悉温热疫的诊断和鉴别诊断。
3. 掌握温热疫发病发生、发展过程中的主要证候及其辨证治疗。

【概念、沿革与临床特点】

温热疫是由温热疠气引起的急性外感热病。特点是初起里热外发为主要证候表现，临床初起即出现但热不恶寒、头身痛、口干咽燥、烦躁便干等症状。本病四季皆可见，以春季多见。

吴又可《温疫论》是第一部论述温疫专著，提出杂气致病学说，治疗上强调以祛邪为第一要义。戴天章的《广瘟疫论》发挥温疫辨气、辨色、辨舌、辨脉、辨神、辨温病兼夹证等辨证内容，创立汗、下、清、和、补五法施治。

现代西医的春季急性传染病，如流行性感冒、流行性脑脊髓膜炎、禽流感等与本证相符者均可参考温热疫进行辨证治疗。

【病因与病机】

温热疫是因温热疫气所引起的急性外感热病。其发病较其他温热类温病发病更快，尤其是传染性更为强烈。初起即表现为里热外发，类似伏邪温病的但热不寒，头身疼痛，口干咽燥等症状。其中清代杨栗山和刘松峰所言疫病相似。诚如杨栗山所言："一切不正之气，升降流行于上下之间，人在气交中无可逃避……禽兽往往不免，而况人乎。"可见疫疠之气其传染性之强。刘松峰亦提出："以其为病，沿门阖户皆同，如徭役然。"瘟疫流行亦在兵荒天灾之年为多也。一旦流行起来却没有特殊规律可循，亦如其来无时，其着无方，无关人之强弱，血气之盛衰，有接触者皆可感染。温热疫发生虽无年岁四时，但以春夏季节为多，正气不足或体虚萎弱之人为病较重。

温热疫气多从口鼻而入，伏于体内，五脏皆可潜伏，因外感、饮食、情志皆可诱发，多从里外达于表而发病。表里上下皆可为发病之所。杨栗山云："温病因杂气拂热，自里达表，或饥饱劳碌……触动其邪"初起里热炽盛，浮越于表，突然出现恶寒，随后出现但热不寒、头痛、口干等类似于表证实非表证之症状。大部分患者在此时可缠绵数日或更久，但会突然出现病重，温热疫气充斥表里三焦之症。病邪变幻多端，时而阳明壮热，腹痛便秘，或疫毒之气充斥心经，逆乱心神，导致谵语妄言等症。

总之，温热疠气自口鼻而入，弥漫三焦，初起即表现为里热炽盛，内扰心神，迫血妄行，出现多脏器功能的病变，后期可见温热疫邪伤及气阴等症。

温热疠气——→卫气同病——→里热充斥三焦

温热疫的病机传变图

【诊断与鉴别诊断】

1. 诊断依据

（1）四时皆有，多发于春季。

（2）起病以里热外发为主要表现，突然加重出现温热疠气充斥表里三焦，并随其气出现复杂多变的病理机转。

（3）后期可见气阴两虚。

（4）有本病接触史。

2. 鉴别诊断

与暑热疫鉴别：病情均较重，见到明显的里热证候，均有传染性。不同点：暑热疫可见短暂的表证，温热疫则无。

【辨析要点】

1. 辨别病因病机及其病变部位 温热疫起病急骤，传变迅速，可在短时间内危及患者的生命。因此，宜先辨清毒邪性质，找出病因，但若一时无法查出具体病因，亦可按照叶天士卫气营血辨证理论分辨出病邪的深浅。其次要辨别具体病位，明确具体脏腑经络的病变部位。

2. 辨别毒邪属性 若发病后热势不显，症见身热不扬，全身重滞，胸脘痞闷，口渴不欲饮，舌苔厚腻等。则多为湿热疫毒之邪所致。若发病后热势明显，症见高热口渴，唇燥舌干，肌肤斑疹，小便短少，大便秘结，则多为温热疫毒之邪所致。

3. 辨清病邪预后转归 若热势由低转高，或忽然降至正常以下，神志昏迷，甚或厥脱，动风，肌肤斑疹色深稠密，甚至融合成片，均为病势加重之表现，提示预后不良。

若热势渐减，身热夜甚转为白昼亢盛，甚至无明显异常等情况。或者外发斑疹但色泽鲜明，分布稀疏，则大多提示病势有所好转，预后相对良好。

【治疗要点】

1. 治则　升阳清泻，逐邪解毒，应当根据轻重缓急和病变部位的不同救治。

2. 治法　里热疫毒轻者，可予轻清透邪，如神解散、清化汤；热毒重者，可予芳香饮、加味凉膈散之类升清降浊。温热疫后期，气阴两伤，可益气养阴。

3. 治禁　温热疫初起，有类表证，不可辛温发汗。

【主要证治】

1. 卫气同病证

[证候表现]　发热恶寒，头痛，项强，肢体酸痛，口渴唇焦，恶心、呕吐，腹胀便结，或见精神不振、嗜睡，或烦躁不安，舌边尖红，苔微黄或黄燥，脉浮数或洪数。

[病机分析]　患者发热恶寒、头痛、项强说明表证较为明显，邪郁肌表，卫阳受困。口渴唇焦，烦躁不安，舌红，则说明里热较甚，灼伤阴液，腹胀便结，乃津枯肠燥。精神不振、嗜睡，乃热甚伤津耗气所致。

[治法]　清热透表。

[方药]　增损双解散（《伤寒温疫条辨》）。

僵蚕　滑石　蝉蜕　姜黄　防风　薄荷　荆芥　当归　白芍　黄连　连翘　栀子　黄芩　桔梗　酒大黄　芒硝　石膏　甘草

[临床运用]　增损双解散广泛用于急性发热性疾病的初起即见表里热炽之症，如流行性乙型脑炎、重症流行性感冒等，辨属增损双解散证者皆可运用。如杨栗山云："余治温病，双解、凉隔愈者，不计其数。……数年以来，以二方救活者，屈指以算，百十余人。"可见此方运用之广。现代临床在应用此方时，如暑热疫初起，邪在卫气，予以表里双解，临床运用时热象较甚者可以去当归，头痛甚者可以加菊花、钩藤、葛根等，呕吐甚者可以加竹茹、苏叶等。

2. 里热充斥三焦证

[证候表现]　状热不恶寒反恶热，头痛目眩，身痛，鼻干咽燥，口干口苦，烦渴引饮，胸膈胀满，心腹疼痛，大便干结，小便短赤，舌红苔黄，脉洪滑。

[病机分析]　本证是温热疠气怫郁于里，由里外发，故状热，疫邪热攻于上，故见头身目痛，热邪干预清窍，故烦躁、鼻燥咽干，热甚于内，故见胸闷，大便干，小便短赤，舌红苔黄，脉洪滑等。所以以壮热、口渴、头痛、胸腹痛为辨证要点。

[治法]　升清降浊，透泄里热。

[方药]　升降散（《伤寒温疫条辨》）。

僵蚕　蝉蜕　姜黄　大黄　黄酒　白蜜

杨栗山用于治疗"表里三焦大热，其证不可名状者"。本方以僵蚕为君，蝉蜕为臣，姜黄为佐，大黄为使，米酒为引，蜂蜜为导，六法具备。僵蚕味辛苦气薄，喜燥恶湿，得天地清化之气，轻浮而升阳中之阳，故能胜风除湿，清热解郁，从治膀胱相火，引清气上朝于口，散逆浊结滞之痰也；蝉蜕气寒无毒，味咸且甘，为清虚之品，能祛风而胜湿，涤热而解毒；姜黄气味辛苦，大寒无毒，祛邪伐恶，行气散郁，能入心脾二经，建功辟疫；大黄味苦，大寒无毒，上下通行，亢盛之阳，非此莫抑；米酒性大热，味辛苦而甘，令饮冷酒，欲其行迟，传化以渐，上行头面，下达足膝，外周毛孔，内通脏腑经络，驱逐邪气，无处不到；蜂蜜甘平无毒，其性大凉，主治丹毒斑疹，腹内留热，呕吐，便秘，欲其清热润燥，而自散温毒也。全方以僵蚕、蝉蜕，升阳；姜黄、大黄，降阴中之浊阴，一升一降，内外通和，而杂气之流毒顿消，为治疗温疫之总方。

[临床运用] 临证治疗时，若热津伤，加天花粉、葛根等生津解肌；若病位在上焦者，加金银花、连翘、栀子、薄荷等味；如阳明热盛者可合入白虎汤等。若兼大便不通者，可予承气辈，总之以通腑泄热为要。本方的应用范围，并不局限于热甚毒甚。凡上、中、下三焦热毒所致的痤疮、溃疡、烧伤等症，均可按本化裁使用。可用于治疗各种口腔溃疡，对发热较重者，加石膏、知母等；胸膈满闷咳痰较多者，加可合用凉膈散。

第二节　暑热疫

【学习目的】

1. 了解暑热疫的历史沿革。

2. 熟悉暑热疫的诊断和鉴别诊断。

3. 掌握暑热疫发病发生、发展过程中的主要证候及其辨证治疗。

【概念、沿革与临床特点】

暑热疫是由暑热疠气引起的急性外感热病。特点是初起热毒燔炽阳明为主要证候表现，临床初起即出现高热、头身痛、斑疹出血、神昏惊厥等症状。本病四季皆可见，以夏暑多见。

余师愚著成《疫疹一得》，记载了大量暑热疫的治疗方法。王孟英、丁甘仁等亦有重要发挥。

根据本病的好发季节及临床表现，与西医学中的流行性出血热、登革热、流行性乙型脑炎等这些疾病可参考本病辨证论治。

【病因与病机】

暑热疫乃暑热疫气所引起的急性外感热病。本病多发于战乱或久旱无雨之季节。乾隆年间京都大疫,余师愚据当时特点采取相应的治疗方法治疗暑热疫取得较好的疗效。因疫气不同于一般外感六淫之邪,尤其是在气候反常之时更加容易发生。加之饮食不洁、劳倦内伤等因素导致暑热疫气在夏秋季节更容易发生。暑热疫疠之气在不同的环境之下亦可表现出不同的症状。在暑热偏盛之时表现为以热邪炽盛为主的暑热疫病,而在湿邪偏盛之时则表现为湿热性质的湿热疫病。吴又可曾举例:"昔三人,冒雾早行,空腹者死,饮酒者病,饱食者不病。"这正说明正气的强弱关系到是否染病。本病比前面一个温热疫传变更快更为凶险。暑热疫为感受暑热疫气所致,初起可表现为卫气同病,出现寒热交替,少汗,头项强痛,肢体酸痛等症状。入里可表现为胃肠湿热或阳明内结等症状,甚至出现壮热头痛,谵语如狂之症。热毒深入营血之时亦可表现神昏不语、斑疹密布等症。总之,本病发病较急,传变亦快,虽有卫气营血之阶段可分,但发病之时很快表现为营血分之证。

暑热疠气 ——→ 邪传阳明里热 ——→ 充斥三焦证
暑热疫的病机传变

【诊断与鉴别诊断】

1. 诊断依据

(1) 有强烈的传染性和流行性。

(2) 起病急,病变发展迅速,病情重。

(3) 初起无论是否兼表,皆里热炽盛,邪毒进而充斥表里上下,常常出现卫气营血数个阶段的证候。

(4) 有本病接触史。

2. 鉴别诊断

与温热疫鉴别:见温热疫。

【辨析要点】

1. 辨寒热之轻重

本病多发于战乱或久旱无雨之季节。发病之时有寒战高热、恶寒后马上出现高热者,有但热不寒者,有恶寒甚发热轻者需仔细辨别。

2. 辨邪之盛衰

病程短,时轻时重者,病势尚轻。久病不愈,身体羸弱者病势为重。

【治疗要点】

1. 治则 祛除疠气。

2. 治法 起病以阳明胃热为主,疠气很快充斥表里内外。治疗过程中,以清解阳明胃热、解除疫毒为主。

3. 治禁 暑热疫,不可辛温发汗。

【主要证治】

1. 邪传阳明

[证候表现] 壮热口渴,大汗出,舌苔黄燥,脉洪大而数。或身热烦渴,午后热甚,鼻如烟煤,腹满硬痛,通舌变黑起刺。

[病机分析] 疫毒化燥,燔炽于阳明气分。

[治法] 清热生津或急下存阴。

[方药] 白虎汤或大承气汤。

白虎汤:石膏 知母 粳米 甘草

大承气汤:大黄 厚朴 枳实 芒硝

[临床运用] 临证加减,白虎汤加味,即在白虎汤基础上加玄参、麦冬、石斛、芦根之类,以增强生津之力。若兼肺热痰咳,可加入杏仁、瓜蒌、枇杷叶、浙贝母等清肺化痰之品。若波及营血,症见身热烦渴,斑疹,出血,苔黄,舌绛者,宜用白虎加生地黄汤。

2. 里热充斥三焦

[证候表现] 状热不恶寒反恶热,头痛目眩,身痛,鼻干咽燥,口干口苦,烦渴引饮,胸膈胀满,心腹疼痛,大便干结,小便短赤,舌红苔黄,脉洪滑。

[病机分析] 本证是温热疠气怫郁于里,由里外发,故状热,疫邪热攻于上,故见头身目痛,热邪干预清窍,故烦躁、鼻燥咽干,热甚于内,故见胸闷,大便干,小便短赤,舌红苔黄,脉洪滑等。所以本证以壮热、口渴、头痛、胸腹痛为辨证要点。

[治法] 升清降浊,透泄里热。

[方药] 升降散(《伤寒温疫条辨》)。

僵蚕 蝉蜕 姜黄 大黄 黄酒 白蜜

杨栗山用本方治疗"表里三焦大热,其证不可名状者"。本方以僵蚕为君,蝉蜕为臣,姜黄为佐,大黄为使,米酒为引,蜂蜜为导,六法具备。僵蚕味辛苦气薄,喜燥恶湿,得天地清化之气,轻浮而升阳中之阳,故能胜风除湿,清热解郁,从治膀胱相火,引清气上朝于口,散逆浊结滞之痰也;蝉蜕气寒无毒,味咸且甘,为清虚之品,能祛风而胜湿,涤热而解毒;姜黄气味辛苦,大寒无毒,祛邪伐恶,行气散郁,能入心脾二经,建功辟疫;大黄味苦,大寒无毒,上下通行,亢盛之阳,非此莫抑;米酒性大热,味辛苦而甘,令饮冷酒,欲其行迟,传化以渐,上行头面,下达足膝,外周毛孔,内通脏腑经络,驱逐邪气,无处不到;蜂蜜甘平无毒,其性大凉,主治丹毒斑疹,腹内留热,呕吐,便秘,欲其清热润燥,而自散温毒也。全方以僵蚕、蝉蜕,升阳;姜黄、大黄,降阴中之浊阴,一升一降,内外通和,而杂气之流毒顿消,为治疗温疫之总方。

［临床运用］临证治疗时，若热津伤，加天花粉、葛根等生津解肌；若病位在上焦者，加金银花、连翘、栀子、薄荷等味；如阳明热盛者可合入白虎汤等。若兼大便不通者，可予承气辈，总之以通腑泄热为要。本方的应用范围，并不局限于热甚毒甚。凡上、中、下三焦热毒所致的痤疮、溃疡、烧伤等症，均可按本化裁使用。可用于治疗各种口腔溃疡，对发热较重者，加石膏、知母等；胸膈满闷咳痰较多者，加可合用凉膈散。

第三节　湿热疫

【学习目的】

1. 明确本病的病因病机、初起证候及其辨证治疗。
2. 掌握本病的诊断和鉴别诊断。
3. 掌握本病发生、发展过程中的主要证候及其辨证治疗。

【概念、沿革与临床特点】

湿热疫是由湿热性质的疫气所引起的急性外感热病。其特点为初起以疫气遏伏膜原的表现为主要证候。发病一般不拘年份、季节和地域，但以东南沿海和岭南一带雨水较多湿热气候季节多见。

明末医家吴又可，亲身经历了崇祯辛巳疫病的流行，将临床治疗体会写成《瘟疫论》一书，是第一部论述温疫的专著，主要阐述了湿热秽浊之疫气所引起的疫病在病因、病机、传变上的特点，并创立疏利透达法祛除疫邪，为温病学说的建立做出了巨大贡献。吴师认为湿热疫"感天地之疫气，在岁运有多寡，在方隅有厚薄，在四时有盛衰。此起之来，无论老少强弱，触之者即病。邪从口鼻而入，则其所客，内不在脏腑，外不在经络，舍于夹脊之内，去表不远，附近于胃，乃表里之分界，是为半表半里，即《针灸》所谓横连膜原是也"。可见，湿热疫戾之邪来势凶猛，从口鼻而入，初起病机即非在表，亦非在里，而是在半表半里之膜原。在吴又可《温疫论》影响下，继之而起研究者层出不穷。如清代戴天章编著的《广瘟疫论》，即是在《温疫论》基础上，对瘟疫的辨证施治广为发挥，特别在辨气、辨色、辨舌、辨脉、辨温病兼夹证等方面尤有心得，并立汗、下、清、和、补五法施治。刘奎撰《松峰说疫》，沿袭吴又可瘟疫学说，新组"除湿达原饮"，明确以湿热相称，为瘟疫的分类奠定了基础。此外，陆九芝、何廉臣等亦有所发挥，进一步丰富了本病辨证论治的内容。

根据湿热疫的流行特点、发病方式和临床表现，西医学中的霍乱、急性肝炎、流感等疾病，凡具有湿热疫特征者，可参考本病辨证论治。

【病因与病机】

湿热疫的外因是具有湿热性质的疫气。这类疫气是引起湿热疫发病的主要原因。湿热疫不同于一般意义上的外感六淫致病之概念，与时气、伏气等诸学说也不尽相同，而属疫气致病的范畴。疫气的产生与气候条件、地理环境、卫生条件、生态环境等诸多自然和社会因素有关。《温疫论》曰："疫气者亦杂气中之一，但有甚于他气，故为病颇重，因名之疫气。"此类疫气引起发病与正气强弱、感邪轻重密切相关。如正气相对充足，感邪较轻，不一定发病，即使发病也较为轻浅；如元气匮乏，感邪有重，则为病深重。如《医学原理》所说"夫瘟疫之病，乃天地不时之疫气……如体气壮盛之人感之浅者，轻而易疗，若元气虚败，感之深者，重而难愈。"因此，正气不足，抗病能力低下，又是湿热疫发病的内因。另外，发病轻重与疫气致病力强弱有关，若致病力强者，无论体质强弱，一经感染即可发病，即《温疫论》所谓"老幼强弱，触之者即病"。

湿热性疫气多从口鼻而入，侵入人体之初，病邪即非在表，亦非在里，而是遏伏表里分界之膜原，影响气机之出入。由于疫气种类不同，所伤轻重不一，体质强弱差异，病理演变亦当有别。所谓出表，系指轻浅之证，稍加治疗病邪即可外出，疾病向愈。而受邪深重，或元气不支者，病邪势必由膜原直走中道，内传入里，而犯及脾胃、大小肠、三焦等脏腑。溃离之邪内传脾胃，与积滞夹杂，无路而出，愈蒸愈闭，则胶闭大肠；损伤脾胃，波及大肠、小肠，导致清浊相干，升降失常而吐泻交作；疫毒夹秽浊或夹冷气过重，郁闭中焦，气机窒塞而上下不通，病势深重；若平素脾虚湿盛，疫毒内传，困遏脾土则反侮肝木。若疫毒遏伏而无出路，夹秽浊蒸郁波及营血，则病三焦俱急，甚则邪入心脑。疫毒化燥，内传阳明，或显热盛伤津之证；或成邪结腑实之候。阴津耗竭则有亡阴之变，津液耗竭严重者，筋脉失于濡养，可引起肢体拘急，均为险恶之证；病情不能控制，进而阴损及阳，阴竭阳脱，又有性命之虞。病久深入厥阴，主客浑受，络脉凝滞，正衰邪恋而为痼疾。诊治恰当，客邪早逐，未行化燥而转入恢复期，则与一般湿热类温病转归相近。如果化燥深入营血，却与暑燥疫营血证病机相似。

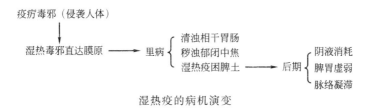

湿热疫的病机演变

【诊断与鉴别诊断】

1. 诊断依据

（1）具有强烈的传染性和流行性，应根据流行特点作为重要诊断依据。

（2）起病急，病情重，病初多见邪伏膜原证候。

（3）病程中易见脾胃、大小肠，或流连三焦气分证候。

2. 鉴别诊断

湿热疫与四时温病的鉴别

鉴别要点	四时温病	湿热疫
季节性	有较明显的季节性	季节性不太明显
起病	起病比湿热疫缓慢	起病急骤
病机传变	大多循序渐进	传变较快
病情	病情相对较轻	病情凶险
传染性和流行性	一般不造成明显的流行	具有强烈的传染性和流行性

【辨析要点】

1. 湿热疫初始多以憎寒而后发热，头身疼痛，乏力，舌白腻为特点。

2. 因感邪轻重而膜原之证不尽相同，苔薄白而腻，发热不甚，脉不数者，为病较轻；身热持续，苔白腻厚如积粉，脉不浮不沉而数，则为病重；其中，白苔薄与厚是辨别轻重的关键。

3. 注意演变：疫气溃离膜原，必行传变，不外出表、入里两种趋势。出表，系指轻浅之证，稍加治疗病邪即可外出，疾病向愈。受邪深重，或元气不支者，病邪势必有膜原直走中道，内传入里，而犯及脾胃、大肠、小肠、三焦等脏腑。

【治疗要点】

1. 治则　初起疫气遏伏膜原，治宜疏利透达；溃离膜原，传变入里，依其入里，随证变法，以驱赶邪气为主，兼顾气阴。

2. 治法　胶闭大肠者，直行导滞通腑驱邪，轻法频下。疫秽郁闭中焦，辟秽解毒，利气宣中。疫困脾土，渗利驱邪。疫漫三焦，波及营血，须芳化解毒，渗利驱邪，清凉并施；邪入心脑，开窍为先，以复苏心神为急。阳明热盛，则清热生津；邪结肠腑，宜攻下逐邪。耗气亡阴，急益气养阴，生津救逆；阴竭阳脱，速予益气固脱，回阳救逆。

【主要证治】

1. 邪遏膜原

[证候表现] 初始憎寒而后发热，后但热不寒，昼夜发热，日晡益甚，头痛身痛，脉不浮不沉而数，舌苔白厚腻如积粉，舌质红绛。

[病机分析] 湿热疫初起，虽显寒热、头身疼痛，然其脉不浮不沉，说明邪不在表，又未深入，而是疫毒郁遏表里分界之膜原；加之舌苔白厚腻如积粉，舌质红绛，脉数。与伤寒初起明显不同，乃湿热疫秽浊之邪遏阻膜原之象。

[治法] 透邪膜原，疏利化浊。

[方药] 达原饮（《温疫论》）。

槟榔　厚朴　草果　知母　芍药　黄芩　甘草

水煎服。

本方药用槟榔、厚朴、草果温运流畅气机，疏其郁滞，使疫毒溃败，速离膜原；知母、芍药和营血而护阴；黄芩泻蕴热；甘草和中，共奏疏利透达之功效。

[临床运用] 秽浊内盛，选加藿香、石菖蒲、六一散等；疫毒游溢诸经，当随经引用：溢于少阳，胁痛，呕而口苦加柴胡；溢于太阳，腰背项痛加羌活；疫毒传脾，胶闭大肠宜枳实导滞汤加减。

2. 清浊相干证治

[证候表现] 发热较重，即见暴吐暴泻，甚则呕吐如喷，吐出酸腐物，夹有食物残渣，泻下物热臭，呈黄水样，甚如米泔水，头身疼痛，烦渴，脘痞，腹中绞痛阵作，小便黄赤灼热，舌苔黄腻，脉濡数；甚或转筋，肢冷腹痛，目陷脉伏。

[病机分析] 湿热秽浊疫邪，由膜原直走中道，邪正清浊相干胃肠是病机关键。郁阻中焦，升降失常，即暴吐暴泻；腐熟运化失司，则吐出食物残渣下迫大肠，则泻下物热臭，呈黄水样。本证诸多征象皆为湿热秽浊郁滞，趋于化热伤津之势。如津伤严重则会出现转筋；阴损及阳则肢冷腹痛，目陷脉伏等，皆为正气严重耗伤之象。

[治法] 芳香化浊，分利逐邪

[方药] 燃照汤

黄芩　山栀子　厚朴　佩兰　滑石　豆豉　半夏　白豆蔻

本方以黄芩、栀子、滑石清热解毒利湿；佩兰、半夏、厚朴、白豆蔻、豆豉芳香辟秽化浊，对吐利较甚者用之颇佳。

[临床运用] 如脘闷较甚，汤药难进，可先服用玉枢丹。苔腻而厚浊者，去白豆蔻，加草果。脘痞、干呕甚，重用厚朴、白豆蔻加竹茹；热甚者，用甘露消毒丹或白虎汤、竹叶石膏汤加减；兼夹食滞者，可选神曲、山楂；小便短少，加通草、车前草；手足逆冷，腹痛自汗，口渴，口唇指甲青紫，小便黄赤，六脉俱伏，为热深厥深，真热假寒，应加用生石膏、竹叶、天花粉，清热生津，补益气阴。

3. 秽浊郁闭中焦证治

[证候表现] 发热，卒然腹中绞痛，痛甚如刀割，欲吐不得吐，欲泻不得泻，烦躁闷乱，则面色青惨，昏聩如迷，四肢逆冷，头汗如雨，舌淡苔白，脉沉伏。

[病机分析] 湿热秽浊疫毒闭阻中焦气机所致，称为"干霍乱"。邪正抗争而发热；郁闭中焦，气机窒塞，上下不通，则卒发腹中绞痛，甚如刀割，欲吐不得吐，欲泻不得泻，浊邪壅闭，阳气失其舒展，故烦躁闷乱；疫秽郁阻，中阳闭塞，气机逆乱，则面色青惨，昏聩如迷，四肢逆冷，头汗如雨。

[治法] 解毒辟秽，芳香开闭。

［方药］玉枢丹、行军散。

玉枢丹

山慈姑　续随子霜　红芽大戟　麝香　文蛤

行军散

西牛黄　当门子　珍珠　冰片　硼砂　雄黄　火硝　金箔

玉枢丹具有辟秽化浊，开窍阻邪功效，宜治疗疫毒霍乱中道闭阻，欲吐不得吐，欲泻不得泻之证。行军散解毒辟秽、芳香开闭，为治疗窍闭神昏，厥逆脉伏的良药。

［临床运用］腹胀较重，欲便不能，加用乌药、沉香、厚朴以破气散滞；汤药并进，而仍欲吐泻不得出者，加用厚朴汤治之；如小便不通，加用冬葵子、滑石以利尿通浊；如吐泻已通畅，病势见减，可用藿香正气散以善其后。

4. 疫困脾土证治

［证候表现］起病缓慢，胁肋胀痛，脘痞腹胀，纳谷不馨，口不渴，身重乏力，便溏，或有发热，头痛，恶心，呕吐，苔白腻。

［病机分析］—因内有脾虚，复感湿热性疫气所致。内外相引，困遏脾土，脾病及胃，水谷运化失司，气机升降失常，所致本证表现。

［治法］解毒辟秽，运脾渗利。

［方药］胃苓汤。

苍术　厚朴　陈皮　甘草　生姜　大枣　桂枝　白术　泽泻　茯苓　猪苓

方中苍术与厚朴有较强化浊解毒作用，陈皮、生姜、大枣、甘草，理气和中。苔白厚腻，脾胃症状突出者，适用本方。

［临床运用］兼热象者，去桂枝加黄柏、茵陈、赤芍等。腻苔滑润，脉沉弱，为中阳素虚，可加制附子。

5. 疫漫三焦

［证候表现］身大热，烦躁，胸闷腹胀，呕吐，大便秘结，小便黄赤，黄疸迅速加深，舌质红绛，苔黄腻或干燥，脉滑数，甚则神昏谵语，抽搐，便血，溺短赤等。

［病机分析］身热为疫毒热盛所致，病势欲陷心包则烦躁；浊气不降，气机郁滞而生闷胀呕吐损伤津液，导致大便秘结，小便黄赤；疫毒深伏，失于清利，毒瘀互结，使得黄疸迅速加深，余证候表现则提示气分未尽，已有深入营血之势。

［治法］解毒逐邪，凉血护阴，清心开窍。

［方药］甘露消毒丹。

本方清宣芳化，通利三焦疫毒，适宜病在气分者。

神犀丹

犀角（水牛角代）　石菖蒲　黄芩　粪清　连翘　鲜生地　银花露　板蓝根

豆豉　玄参　天花粉　紫草

神犀丹凉血护阴，解毒开窍，主治邪入血分者。

［临床运用］高热持续，出血发斑加西牛黄、焦栀子、牡丹皮和紫草以清热解毒，凉血止血。烦躁，时有谵语，加郁金和石菖蒲，痰瘀同治。若神昏抽搐，为内陷厥阴，"须用牛黄丸、至宝丹之类以开其闭"。

第四篇

名著选读

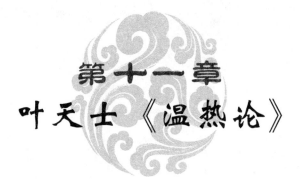

第十一章
叶天士《温热论》

【学习目的】

1. 了解叶天士《温热论》的主要学术思想和对温病学的主要贡献。
2. 掌握温病的传变和辨治规律。
3. 明确温病与伤寒在临床表现、治法等方面的区别。
4. 了解辨斑疹、白㾦、辨舌、验齿的诊断要点和相应治法。
5. 熟悉《温热论》第1～10条的主要内容，并背诵原文。

第一节　叶天士《温热论》简介

　　《温热论》作者叶桂，字天士，号香岩。因毕生诊务繁忙，较少著作，本篇为门人顾景文"信笔记录"而成，首见于《临证指南医案》，刊行于1766年。
　　由于该篇首次较系统地论述了温病学的基础理论和证治要点，所以被称为温病学的奠基之作，为中医学者必读。《温热论》内容涉及温病学基本理论的各个方面，如温病的病因、感邪途径、病机、分类、诊法、辨证、治法、预后等。具体来说有以下几个方面：①阐明了温病的发生发展规律，指出了温病的病因、感邪的途径及传变形式。②创卫气营血理论，发展和完善了温病各阶段的治疗法则，奠定了温病学辨证论治的理论基础。③辨明温病与伤寒之异。④丰富和发展了温病诊断学的内容，如辨舌验齿、辨斑疹、白㾦。⑤论述了妇人温病的证治特点。
　　本章以华岫云《临证指南医案》中的《温热论》为据，共列37条，归类分析，原文后编号为原著的原文序号。

第二节　《温热论》原文类编

一、温病大纲

　　【原文】 1. 温邪上受①，首先犯肺，逆传心包。肺主气属卫，心主血属营，

辨营卫气血虽与伤寒同，若论治法则与伤寒大异也。(1)

【词解】

①上受：指邪气侵入途径为口鼻和感受部位为肺。口鼻为清窍，在人体的上部；肺如华盖，位置最高，居脏腑之首。所以说是上受。

【解析】本节概括地指出了外感温热的发病机转、传变趋向以及寒温治法的区别等，具有纲领性的意义。

1. 提出"温邪上受，首先犯肺"的发病机转。因肺合皮毛，主人身之表，且肺位最高，邪必先伤，所以外感温热之邪，必然首先侵犯于肺而出现肺卫见症。

2. 温病邪在肺卫，病尚轻浅，如治疗得法，可使邪从外解；如邪不外解，则可由肺而内陷心包，造成病情恶化，称为"逆传"。温病的顺传，当是指上焦肺卫病邪下传中焦阳明气分而言，也就是病情逐步发展。反之，肺卫病邪径自内陷于心包，是病情的急剧转变，病势凶险，故称为"逆传"。

肺与心包同居上焦，所以温邪犯肺与逆传心包，是温病邪在上焦的两大类型。由于肺、心包与卫气营血在生理上有着内在联系，所谓"肺主气属卫，心主血属营"，因此肺与心包的病变也必然要影响卫气营血功能的失常，从而反映出浅深不同的证候类型。

3. 温病与伤寒同为外感热病，在发展过程方面，亦同是由表入里、由浅入深。伤寒虽以六经辨证，但其中亦结合卫气营血辨别浅深，虽然其辨卫气营血的意义与温病有所不同，但总的精神亦都不外为了明确病变的浅深轻重。然而，温病与伤寒性质毕竟有所不同，尽管辨证的精神是一致的，但在具体施治方法上则有所区别，所以叶氏强调指出"辨营卫气血虽与伤寒同，若论治法则与伤寒大异也。"

【原文】 **2.** 大凡看法，卫之后方言气，营之后方言血。在卫汗之可也，到气才可清气，入营犹可透热转气，如犀角、玄参、羚羊角等物，入血就恐耗血动血，直须凉血散血，如生地、丹皮、阿胶、赤芍等物。否则前后不循缓急之法，虑其动手便错，反致慌张矣。(8)

【解析】本节概括论述了"卫气营血"病机的浅深层次及其治法。

卫气营血标志着病变浅深轻重的不同程度和阶段。一般来说，卫分证多较轻浅，气分证为邪已传里，病势较重，营分证为邪已深入，病势更重，血分证为邪更深一层，最为严重。至于其治疗方法原则上是：卫分证治宜汗解，气分证清气泄热，营分证清营透热，以冀邪热透出气分而解，血分证则须凉血散血。这是根据"卫气营血"证候的不同病理机转而确定的治法因此临床上必须辨证清楚，治疗方不致误。

二、邪在肺卫

【原文】3. 盖伤寒之邪留恋在表，然后化热入里，温邪则热变最速。未传心包，邪尚在肺，肺主气，其合皮毛，故云在表。在表初用辛凉轻剂。挟风则加入薄荷、牛蒡之属，挟湿加芦根、滑石之流。或透风于热外①，或渗湿于热下②，不与热相搏，势必孤矣。（2）

【词解】

① 透风于热外：是指治风热在表的一种方法。即于辛凉清泄中加入薄荷、牛蒡等疏风之品，使风从外解，热自易清。

② 渗湿于热下：是指治湿热之邪为病的方法，即用芦根、滑石之类，使湿从下利，则湿去热孤，热自易解而病可愈。

【解析】本条首先指出伤寒与温病的传变区别，继之着重论述温邪"在表"的治疗方法。

首条原文指出温病与伤寒治法大异。伤寒是感受寒邪所致，寒性阴凝，初起留恋在表，郁遏卫阳，必待寒郁化热后始传变入里。而温为阳邪，传变迅速，所以初起虽邪亦在表，但一般过程较短，很快即传变入里。温邪虽"热变最速"，但初起邪尚在肺未传心包之际，其证亦属邪在卫表，故温邪犯肺即属表证。凡病邪在表，治疗总宜辛散之品，解表透邪。因温属阳邪故只宜辛凉之剂，如金银花、连翘、豆豉之类以宣泄肺卫邪热。因病在上焦肺卫，用药宜取轻灵以利于透邪外达，切不可过分寒凉以免遏伏病邪而反不易透解。至于麻、桂等辛温发表之剂，则尤属禁忌，否则势必导致温邪化火化燥而产生严重病变。临床并须根据温邪挟风、挟湿的不同情况而随证加减。如温邪挟风的，辛凉泄热中须酌加疏散风热之品如薄荷、牛蒡之类；如温邪夹湿的，则又须于泄热中佐以甘淡利湿之品，如芦根、滑石等味。风从外解，湿从下泄，则不致与热相搏结，而邪势孤立而易于分解。

【原文】4. 不尔，风挟温热而燥生，清窍必干，为水主之气不能上荣，两阳相劫也。湿与温合，蒸郁而蒙蔽于上，清窍为之壅塞，浊邪害清也。其病有类伤寒，其验之之法，伤寒多有变证，温热虽久，在一经不移，以此为辨。（3）

【解析】本条承接上文进一步论述"风夹温热"和"湿与温合"的病机证候特点，以及与伤寒的辨别。

温热有夹风夹湿之分。治疗应予辛凉剂中分别伍以透风、渗湿之品，以使邪势孤立。否则风与温热相搏，势必化燥伤津而导致清窍干燥。因风与温热均属阳邪，两阳相合，风火交炽，津液必受劫灼而不能上荣，以致出现鼻燥、唇干、口渴等清窍干燥征象。若湿与温合，蒸郁不解，清阳被其蒙蔽而不能上升，则可导致头目不清、昏重如裹、两耳失聪、鼻塞等所谓"清窍壅塞"征象。因湿为重浊之邪，极易阻遏清阳之气而致头面清窍蒙蔽不清，故谓之"浊邪害清"。这与风挟温热"两阳相劫"而致的"清窍必干"，显有不同，临床不难区别。

湿与寒均属阴邪，故湿与温合的初起证候，某些方面与伤寒颇为类似，但其证候性质截然不同。伤寒初起虽寒邪留恋在表，但一旦寒郁化热即可内传入里，而致证候不断演变。而湿与温合的温热夹湿证，相对来说则传变较慢，因湿为阴邪，腻滞难化，故留恋太阴气分阶段较长，湿热始能化燥传变，所谓"温热（即指温热夹湿）虽久在一经不移"就是这个意思。

三、邪陷营血

【原文】5. 前言辛凉散风，甘淡驱湿，若病仍不解，是渐欲入营也。营分受热，则血液受劫，心神不安，夜甚无寐，或斑点隐隐，即撤去气药①。如从风热陷入者，用犀角、竹叶之属；如从湿热陷入者，犀角、花露②之品，参入凉血清热方中。若加烦躁，大便不通，金汁③亦可加入，老年或平素有寒者，以人中黄代之，急急透斑为要。(4)

【词解】

① 撤去气药：指除去治疗邪在卫分所用的透风渗湿药。

② 花露：是用花类药物置水上蒸发，取其蒸出的汽水用。这里指菊花露，或金银花露。

③ 金汁：又称粪清。系粪水过滤后，装入新瓦罐里密闭埋在地下经年后取出，性苦寒。古代医家多用以治疗温热病热毒亢盛者，今已不用。

【解析】本条论述温邪入营的主证和治疗大法。

前条指出：温邪夹风者治以辛凉散风，夹湿者佐以甘淡利湿，这是温热初起邪在肺卫的治疗大法，一般病邪多能及时外解。但临床亦有按法治之而病仍不解的，则势必内传入里，有可能内陷营分而致病情发生急剧变化。

营血同居脉中，周流全身。营血受热，则血液必受劫灼，以致外溢肌肤，而成斑点隐隐。"心主血属营"，热入营分势必扰乱心神，以致心神不安，而见夜甚无寐。此外，尚可见身热夜甚，口干不甚渴饮，舌质红绛，甚或时有谵语等证。

热邪由气分传入营分，当以清凉营血，泄热透邪为治。犀角为治疗热入营血的主药，功能清营凉血，解毒化斑，并具有透邪外泄的作用。如营分之邪属风热陷入者，宜在清营凉血剂中加入轻透泄热之品，如竹叶之类；如系温热夹湿陷入者，可加花露等清泄芳化之品。若证见烦躁，大便不通，则为热毒壅盛闭结于里的表现，治疗可加用金汁以清火解毒。金汁性极寒凉，对于老年阳气不足或素体虚寒的患者不可轻用，如证情需要，可用人中黄代替以清解热毒。营血热毒外达，则斑疹易于透露；而斑疹透露则邪有外达之机。所谓"急急透斑"，就是指通过清营泄热凉血解毒，而使邪热外达，斑疹透露。

四、流连气分

【原文】7. 若其邪始终在气分流连者，可冀其战汗①透邪，法宜益胃，令邪与汗并②，热达腠开，邪从汗出。解后胃气空虚，当肤冷一昼夜，待气还自温暖如常矣。盖战汗而解，邪退正虚，阳从汗泄，故渐肤冷，未必即成脱证。此时宜令病者，安舒静卧，以养阳气来复，旁人切勿惊惶，频频呼唤，扰其元神，使其烦躁，但诊其脉，若虚软和缓，虽倦卧不语，汗出肤冷，却非脱证；若脉急疾，躁扰不卧，肤冷汗出，便为气脱之证矣。更有邪盛正虚，不能一战而解，停一二日再战汗而愈者，不可不知。(6)

【词解】

① 战汗：即突然发生战栗而后全身汗大出的一种表现，多见于温病气分阶段。

② 邪与汗并：指温邪入侵，阳气奋起抗邪，蒸腾汗液，使邪气并入汗液，而从皮肤外泄。

【解析】本条论述温邪流连气分产生战汗的机制、特点以及治疗、护理等问题。

按照温病的一般传变过程，温邪由卫入气后，如不得及时外解，则每易内传入营入血。如邪入气分后既不外解，亦不内传入营入血，而始终在气分流连，则说明机体正气犹未虚衰，抗邪能力尚盛。在这种情况下，可望通过战汗而使邪热外解。可以轻清之品清热生津，宣展气机，并注意饮入汤水，使气机宣通，津液充足，热邪外达，腠理开畅，邪热随汗出而外解。所谓"法宜益胃"即是清胃热养胃阴之意。战汗是温病过程中正气抗邪外出的一种表现，其特点是：先全身战栗，甚至肤冷脉伏；战而不久，即全身大汗。因邪在气分流连正气尚未虚衰，故通过适当治疗后犹有可能奋起抗邪。正气驱邪力透重围，因而出现全身战栗之象，随着正胜邪却，热邪外达，腠理开畅，即全身大汗。在一般情况下，邪热多能随汗而外解。战而汗解之后，由于阳气外泄，肌肤一时失却温养，故在战汗后一昼夜左右的时间内患者往往肌肤较凉，这是暂时的阳虚现象，一般不致形成脱证。一俟阳气恢复，肌肤即可温暖如常。此时护理甚为重要。因为战汗之后，邪热虽解而正气亦虚，患者多表现神倦、欲寐、肤冷、不语等征象，故应让患者安静舒适的卧床休息，以使阳气逐渐恢复，切不可一见其倦卧不语，汗出肤冷，便误认为脱证，以致惊惶失措，频频呼唤，这样反会扰其元神，使其烦躁，不利于机体恢复。当然，战汗过程中亦有少数因正气不支而导致外脱的。临床辨证掌握脉象变化，结合观察神情，是辨别战汗后阳气暂虚与阳气外脱的一个重要环节。凡战汗后，脉象虚软和缓，神静倦卧的，是邪退正虚表现；若战汗后脉象急疾，神情躁扰不安，肤冷而仍然汗出不止的，则为正气外脱的危重症象。

此外，临床上还可能出现这样一种情况，由于邪热较甚而正气相对不足，以致一次战汗不足以驱除全部病邪，而须待一、二日，正气渐复，再次战汗而获愈。

五、邪留三焦

【原文】8. 再论气病有不传血分，而邪留三焦，亦如伤寒中少阳病也。彼则和解表里之半，此则分消上下之势，随证变法，如近时杏、朴、苓等类，或如温胆汤之走泄。因其仍在气分，犹可望其战汗之门户，转疟之机括①。(7)

【词解】

① 战汗之门户，转疟之机括：战汗之机在气分，而汗之门户在体表，转疟之机括则在少阳。病邪留恋少阳三焦，久郁不解，既未陷入下焦，说明正气尚可托邪外出，故有战汗。这时就可打开战汗之门户，疏利少阳的枢机，使邪向上向表外出。

【解析】本条论述气分之邪不传血分而留于三焦的病机和治法。

温邪流连气分而不内传营血，临床除可产生战汗外，还往往可留于少阳三焦。三焦主全身上中下之气机升降出入，司通行水道。故气分之邪，流连不解每易导致三焦化气行水功能的失调。气化不行，水道不利，则津液不能正常布化，以致积聚为痰，潴留为湿。所以邪留三焦，多有痰湿内阻，气机不利的表现。其证常见寒热起伏，胸闷、脘痞、腹胀、小便短少、舌苔厚腻等。本证从病位浅深、病势进退上看，与《伤寒论》所述之少阳证虽有些类似，但其病机实不相同。《伤寒论》之少阳证为邪在半表半里，胆热上炽，枢机不利，故治予和解之法以解半表半里之邪；而邪留三焦证则属邪阻上中下三焦气机，痰湿内阻，气化不利。所以治须分消走泄之法，以宣展三焦气机，分消上下之邪。药如杏、朴、苓之开上、宣中、渗下，或温胆汤之展气化痰，临床皆可随证选用。但须注意的是，上述方药作用主要在于宣展气机，利湿化痰，故临床只适用于气机不利痰湿内阻之证；若热邪流连气分，热炽津伤而无痰湿内阻者则不可应用，而当以清气养津之法为治。同样，邪留三焦气滞痰阻之证，亦忌用寒凉清气之品，以免凉遏冰伏之弊。

六、里结阳明

【原文】9. 再论三焦不得从外解，必致成里结。里结于何，在阳明胃与肠也。亦须用下法，不可以气血之分，就不可下也。但伤寒邪热在里，劫烁津液，下之宜猛；此多湿邪内搏，下之宜轻。伤寒大便溏为邪已尽，不可再下；湿温病大便溏为邪未尽，必大便硬，慎不可再攻也，以粪燥为无湿矣。(10)

【解析】本条论述三焦之邪里结阳明的病位及其治法。

气分之邪留于三焦，如能及时投以分消走泄之法，其邪多可从外而解。若三焦之邪不能及时外解，则势必入里内结阳明，结于上者病位在胃而成痞满结胸，结于下者病位在肠而成腑实之候。

三焦之邪里结阳明，不可囿于温病以卫气营血分证施治而不予攻下。但三焦气分之邪里结阳明，与伤寒表邪入里腑实燥结的证情毕竟有所不同，所以下法的具体运用亦有区别。一般说，伤寒腑实证为表邪化热传里，劫烁津液而致燥屎内结，故攻下宜峻宜猛，以奏急下存阴之效；而三焦之邪里结阳明，多属湿热积滞搏结肠腑而非燥屎内结，故攻下宜轻宜缓，以达到导泄湿热积滞的目的。由于伤寒阳明腑实属燥屎内结，所以攻下后一旦大便转溏，则为燥结已除，邪热得解，便不可再继续攻下；而三焦之邪里结阳明则与此相反，大便溏正是湿滞搏结肠腑的表现，必待大便转硬方是邪尽的标志，而不可再予攻导湿滞，因为"粪燥为无湿矣。"

【原文】10. 再人之体，脘在腹上，其地位处于中，按之痛，或自痛，或痞胀，当用苦泄，以其入腹近也。必验之于舌：或黄或浊，可与小陷胸汤或泻心汤，随证治之；或白不燥，或黄白相兼，或灰白不渴，慎不可乱投苦泄。其中有外邪未解，里先结者，或邪郁未伸，或素属中冷者，虽有脘中痞闷，宜从开泄，宣通气滞，以达归于肺，如近俗之杏、蔻、橘、桔等，是轻苦微辛，具流动之品可耳。(11)

【解析】本条论述湿热痰浊搏结胃脘的证治及其辨证要点。湿热浊邪结于阳明，病位偏于上者则结于中焦胃脘而成痞满结胸之证。胃脘位于上腹，地处中焦。湿热或痰热阻结于内，则气机郁滞不通，以致胃脘部疼痛或压痛或痞闷胀满。其舌苔必见黄浊，乃湿热痰浊互结之征。施治当用苦寒泄降之法以达邪下行。因本证较之邪结肠腑病位虽然偏上，但亦属中焦范围，且胃肠相连，邪结胃脘病位距离腹部肠腑已近，已无可能从上而解，所以治疗当用苦泄之法以因势利导，使之下达，如小陷胸汤或泻心汤之类随证选用。

本证为湿热痰浊阻结胃脘，治宜苦降之法。如见症虽有脘中痞闷，但舌苔白而不燥，则为痰湿内阻而无热象的表现；如舌苔黄白相兼，则为邪虽里结而表犹未解；若舌苔灰白而不渴，则又系中阳不运，阴邪凝滞之象。凡此种种，虽均有脘中痞闷之症，但均非湿热痰浊阻结之象，所以治疗均不可乱投苦寒泄降之法，以免引邪深入，损伤中气，反致病情严重。而当以开泄为治，选用轻苦微辛之品如杏仁、白豆蔻、橘皮、桔梗等，以宣开上焦气机，透邪外达。临床并视具体证情灵活加减。如表未解者可稍加透表之品，痰湿重的佐以燥湿化痰之品，中阳不运，阴邪凝滞的可加用温通之品。

【原文】11. 再前云舌黄或浊，须要有地之黄。若光滑者，乃无形湿热中有虚象，大忌前法。其脐以上为大腹，或满或胀或痛，此必邪已入里矣，表证必无，或十只存一。亦要验之于舌，或黄甚，或如沉香色，或如灰黄色，或老黄色，或中有断纹，皆当下之，如小承气汤，用槟榔、青皮、枳实、元明粉、生首乌等。若未见此等舌，不宜用此等法，恐其中有湿聚太阴为满，或寒湿错杂为痛，或气壅为胀，又当以别法治之。(12)

【解析】本条先承接上条进一步指出运用苦泄法的舌诊要点，而后论述邪已入里治当攻下的辨治要点。

如前所述，凡脘中痞闷胀疼须用苦泄法治疗的，舌苔必见黄浊。但黄浊舌苔亦有多种表现，凡属适用苦泄法治疗的，其黄浊舌苔必须是有根之黄，紧贴舌面，刮之不去，才是湿热痰浊阻结胃脘的实结之征；若舌苔黄而光滑或松浮无根，刮之即去，则为无形湿热之邪交蒸而中无实结之象，治疗切忌使用苦泄之法，以免损伤中气，引邪内陷。大腹为肠腑所居之地，温病过程中如见腹部胀满疼痛，则多为表邪入里，内结肠腑，腑气失于通降的表现，其时表证大都已解，或十分之中仅存一分。但临床辨证，亦须观察舌苔表现方可确诊。凡属里结成实的腹部胀满疼痛之证，其舌苔必见深黄，或如沉香之色，或呈灰黄色，或为老黄色，或焦黄而中有断裂纹路。此均属腑实燥结之象，故治疗皆当应用攻下之法，方如小承气汤或选用槟榔、青皮、枳实、元明粉、生首乌等品，以下燥屎、导实滞、泻实热。若证候虽见腹部胀满疼痛，但无上述舌苔变化，说明病非阳明腑实，治疗自不宜攻下。究其原因，可能因湿邪停聚，脾失健运而致腹满，或由寒湿错杂，凝滞于中而致腹病的，也可因气机壅滞，引起腹胀。治疗当根据不同证情，采用相应的治法。

七、论湿

【原文】12.且吾吴湿邪害人最广，如面色白者，须要顾其阳气，湿胜则阳微也，法应清凉，然到十分之六七，即不可过于寒凉，恐成功反弃，何以故耶？湿热一去，阳亦衰微也；面色苍者，须要顾其津液，清凉到十分之六七，往往热减身寒者，不可就云虚寒而投补剂，恐炉烟虽熄，灰中有火也，须细察精详，方少少与之，慎不可直率而往也。又有酒客里湿素盛，外邪入里，里湿为合。在阳旺之躯，胃湿恒多；在阴盛之体，脾湿亦不少，然其化热则一。热病救阴犹易，通阳最难。救阴不在血，而在津与汗；通阳不在温，而在利小便，然较之杂证，则有不同也。(9)

【解析】本条专论温邪致病的特点、治病注意环节及发病机制等问题。

苏州地处江南水乡，雨多湿重，故湿邪致病为害甚广。临床除要正确掌握方药的运用外，还须注意患者的体质情况。如患者面色㿠白则说明素体阳气不足，治疗时就须注意顾护阳气。因湿为阴邪本易伤阳，而阳虚之体感受湿邪，则阳气尤易损伤，所谓"湿胜则阳微"就是这个意思。故临床治疗湿邪化热证候，在使用寒凉之法时，务须适可而止。如患者面呈苍色，则多为素体阴虚的表现，治疗中又须注意顾护津液。因阴虚之体，内火偏旺，感受湿热之邪后易于化燥化火，故临床使用清凉药物使邪热渐解，但正虚未复，患者呈热退身寒时，亦不可骤进温补之剂。恐余邪未尽，内火未除，早进温补，导致余热复炽。如临床经过精心诊查，详细辨察，确诊证属邪退正虚而治须调补者，用药亦应从小剂开始，即所谓"少少与之"，切不可骤进大剂温补之品，以免损阴助火。

湿有内湿外湿之分。外湿与时令气候有关，内湿多因饮食不节，脾胃失健，内蕴而生。两者每易合而为病。如平素嗜酒之人，大多脾胃湿盛，再复感外界时令之湿，则内外合邪而为病。其病变多以中焦脾胃为重心。因脾为湿土之脏，胃为水谷之海，故湿邪无论是从外感受或内蕴而生，其病位多以中焦脾胃为主。但因人体体质的差异，而病机有偏重于脾和偏重于胃的不同。一般来说，素体中阳偏旺的，邪易化热，而为热重于湿，病机重心偏于阳明胃经；如素体中阳不振的，则邪易从湿化而为湿重于热，病机重心偏于太阴脾经。但无论湿重于热或热重于湿，其病机转变，最终总必化热化火，即所谓"其化热则一"。

温为阳邪，易于化燥伤阴，故温病过程中滋阴救液之法使用机会甚多，一般不难掌握，所以叶氏说："温病救阴犹易"。而通阳之法，在温病过程中一般则很少用到，只有当湿与温合，蕴阻气机，气化不行时，才有可能使用通阳之法以宣通气机，分化湿邪。但通阳之品，其性大多偏于温燥，虽有宣化气机、分利湿邪之效，但有助热伤津之弊。所以叶氏说："通阳最难。"

温病通阳，目的不同于一般杂病之以辛热温补之品助火壮阳，而主要针对湿阻气郁的病机特点，采用宣开气机，分利水道之剂，以使小便通利，湿从外解。

八、辨舌验齿

（一）辨白苔

【原文】 13. 再舌苔白厚而干燥者，此胃燥气伤也，滋润药中加甘草，令甘守津还[1]之意。舌白而薄者，外感风寒也，当疏散之。若白干薄者，肺津伤也，加麦冬、花露、芦根汁等轻清之品，为上者上之[2]也。若白苔绛底者，湿遏热伏也，当先泄湿透热，防其就干也，勿忧之，再从里透于外，则变润也。初病舌就干，神不昏者，急加养正透邪之药；若神已昏，此为内匮矣，不可救药。（19）

【词解】
① 甘守津还：针对津液损伤，湿浊不化所立的一种治法。即在清化，或滋润药中，加甘草以守中气、复津液。
② 上者上之：指病在上，宜用轻清之药达上治上。

【解析】 本条论述白苔的不同类型以及治法要点。

1. 舌苔薄白：属外感风寒，治以辛温疏散。

2. 苔薄白而干：为表邪未解而肺津已伤。治以疏解之中加养肺生津之品。但用养肺生津之药，宜择滋而不腻之品，以免邪恋不解。要用轻清上浮之品，上达于肺，如花露、芦汁等。

3. 苔白厚而干燥：为胃津亏而肺气伤。胃燥津伤则苔干燥，肺气已伤，气机不化，则见厚苔。治疗应予滋润之品，以生津润燥，并可加入甘草，取其甘以守津，使胃津恢复。

4. 苔白而见绛底：为湿遏热伏之证。苔白为湿阻之象，舌绛为热伏所致。治疗当先开泄湿邪，湿开则热可外达。但由于泄湿之品多偏香燥，用之有伤津之弊，故应防其舌干。然而湿既得泄，热易外达，津液自可输布，即使舌面干燥亦可自然转润，所以说"勿忧之"。有些病初舌干，是素体津亏，给予养正透邪之剂即可，有些舌干而又见神昏是正气大亏，正不胜邪，治疗比较困难，预后多属凶险。

【原文】**14.** 舌苔不燥，自觉闷极者，属脾湿盛也。或有伤痕血迹者，必问曾经搔挖否？不可以有血便为枯证①，仍从湿治可也。再有神情清爽，舌胀大不能出口者，此脾湿胃热，郁极化风而毒延口②也。用大黄磨入当用剂内，则舌胀自消矣。（21）

【词解】

① 枯证：动血阴枯之证。

② 毒延口也：指脾湿胃热，郁极成毒，蔓延口舌，而致舌体肿大。

【解析】本条主要讲述白苔。

1. 苔白不燥：苔白薄者主表，苔白厚者主湿。本条"舌苔不燥"，应是白而腻浊之苔，加之自觉闷极，属湿阻中焦，浊壅不行。治以化湿泄浊，不可妄投寒凉。另外，痰湿内阻的苔白不燥与伤寒初起的苔白而润，要注意区别。舌苔的厚薄是个重要区别：伤寒表证苔多薄白而润，痰湿内阻苔多白厚而腻。

2. 舌体胀大：当脾胃湿热郁蒸时，可出现舌体胀大不能出口，这是湿邪阻遏，热郁不达，郁极化风。故舌胀多系湿热蕴毒上泛所致。治以清化湿热，并加入大黄清热解毒。

【原文】**15.** 再舌上白苔黏腻，吐出浊厚涎沫，口必甜味也，为脾瘅病，乃湿热气聚，与谷气相搏，土有余也，盈满则上泛，当用省头草芳香辛散以逐之则退。若舌上苔如碱者，胃中宿滞挟浊秽郁伏，当急急开泄，否则闭结中焦，不能从膜原达出矣。（22）

【解析】本条论述白苔黏腻和舌苔如碱的病机和治法。

苔白而黏腻，并吐出浊厚涎沫，口有甜味，方书谓之"脾瘅病"。其形成系因湿热蕴脾，脾失健运，以致水谷之气不能正常运化而与湿热之邪相搏蒸泛于上所致。治疗当以芳香化浊之品化湿泄浊以健脾运。佩兰功专芳化湿浊，故为治本证之主药。舌苔如碱，乃指舌上苔垢白厚而粗浊，为胃中宿有积滞，夹秽浊之邪郁结蕴伏之象，治疗当即予开闭泄浊之法使浊邪外达，以免闭结中焦而致病情转重。

【原文】16. 若舌白如粉而滑，四边色紫绛者，温疫病初入膜原，未归胃府，急急透解，莫待传陷而入，为险恶之病，且见此舌者，病必见凶，须要小心。(26)

【解析】本节讨论湿热疫邪入膜原的舌苔特征、病机、治法及预后。

1. 特征和病机：温疫在病之初起，邪在膜原，其舌苔多见白滑如积粉，舌边尖呈紫绛色，是秽湿内阻，遏伏热邪而致。其病位在半表半里之膜原，尚未入里归胃腑。

2. 治法和预后：叶氏提出当急急透解，使病邪有外达之机，可用吴又可达原饮治之。因疫病传变极速，变化多端，应及时治疗，否则每易导致邪陷内传而病情恶化。

（二）辨黄苔

【原文】17. 再黄苔不甚厚而滑者，热未伤津，犹可清热透表；若虽薄而干者，邪虽去而津受伤也，苦重之药①当禁，宜甘寒轻剂可也。(13)

【词解】

① 苦重之药：指苦寒、质重、性质沉降的药。

【解析】本节论述从黄苔的润燥判别津伤与否，以及确定相应的治疗方法。

凡黄苔不甚厚而滑润不燥者，热虽传里，但尚未伤津，病邪尚属轻浅，宜清热透邪，从表而解；若苔薄而干燥者，虽属病邪已解或邪热不甚，但已示津液受伤，此时禁用苦寒沉降的药物，宜用甘寒濡养津液，兼以清热。

（三）辨黑苔

【原文】18. 若舌无苔而有如烟煤隐隐者，不渴肢寒，知挟阴病①。如口渴烦热，平时胃燥舌也，不可攻之。若燥者，甘寒益胃；若润者，甘温扶中②。此何故？外露而里无③也。(23)

【词解】

① 挟阴病：一般是指感邪前后发生性行为后，临床上所表现出面赤足冷的阴火上乘，或发热躁乱不宁的阳虚假热证。叶氏这里指阴寒内盛，中阳不足而言。

② 甘温扶中：指以味甘性温的药物以辅助中阳的方法。

③ 外露而里无：指外现黑苔，好像是实证，但内里没有"里结"的现象。

【解析】本节论述舌上黑如烟煤隐隐者的寒热虚实辨证及其治疗。

1. 辨证：叶氏原文中主要从舌面之燥润和口渴与不渴来进行舌有隐隐发黑者的辨证。本条所说的舌象特点为舌上没有苔，仅现一层像烟煤样的黑晕，这当然不是舌质发黑，而是黑苔的一种轻微类型。所主病证有寒热虚实之分。若见不渴、肢寒、舌面湿润者属阴寒内盛之证，治宜甘温扶中。若见口渴、烦热而舌面干燥者，为平时胃燥津液不足之阳热证，不可攻下，只宜甘寒滋养胃津，因实际上在里并无热结，即叶氏所说的"外露而里无也"。

从本节所论，此种舌苔的病机特点是重心在中焦脾胃，所以叶氏提出的治法是对燥热证用"甘寒益胃"，对虚寒证则用"甘温扶中"。

2. 治疗：舌色隐隐发黑如属虚寒证，固不可下，即使属阳热者亦不可用攻下，因其仅表现为舌色隐隐发黑，并无苔垢，说明里无宿食积滞，与腑实证不同。

【原文】19. 若舌黑而滑者，水来克火，为阴证，当温之。若见短缩，此肾气竭也，为难治。欲救之，加人参、五味子勉希万一。舌黑而干者，津枯火炽，急急泻南补北。若燥而中心厚者，土燥水竭，急以咸苦下之。(24)

【解析】本节为承前节继续论述三种黑苔的证治。

1. 黑滑苔病机及治法：属阴寒证，病机为"水来克火"，即阴寒内盛导致真阳衰微，常兼见肢冷脉微，下利清稀等虚寒证候。本条所说的黑苔与上条所说的舌面上有极薄的黑苔所主病证都是阳虚阴盛之证，但本条所说的黑苔色较深，为肾中阳气衰微，病情较重，在治疗上主以温阳祛寒。如此种舌苔兼见舌体短缩者，属肾气竭绝，病情险恶难治。急救的方法是在所用方剂中加人参、五味子之类敛补元气，但这类病证的治疗相当困难，所以文中说"勉希万一"。

2. 黑干苔的病机及治法：属"津枯火炽"即肾阴枯竭而心火亢盛，当投以泻南方心火、滋北方肾水之法，如黄连阿胶汤之类。

3. 黑燥中厚苔的病机及治法：属"土燥水竭"即阳明腑实燥热太盛而下竭肾水所致，当投承气类，攻下腑实，使肾水免受其耗灼，即"急下存阴"。临床常用吴鞠通的增液承气汤之类，即可下阳明之积，又可补少阴之水。

（四）舌生芒刺

【原文】20. 又不拘何色，舌上生芒刺者，皆是上焦热极也，当用青布拭冷薄荷水揩之，即去者轻，旋即生者险矣。(20)

【解析】本节论述舌生芒刺的病机及处理方法。

1. 舌上芒刺的病机：叶氏原文中提出：舌上生芒刺，无论舌苔为何色，均为上焦热极的表现。因热在上焦，所以多属气分热极，也有影响到心营者，所以据病情推断其舌质多红或绛。

2. 处理方法：对舌生芒刺的局部处理可用青布拭冷薄荷水揩之。揩之即去者，说明热邪尚未固结，病情较轻；揩后芒刺虽去而旋即复生者，为热毒极盛，病邪固结难解，病情重险的标志。

（五）绛舌

【原文】 21. 再论其热传营，舌色必绛，绛，深红色也。初传绛色，中兼黄白色，此气分之邪未尽也。泄卫透营①，两和可也。纯绛鲜泽者，包络受病也，宜犀角、鲜生地、连翘、郁金、石菖蒲等。延之数日，或平素心虚有痰，外热一陷，里络②就闭，非菖蒲、郁金等所能开，须用牛黄丸、至宝丹之类以开其闭，恐其昏厥为痉也。(14)

【词解】
① 泄卫透营：实指"清气透营"，针对邪入营分而气分未尽的治法。
② 里络：这里指心包络。

【解析】本节论述了绛舌的意义及热初传营与包络受病的绛舌的辨治。

1. 舌绛对营分证的诊断意义：叶氏原文中提出："其邪传营，舌色必绛"，所以绛舌是营分证的辨证要点之一。从全篇论述舌诊的条文来看，邪在卫分、气分多见舌苔的变化，邪在营分、血分多见舌质的变化，而在营分阶段舌色多为绛，在血分阶段舌色每可转紫或暗红。这是叶氏总结的温病舌象特点，甚切临床实际。

但应注意，绛舌主病还有各种不同的类型，不能简单地用营分证来统括。另外，在目前临床上，由于输液疗法的广泛运用，水和电解质紊乱得以及时纠正，所以当邪入营分后，也有不出现绛舌者。

2. 舌绛而兼黄白苔的病机与治法：在初传营分之际，舌色虽已转绛，但常罩有黄白苔垢，这是邪热初传营分而气分之邪犹未尽解的表现。本证也是属气分与营分同病，但与气营两燔证并不完全相同。本证的病机特点为气热衰而未尽，营热则未盛，病情较轻；气营两燔证则气分邪热较盛，同时营热亦盛，病情较重。

本证的治疗当于清营之中，佐以清气透泄之品。也就是叶氏所说的"泄卫透营"。本法与前所说的"透热转气"有所相似，但本证是针对邪初入营而气分之热未尽者，其所说的"透营"是指透达营分之热，而"泄卫"并非是疏泄卫表之邪，而是指使邪热向外表透达，所以其"卫"可看作为"外表"的意思。

3. 舌质纯绛鲜泽的病机和治法：舌质的纯绛鲜泽与一般的舌绛有所不同，其舌色较深而鲜明，润泽而不燥。因营气通于心，故邪在营分每易侵犯心包，如见舌质纯绛鲜泽，则示包络已经受病。包络为心之外衣，代心行令，亦主神明所出，邪热内陷即可出现神昏、谵语等症状。当急予清心开透之品，如犀角、鲜生地、连翘、石菖蒲、郁金之类。如果救治不及时，延之数日，或患者平素心虚有痰湿内伏，外热一陷必与痰互结而包络闭阻，则神志症状更为严重，甚至出现昏聩不语等重险证候，此时已非石菖蒲、郁金开窍之力所能及，当急予安宫牛黄丸、至宝丹之类清心化痰开窍以急开其闭，否则可造成痉厥等险恶局面。

【原文】22. 再色绛而舌中心干者，乃心胃火燔，劫烁津液，即黄连、石膏亦可加入。若烦渴烦热，舌心干，四边色红，中心或黄或白者，此非血分也，乃上焦气热烁津，急用凉膈散，散其无形之热，再看其后转变可也。慎勿用血药，以滋腻难散。至舌绛望之若干，手扪之原有津液，此津亏湿热熏蒸，将成浊痰蒙蔽心包也。(15)

【解析】本条进一步讲述绛舌的不同类型。

1. 舌绛而中心干：为心营热盛，兼心胃火炽伤阴。治疗时在清营透热中加清胃泻火之品，如黄连、石膏等。

2. 舌四边色红，舌心干燥或有黄白苔垢：舌四边红并非舌绛，故非邪在营血。应为上焦气分热炽伤津之象。给予凉膈散以散无形之热。对于此种舌象，切不可见其四边色红，而误为热入营分，用清营凉血之药，因为此种药物多较腻滞，病在气分而误用之，反使邪恋不解或邪深入。

3. 舌绛望之干扪之润：干为津伤，润有湿热熏蒸。此舌是热入营分，湿热交蒸之象。治疗不当，易成痰浊蒙蔽心包之证，当应清化湿热，涤痰开泄之剂。

【原文】23. 舌色绛而上有黏腻似苔非苔者，中挟秽浊之气，急加芳香逐之。舌绛欲伸出口，而抵齿难骤伸者，痰阻舌根①，有内风②也。舌绛而光亮③，胃阴亡也，急用甘凉濡润之品。若舌绛而干燥者，火邪劫营，凉血清火为要。舌绛而有碎点白黄者，当生疳④也，大红点者，热毒乘心也，用黄连、金汁。其有虽绛而不鲜，干枯而痿者，肾阴涸也，急以阿胶、鸡子黄、地黄、天冬等救之，缓则恐涸极而无救也。(17)

【词解】

① 痰阻舌根：舌根又叫"舌本"。足太阴脾的经脉与它相连，因又称它为"脾窍"。脾为生痰之源，温病中舌体伸展不利，古人认为痰浊上泛，阻滞舌根之故。

② 内风：指在病变过程中，不是由外感风邪引起的肢体动摇、强直、眩晕等一些症状的病理。这里指温病中的热盛痰阻而影响舌体转动，所出现的"舌绛欲伸出口而抵齿难骤伸"。

③ 光亮：指舌面因乳头萎缩而造成的平滑光亮，如"镜面舌"之类，即为舌光亮而色绛无津者。

④ 疳：是好发于幼弱小儿的一种病。还有把舌上发生的溃疡称为"口疳"或"舌疳"等。这里指的是后一种，是由湿热挟心火熏蒸所致。

【解析】本节继续论述七种绛舌的辨治。

1. 舌色绛而舌面罩有黏腻似苔非苔：此为邪在营分而中焦兼挟秽浊之气所致。

本证每伴有胸脘痞满、呕恶等症状。治疗当在清营透热的同时兼入芳香之品，如藿香、佩兰、白豆蔻、石菖蒲、郁金等以开逐秽浊，否则浊气不除，可导致清窍蒙蔽而形成痰热闭于心包证。

2. 舌绛而舌体伸展不利：所谓"欲伸而抵齿难骤伸者"，是热邪亢盛，内风欲动而有痰浊阻于舌根之象，所以造成舌体伸展不利。叶氏在文中未提治法，一般总离不开清营凉血、息风化痰，如用犀角、钩藤、鲜菖蒲、天竺黄等。

3. 舌绛而光亮：系胃阴衰亡的表现，可表现为质地柔嫩，望之若干，扪之有津，即所谓"镜面舌"。但在临床上当结合证候辨别，宜着重用甘凉濡润之品以养胃阴，不可误投清营泄热法，更忌苦寒之品。

4. 舌绛而舌面干燥无津：为营热炽盛，劫烁营阴之征，治疗应予大剂清营凉血泻火之剂，如清营汤之类。

5. 舌绛而舌面布有碎点呈黄白色者：系热毒炽盛，舌将生疳的征象，治疗应以清营凉血降火为主。

6. 舌绛而舌面上呈大红点：为热毒乘于心经，即心火炽烈的表现，证情甚重。治当急进清火解毒之品，如黄连、金汁等，并可佐以甘寒生津的鲜生地、鲜石斛之类。

7. 舌绛不鲜，干枯而痿：即舌质毫无荣润之气，干枯痿软者，为肾阴枯涸的表现，常见于温病后期，邪少虚多之时，证情已属危笃，应予大剂咸寒滋肾补阴之品，以救欲竭之阴，否则精气枯竭，可造成阴阳离决，危局难以挽回。原文提出急以阿胶、鸡子黄、地黄、天冬等救之。

【原文】**24.** 其有舌独中心绛干者，此胃热心营受灼也，当于清胃方中，加入清心之品，否则延及于尖，为津干火盛也。舌尖绛独干，此心火上炎，用导赤散泻其腑①。(18)

【词解】

① 泻其腑："腑"指小肠。即脏病治腑，上病取下的治法。这里的"泻其腑"，实即清心热，利小便。

【解析】本条再论绛舌的不同类型及临床意义。

1. 舌心干绛：舌之中心属胃，故舌心干绛为胃热炽盛，心营被灼，治疗应于清胃泻热中加入清心凉营之品。否则舌之干绛从舌心扩展到舌尖。

2. 舌尖干绛：舌尖为心所主，故舌尖干绛为心火上炎。因心与小肠相表里，治用导赤散清小肠之火而使心火下降。

【原文】**25.** 再有热传营血，其人素有瘀伤宿血在胸膈中，挟热而搏，其舌色必紫而暗，扪之湿，当加入散血之品，如琥珀、丹参、桃仁、丹皮等。不尔①，瘀血与热为伍，阻遏正气，遂变如狂发狂之证。若紫而肿大者，乃酒毒冲心②。若紫而干晦者，肾肝色泛③也，难治。(16)

【词解】

① 不尔：不然，不这样。

② 酒毒冲心：指长期饮酒或过量暴饮者，引起动血入心的中毒现象。

③ 肾肝色泛：青色属肝，黑色属肾，青黑相合为紫色。这种肝肾真脏本色的颜色上泛于舌面的现象称为肾肝色泛。

【解析】本条专论紫舌。紫舌比绛舌更深一层，大多由绛舌发展而来。舌色由绛变紫是营血热毒极甚之证。但亦有其他因素所形成。

1. 舌紫扪之湿：为胸膈素有瘀血停滞，当邪热传入营血后，邪热与瘀血相搏，故见紫暗之舌。应在清凉中加入活血化瘀之品，如琥珀、丹参、桃仁等。否则，瘀热阻遏气机，扰乱神明，而现如狂发狂的证候。

2. 舌紫而肿大：见于饮酒过量，酒毒冲心者。

3. 舌紫干晦：见于温病后期，热邪深入下焦，劫烁肝肾之阴。舌紫干晦是肝肾脏色外露之象，预后多属不良。

（六）淡红舌

【原文】26. 舌淡红无色者，或干而色不荣者，当是胃津伤而气无化液也，当用炙甘草汤，不可用寒凉药。(25)

【解析】本条论述淡红舌的病机和治法。舌淡红无色，指舌色较正常红色为淡，为气血亏虚不能上荣的表现。伴舌面干燥，色泽不荣，系因正气损伤不能布化津液，致胃津不能上濡所致。此种舌象属于虚证范围，主要见于温病后期邪热已解，气血、营阴损伤的阶段。治疗宜用炙甘草汤滋养阴血，培补气液。切不可一见舌面干燥即认为是热盛伤津而妄投寒凉之品。不仅苦寒之品当禁，即使甘寒之剂亦不对证。

（七）验齿

【原文】27. 再温热病，看舌之后，亦须验齿。齿为肾之余①，龈为胃之络②，热邪不燥胃津，必耗肾液，且二经之血，皆走其地，病深动血，结瓣③于上。阳血者，色必紫，紫如干漆；阴血者，色必黄，黄如酱瓣。阳血若见，安胃为主，阴血若见，救肾为要。然豆瓣色者多险，若证还不逆者尚可治，否则难治矣。何以故耶，盖阴下竭，阳上厥也。(31)

【词解】

① 齿为肾之余：指齿与肾有关。肾主骨生髓，齿也是骨质，有肾中精气所充养，说明齿是肾之余气所生。

② 龈为胃之络：足阳明胃经络于上龈，手阳明大肠经络于下龈，胃肠皆属阳

明，故谓龈为胃之络。

③ 结瓣：齿龈之间结有花生衣样的瓣状之物。

【解析】本条论述温病验齿的理论根据及齿龈结瓣的辨证施治。

验齿作为温病独特的诊断方法，首创于叶氏。他认为，温病诊断除了要辨别舌苔外，还须结合观察牙齿的变化。因为齿和龈在生理上与内脏的肾和胃有内在联系，牙齿为骨之余，属肾所主；牙龈部位为阳明经脉所络之处。而温病过程中，热邪又每易燔炽阳明，深入少阴，损伤胃津，耗劫肾液，而致牙齿和牙龈产生异常变化。因此临床结合观察牙齿变化，可有助予了解热邪的轻重、病位的浅深以及津伤程度等。阳明、少阴二经血脉皆循行于牙龈部位，所以温病热邪深入二经，皆可动血于上而结瓣于牙龈部位。其中阳明热盛动血者，病机属实，其特点是血瓣色紫，形如干漆，治疗以清胃泻火为主。若因热传少阴劫灼肾水，水不济火，以致虚火上浮而动血者，则血瓣多呈黄色，形如酱瓣，其病机属虚，证情重险，治疗宜急予滋肾救阴之品。若见症尚未出现"逆"象者，犹有可能获救，否则，如已见阴精下竭，孤阳上脱的逆候，则多难救治。

【原文】28. 齿若光燥如面者，胃热甚也。若无汗恶寒，卫偏胜也，辛凉泄卫，透汗为要。若如枯骨色者，汗液枯也，为难治。若上半截润，水不上承，心火上炎也，急急清心救火，俟枯处转润为妥。(32)

【解析】本条是辨齿的润燥情况。

1. 齿燥如石为胃热亢盛之象。如见齿燥又有无汗恶寒者，是表证不解，里热无从外散，使卫分邪气偏盛，可用辛凉泄卫透汗法，使里热从表而解。表开热散，津液布化，牙齿自可转润。

2. 色如枯骨：属于肾阴枯竭，预后多为不良，故难治。

3. 上半截润，下半截燥：此为心火上炎，肾水不能上润其根。治疗时急当滋水清心同时并进，使肾水复，心火降，则牙齿干燥部分转为润泽。

【原文】29. 若咬牙啮齿①者，湿热化风，痉病，但咬牙者，胃热气走其络也。若咬牙而脉证皆衰者，胃虚无谷以内荣，亦咬牙也，何以故耶？虚则喜实②也。舌本不缩而硬，而牙关咬定难开者，此非风痰阻络，即欲作痉证，用酸物擦之即开，木来泄土③故也。(33)

【词解】

① 啮齿：啮同咬。啮齿指牙齿相合咬得很紧。

② 虚则喜实：喜当见字讲。虚证反见咬牙的实象。

③ 木来泄土：木指酸物，因酸属木。土指咬牙，因牙龈肌肉、脉络属土。根据五行相克关系，木可克土。指用酸物擦龈，可有舒筋缓急，牙关得开的作用。

【解析】本条讲述咬牙啮齿的临床意义。

1. 咬牙啮齿同时出现：咬牙属轻，多为热证实证，啮齿属重，亦是热证实证的一种表现。如果咬牙啮齿同时出现，则为热极动风、筋脉挛急所致。

2. 咬牙而不啮齿：为胃热之气走窜经络而致。如见咬牙又有脉证虚弱者，多属中气不足，胃气亏乏，筋脉失养之故，这种虚证反见咬牙的实象，称为虚则喜实。千万不要误以为胃热所致。

3. 牙关咬定难开，而兼舌硬，并不缩短，其病机有两个方面，一是风痰阻络，一是热盛动风。临床上应结合证候随证治之。但对咬牙可采取应急措施，用酸物（如乌梅肉）擦龈，可舒筋缓急，使牙关得开。

【原文】30. 若齿垢如灰糕样者，胃气无权，津亡湿浊用事，多死。而初病齿缝流清血，痛者，胃火冲激也；不痛者，龙火内燔也，齿焦无垢者，死，齿焦有垢者，肾热胃劫也，当微下之，或玉女煎清胃救肾可也。(34)

【解析】本条论述齿垢与齿缝流血两种情况。

1. 齿垢：温病中出现齿垢，是热邪蒸腾胃中浊气所结。凡齿焦有垢者，为胃热劫烁肾水，但气液未竭，预后良好。可根据证情，微微攻下，或用玉女煎清胃救肾；凡齿焦无垢者，为肾胃气液枯竭之象，多属死候；若齿垢如灰糕样，则为胃中气津两竭，不能化生津液，湿浊外结而致。预后多属不良。

2. 齿缝流血：温病中齿缝流血有虚实之分。凡流血而有疼痛感觉的，为阳明胃热冲激而致，属实；凡流血而无痛感的，为肾水不足，龙火内燔，属虚。前者病势轻浅，后者病势深重。

九、辨斑疹白痦

【原文】31. 凡斑疹初见，须用纸拈照看胸背两胁，点大而在皮肤之上者为斑，或云头隐隐，或琐碎小粒者为疹，又宜见而不宜多见。按方书谓斑色红者属胃热，紫者热极，黑者胃烂，然亦必看外证所合，方可断之。(27)

【解析】本条论述斑疹的形态、成因及辨证。

温病过程中，随着热邪由气入营、动血，皮肤上每发出斑疹，尤以胸背两胁最为多见，临床应注意观察。一般说，点大成片，如平摊于皮肤之上者为斑；如呈琐碎小粒，视之若云头隐隐为疹。温病过程中外发斑疹，为营血邪热外达的表现，所以说"宜见"，但如斑疹外发过多，稠密成片，则又为营血热毒深重的征象，故又"不宜多见"。

斑的形成系阳明胃热深入营血，迫血外溢肌肤所致，斑色之红、紫、黑，可反映出阳明血分邪热的浅深轻重。一般情况下，若斑呈红色为胃热动血的表现；若斑呈紫色，则为热盛毒重之征；若斑呈黑色则又为热毒极度亢盛之象。但临床辨证亦要结合证情进行分析，方可做出正确诊断。

【原文】32. 若斑色紫，小点者，心包热也，点大而紫，胃中热也，黑斑而光亮者，热胜毒盛，虽属不治，若其人气血充者，或依法治之，尚可救；若黑而晦者必死；若黑而隐隐，四旁赤色，火郁内伏，大用清凉透发，间有转红成可救者。若挟斑带疹，皆是邪之不一，各随其部而泄。然斑属血者恒多，疹属气者不少，斑疹皆是邪气外露之象，发出宜神情清爽，为外解里和之意，如斑疹出而昏者，正不胜邪，内陷为患，或胃津内涸之故。(29)

【解析】本条讲述斑疹的不同类型及诊断意义。

1. 斑色紫而点小：温病发斑，皆以红润为顺，若斑色发紫，则是邪热深重的表现。心包热盛时，因心主血脉，邪热易从血络而出，点小似疹。

2. 斑色紫雨点大：为阳明热盛之象。因胃热炽盛时，胃主肌肉，邪热从肌肉外出。

3. 斑黑而光亮：斑见黑色，比紫色更进一层，为热毒深重的表现。如果治疗及时、正确，患者气血充沛，尚有抗邪外出的可能，是能转危为安的。

4. 斑黑而晦：不仅热毒深重，而且正气亦衰亡，正不胜邪，预后不良。

5. 斑色中心黑而四边红：为邪毒郁伏，不易外达之象。治以大剂清凉透发解毒之剂，使郁伏之邪外达，斑色由黑转红，预后尚好。

6. 预后：斑疹外发是邪气外达之象，若斑疹发出后，患者热退、身凉、神清、脉静，方是邪已外解。反之，斑出之后，热不退，又见神昏，说明正气虚亏，正不胜邪，邪热内陷，或胃津干枯，水不济火，火毒太盛，预后不良。

【原文】33. 然而春夏之间，湿病俱发疹为甚，且其色要辨。如淡红色，四肢清，口不甚渴，脉不洪数，非虚斑即阴斑。或胸微见数点，面赤足冷，或下利清谷，此阴盛格阳于上而见，当温之。(28)

【解析】本条是辨阴证发斑证治。

1. 阳斑阴斑的区别：温病发斑属实热证称阳斑，尤其是春夏之间，温热病种类很多，最易发斑见疹，但要与虚寒证的阴斑作区别。阳斑多因阳明热盛，内逼营血从肌肉而发。斑色鲜红，甚或紫黑，布于胸腹，伴有高热、口渴、烦躁、神昏、舌绛而干；阴斑多因元气虚亏、阴寒内盛而致，斑色淡红，隐而不显，伴有四肢逆冷，下利清谷，口不渴，脉虚大无力。

2. 阴斑的治则：由于阴斑为虚寒所致，应当温补扶阳以祛寒，尤其是当阴寒过盛，格阳于上时，虽伴斑点微见、面赤等假热之象，又有足冷、不渴等真寒之证。治疗时当予温阳之剂以引火归原。与阳斑的清热凉血显然不同。

【原文】34. 再有一种白痦，小粒如水晶色者，此湿热伤肺，邪虽出而气液枯

也，必得甘药补之。或未至久延，伤及气液，乃湿郁卫分，汗出不彻之故，当理气分之邪。或白如枯骨者多凶，为气液竭也。(30)

【解析】本条论述白㾦的形状、成因、辨证及治法。

白㾦是一种隆起的白色小颗粒，内含浆液，"如水晶色"。温病外发白㾦，多因湿热之邪蕴蒸气分，汗出不彻，湿热郁于皮毛，蒸酿而成。多见于湿温或温热夹湿过程中，治疗当予清化气分湿热之剂。白㾦外发虽亦属湿热透达之象，但如反复发出，则气液必受耗伤，所以临床当白㾦出过几次而邪已外解之后，治疗应及时予以甘润平补之剂滋补气液。否则气液耗竭而致白㾦色如枯骨的，则属险恶之候，颇难救治。

十、论妇人温病

【原文】35. 再妇人病温与男子同，但多胎前产后，以及经水适来适断。大凡胎前病，古人皆以四物加减用之，谓护胎为要，恐来害妊，如热极用井底泥，蓝布浸冷，复盖腹上等，皆是保护之意，但亦要看其邪之可解处。如血腻之药不灵，又当省察，不可认板法。然须步步保护胎元，恐损正邪陷也。

【解析】本条论述妇人胎前病温的治疗要点。

妇人患温病，证治与男子相同，所不同的是胎前、产后、经期患温病与男子有些不同。如胎前病温时治疗要点是：①用四物汤保护胎元。②热极时用井底泥及蓝布浸冷水覆盖腹上，以清热祛邪。③根据不同证情，采用不同治法。温邪在表，当用泄卫以外解；邪热入里，当辨在气、在营、在血，分别采用清气、清营、凉血之法。清热解毒以散邪，以防热邪伤胎。另外，胎产病温切忌攻下或补益，以防发生堕胎或留邪难散。根据不同证情，采用不同治法，详查细审，不可认定死板之法去治不同情况的疾病。

【原文】36. 至于产后之法，按方书谓慎用苦寒，恐伤其已亡之阴也，然亦要辨其邪能从上中解者，稍从证用之，亦无妨也，不过勿犯下焦，且属虚体，当如虚怯人病邪而治。总之无犯实实虚虚之禁，况产后当气血沸腾之候，最多空窦，邪势必乘虚内陷，虚处受邪，为难治也。(36)

【解析】本条论述产后病温的治法要点。

1. 产后病温慎用苦寒：由于产后阴血多已亏损，所以应慎用苦寒之药，以免耗损阴液。但邪在上中焦者，苦寒之药也可酌量用之。清热中顾护气血，避免重剂克伐，勿使下焦肝肾阴血受损。

2. 有虚补虚，有邪祛邪：产后病温的治疗，要在治疗温病的前提下，考虑到产后虚体，要与虚怯人患病的治法相同。阳虚者扶阳，阴虚者滋阴，有邪祛邪，不伤正气。不要单纯强调补虚而使邪恋难解。

3. 历代医家有"产前宜凉，产后宜温"之说，这是指产前产后的调理常法而言，并非绝对规律。特别是产后病温者，如拘执此说，以温药治温病，是以热助热，火上加油，必然导致伤阴耗血。

【原文】37. 如经水适来适断，邪将陷血室，少阳伤寒言之详悉，不必多赘。但数动与正伤寒不同，仲景立小柴胡汤，提出所陷热邪，参、枣扶胃气，以冲脉隶属阳明也，此与虚者为合治。若热邪陷入，与血相结者，当从陶氏小柴胡汤去参、枣加生地、桃仁、楂肉、丹皮或犀角等。若本经血结自甚，必少腹满痛，轻者刺期门，重者小柴胡汤去甘药加延胡、归尾、桃仁，挟寒加肉桂心，气滞者加香附、陈皮、枳壳等。然热陷血室之证，多有谵语如狂之象，防是阳明胃实，当辨之。血结者身体必重，非若阳明之轻旋便捷者。何以故耶？阴主重浊，络脉被阻，侧旁气痹，连胸背皆拘束不遂，故祛邪通络，正合其病，往往延久，上逆心包，胸中痛，即陶氏所谓血结胸也。王海藏所制的桂枝红花汤加海蛤、桃仁，原是表里上下一齐尽解之理，看此方大有巧手，故录出以备学者之用。(37)

【解析】本条论述热入血室的证治要点。

1. **热入血室的病机与症状**　热入血室证是指妇女月经期又感受外邪，邪热与血相搏引起的病证。其主要症状是下腹及胸胁硬满，寒热往来，神昏谵语，甚则发狂，舌质紫绛，脉动数。有关本病证治，《伤寒论》中早有论述，但在脉症方面不尽相同。

2. **热入血室的不同治法**

（1）热不与血相结，可投小柴胡汤。小柴胡汤的作用主要是和解枢机，透邪外达，对于热邪初陷未深，热不与血结，证见寒热往来者可以用之。

（2）热与血相结，应予清热凉血，活血化瘀之法，当宗陶氏小柴胡汤去参、枣加生地、桃仁、楂肉、丹皮或犀角等。因为伤寒之邪，由经而入血者，其胃无邪，故可用参、枣；若温热之邪，先以犯胃，后入血室，故当去参、枣。

（3）冲脉原有血结，多因气滞而成，或下焦虚寒而致血海凝涩，文中指出轻者刺期门，重者小柴胡汤去甘药加延胡、归尾、桃仁破瘀，加肉桂心以散寒，气滞者加香附、陈皮、枳壳等破滞行气。

（4）热入血室证治疗不愈，最易发展为血结胸。血结胸是邪热与血结聚胸脘所致。文中指出血结胸用桂枝红花汤加海蛤、桃仁治疗。此方实系《金匮》桂枝茯苓丸化裁而来。有活血化瘀，缓消癥块之功。今以丸作汤，去丹皮用红花，用海蛤代茯苓，以加强清热利湿，消积破聚之力，治疗妇人血结胸甚为合拍。前用"小柴胡汤去甘药"以利其破血，此处实因"往往延久"，久病宜缓攻，并立表里上下一齐尽解之方，这就是叶氏称此方药"大有巧手"的道理。

第十二章
薛生白《湿热病篇》

【学习目的】

1. 掌握湿热病的病因、发病和病理演变的理论。
2. 熟悉湿热病邪在卫分、气分、营血分及邪在上、中、下三焦的辨证论治。
3. 了解湿热病类证如暑病、寒湿、下利等的辨证论治。
4. 理解背诵《湿热病篇》原文 1、2、3、8、9、10、13 条内容。

第一节 薛生白《湿热病篇》简介

《湿热病篇》为清代医家薛生白所著；约成书于 1770 年之前，初刊于 1831 年。它论述了湿温病的发生、发展规律和证治，采用条文的形式，自条自辨，对湿温病的各种证候逐一分析，提出治疗用药。本篇内容说理透彻，立言稳妥，言简意赅，条分屡析，极尽变化，无论是处常处变皆有条可据，有法可循，对于湿温病的辨证治疗具有普遍的指导意义。该书使温病学中的温热性、湿热性两大类温病证治内容趋于完整，所以后世医家都认为本篇是学习温病学的必读之作。正如李清俊在《南病别鉴》的序中说："其见之也确，其言之也详，其治之也得其宜，可为后世法，莫能出其范围者。"其学术思想主要体现在以下几个方面：

①湿热病发病多先内伤而生湿，必内外合邪而致病，初起即见里证，甚少单纯的表证。②阐明了湿热病发生、发展规律，其病变中心在中焦脾胃，常引起厥阴、少阳的变证。③精辟地概括了湿热病邪"蒙上、流下、上闭、下壅"以及闭阻三焦的特点，提出湿热病当从三焦辨证，治疗当立足分解湿热，分利三焦。④创造了湿热病瘥后调理的辨治方法，使湿热病的辨治体系更臻完善。

第二节 《湿热病篇》原文类编

一、湿热病提纲

【原文】**1.** 湿热证，始恶寒，后但热不寒，汗出胸痞，舌白，口渴不引饮。

【解析】本条为湿温初起的典型症征。

由于湿温病系感受湿热病邪而致，故初起湿遏卫分可见恶寒。同时，每伴有身热不扬、头痛身重等湿郁之象，与寒邪在表之证显有不同。胃为水谷之海，脾为湿土之脏，故湿温之邪最易侵犯脾胃，初起即使邪尚在表，亦每有胸脘痞闷、舌苔白腻、渴不欲饮等里湿证候。湿温之病初起，热虽不甚，但后必逐渐化热，热处湿中而留恋气分，其见症有但热不寒，有汗不解，舌苔亦多由白腻而转为黄腻等。

二、邪在卫表

【原文】**2.** 湿热证，恶寒无汗，身重头痛。湿在表分，宜藿香、香薷、羌活、苍术皮、薄荷、牛蒡子等味。颈不痛者，去羌活。(2)

【解析】本条论述湿邪在表，湿未化热，即"阴湿伤表"证候的证治。

阴湿是指湿邪未化热者，因湿为阴邪，性近于寒，其不夹热者可称为"阴湿"。阴湿伤表的临床表现为恶寒无汗、身重头痛等，湿困卫表，卫阳郁闭则见恶寒、无汗，湿着肌腠，气机阻遏则见身重、头痛。因湿未化热，病位在表，里湿不著，故治以芳香辛散，芳化透邪，药用藿香、苍术皮、香薷等芳香辛散之品，佐以羌活祛风胜湿，薄荷、牛蒡宣透卫表。头痛为外感病初起的常见症状，其形成的原因很多，风、寒、暑、湿、热均可引起。本证的头痛主要为风邪上扰清空，经气郁滞所致。羌活虽能胜湿，且可以祛风止痛，但其性质温燥，易于助热化燥，头不痛者，说明风邪在表不甚明显，故去羌活。

【原文】**3.** 湿热证，恶寒发热，身重，关节疼痛。湿在肌肉，不为汗解，宜滑石、大豆黄卷、茯苓皮、苍术皮、藿香叶、鲜荷叶、白通草、桔梗等味。不恶寒者，去苍术皮。(3)

【解析】本条论述湿邪在表，湿已化热即"阳湿伤表"证候的证治。

湿为阴邪，本不能再分阴阳，薛生白所说的"阴湿"、"阳湿"主要是针对湿邪是否化热或湿邪是否兼夹热邪而言的。阳湿乃与阴湿相对而言，是指湿已化热，湿中蕴热郁于肌表，见症有较为明显热象者。其临床表现为恶寒，身重，发热，汗出，关节疼痛，不为汗解。治疗在宣化湿邪的同时，配合泄热之品，因属湿邪在表，故所用药物应以透泄疏解为主，佐以淡渗。以藿香、苍术皮芳化辛散为主药，配合滑石、大豆黄卷、茯苓皮、通草、荷叶等淡渗凉泄之品以渗湿泄热。因蕴热已成，故香薷、羌活等辛温燥烈之品不宜使用，更不可误用辛温发汗。若不恶寒者，说明表邪已解，表证不显或湿邪化热，热象转甚，苍术性质偏于温燥，故表湿渐解，热象渐甚则不宜应用。

【原文】4. 湿热证，胸痞发热，肌肉微疼，始终无汗者，腠理暑邪内闭。宜六一散一两，薄荷叶三四分，泡汤调下即汗解。(21)

【解析】本条论述湿热病初起湿热郁于肌表的证治。

湿热病初起，湿热之邪郁于肌表，卫气郁闭不宣，可见肌肉微疼，胸痞发热，始终无汗等症状，因邪势不甚，病情不重，故其发热较轻，且不见恶寒。治疗当以疏解肌表，清利湿热为主，药用薄荷、六一散。对于方药的服用方法，薛生白提出泡汤调服，其原理有二：一为薄荷不宜久煎，泡汤服有利于保持药性；二为本证属病变早期，且病势较轻，治疗时药力不宜过猛，方药采用泡服之法，以取其轻清宣透之妙，达到轻可去实的目的。

三、邪在气分

（一）邪在上焦

【原文】5. 湿热证，初起壮热口渴，脘闷懊恼，眼欲闭，时谵语。浊邪蒙蔽上焦，宜涌泄，用枳壳、桔梗、淡豆豉、生山栀，无汗者加葛根。(31)

【解析】本条论述湿热浊邪蒙蔽上焦的证治。

本证的壮热口渴，是热在气分的表现；脘闷懊恼，为邪在上焦胸膈，气机不畅所致；眼欲闭，时谵语，为上焦湿热浊邪蒙蔽清阳，干扰心神的表现。本证的病机为湿热浊邪蒙蔽上焦气分，治疗当清宣上焦气机，透化湿热之邪，药用枳壳、桔梗、淡豆豉、生山栀等。综观本证的证候和治疗用药可以看出，本证病势较轻，邪势不甚，故其壮热只是相对于湿热病初起热势不甚而言，虽有谵语亦为偶尔发生，故可用上述清灵之品。若果真热势壮盛，谵语频频，则说明湿热秽浊之邪郁闭较甚，上述药力当嫌不足，可酌情加入石菖蒲、郁金等以增化浊开闭之力。

【原文】6. 湿热证，初起即胸闷不知人，瞀乱①大叫痛。湿热阻闭中上二焦，宜草果、槟榔、鲜菖蒲、芫荽、六一散各重用，或加皂角，地浆水煎。(14)

【词解】

① 瞀乱：瞀，视物不明，甚至昏蒙。瞀乱为视物不明，心中闷乱，甚至神识

昏蒙。

【解析】本条论述湿热浊邪阻闭中、上二焦的证治。

湿热浊邪阻闭中、上二焦，多表现为起病急骤，病情较重，以胸闷、不知人、瞀乱、大叫痛为主要表现，此外常伴见头胀、头重、恶心、欲呕吐不得、腹胀、苔白腻垢浊等，病机为暴感暑湿夹秽浊之邪，阻闭中上二焦，气机阻塞逆乱，多发生于夏秋季节暑湿偏盛之时，俗称"发痧"，为湿热病的一种特殊类型。治法为辛通开闭，利气宣透，化湿泄浊，草果、槟榔辛开理气，石菖蒲、芫荽芳香辟秽，六一散清利湿热，皂角、地浆水辟秽解毒。"去湿药多，清热药少"，其目的是强调本证的治疗当以"辛通开闭"为急务，用药主要以草果、槟榔、石菖蒲、芫荽等辛温燥烈、芳香透化之品，宣通气机，透化湿浊，以解除郁闭之势。

（二）邪在中焦

【原文】7. 湿热证，寒热如疟。湿热阻遏膜原，宜柴胡、厚朴、槟榔、草果、藿香、苍术、半夏、干菖蒲、六一散等味。(8)

【解析】本条论述湿热阻遏膜原的证治。

邪伏膜原多见于湿热病中，以湿热蕴阻于半表半里为主，同时兼有湿热阻遏中焦脾胃的表现，"寒热如疟"是邪在膜原（半表半里）的典型症状，由于湿热阻遏于表里之间，少阳枢机不利，故常常表现为恶寒发热交替，或寒热时起时伏。此外，还可伴见脘腹痞闷，舌苔白腻，甚至满布垢浊而舌质红绛或紫绛等湿热秽浊郁闭之象。本证的治疗方法为疏利透达膜原之邪，其实质为和解表里，燥湿化浊，选方用药仿吴又可达原饮，以柴胡和解枢机，透邪外达；苍术、厚朴、草果、槟榔、半夏理气燥湿；藿香、石菖蒲芳化湿浊；六一散清利湿热。

【原文】8. 湿热证，舌遍体白，口渴，湿滞阳明，宜用辛开，如厚朴、草果、半夏、干菖蒲等味。(12)

【解析】本条论述湿浊阻滞中焦脾胃的证治。

"湿滞阳明"是指湿浊阻于中焦脾胃，且以湿在太阴脾为主，因无下利之症，与一般的湿阻脾胃证稍有不同，故称之为"湿滞阳明"。其临床表现以舌遍体白即舌上满布白腻之苔、口渴为主，尚可有脘痞、恶心、腹胀等湿浊阻于脾胃的表现。治法为辛开理气，燥化湿浊，重用辛开使上焦得通，津液得下。药用厚朴、草果、半夏、干菖蒲。

【原文】9. 湿热证，初起发热，汗出胸痞，口渴舌白。湿伏中焦，宜藿梗、蔻仁、杏仁、枳壳、桔梗、郁金、苍术、厚朴、草果、半夏、干菖蒲、佩兰叶、六一散等味。(10)

【解析】本条论述湿热阻于中焦，湿重于热的证治。

湿伏中焦的病证特点为湿热在中焦，湿重于热，或湿尚未明显化热。故临床多见发热，汗出，口渴，胸痞，舌白等，治疗当宣气化湿，以辛温芳化为主，重在化湿，不可妄投寒凉，以免遏伏湿邪。可用杏仁、桔梗、枳壳轻宣肺气，苍术、厚朴、草果、半夏燥湿化浊，郁金、石菖蒲、藿香梗、佩兰、白豆蔻芳香化湿辟秽，六一散清利湿热。

【原文】10. 湿热证，舌根白，舌尖红。湿渐化热，余湿犹滞，宜辛泄佐清热，如蔻仁、半夏、干菖蒲、大豆黄卷、连翘、绿豆衣、六一散等味。(13)

【解析】本条论述湿热参半的证治。

"舌根白，舌尖红"提示湿渐化热，湿犹未净，但邪势均不太甚，故用药清热之品不多，化湿亦无苍术、草果、厚朴等辛燥之品，说明其化湿之力亦不太强，因此适用于"湿热参半"邪势不重之证。本证除舌苔表现外还可见胸痞、恶心、呕吐、身热有汗不解、脉濡数等症。治疗当辛泄佐清热，即清热与化湿并施，以半夏燥化湿邪，白豆蔻、石菖蒲芳化湿邪，豆卷、绿豆衣、连翘、六一散清热利湿。

【原文】11. 湿热证，壮热口渴，自汗，身重，胸痞，脉洪大而长者，此太阴之湿与阳明之热相合，宜白虎加苍术汤。(37)

【解析】本条讨论湿热病热重于湿的证治。

湿热病热重于湿证多从湿重于热、湿热俱盛证转化而来，即湿热之邪逐渐化热后每可见之。临床表现为壮热，口渴，自汗，脉洪大而长，胸痞，身重。病机为"太阴之湿与阳明之热相合"，湿从热化，阳明热盛，热重于湿。治法为清泄阳明胃热，兼化太阴脾湿，药用白虎加苍术汤。薛生白提出的"苟非热渴汗泄，脉洪大者，白虎便不可投"，其意是强调白虎汤典型的适应证是大热、大渴、大汗、脉洪大四大症，但临床运用时，亦不必完全拘泥非四大证俱见才能投用白虎汤，只要证属阳明热盛者便可灵活运用。

【原文】12. 湿热证，数日后自利，溺赤，口渴，湿流下焦，宜滑石、猪苓、茯苓、泽泻、萆薢、通草等味。(11)

【解析】本条讨论湿流下焦的证治。

湿热致病，以脾胃为病变重心，但在湿热病的病变过程中，困阻中焦的湿热之邪也常上蒙清窍，下阻膀胱，影响三焦的功能而致三焦俱病。中焦湿热流于下焦，大肠传导失司，则可见大便下利；湿邪下注，膀胱湿阻，气化不行，水道不利，泌别失职，则见小便短赤等。本证病位在大肠、小肠、膀胱，虽部位属下焦，但大肠、小肠、膀胱等与太阴脾在生理、病理方面有密切的关系，故曰"太阴所司"，所以虽称"湿流下焦"，但中焦脾湿仍盛，其病理变化并不局限于下焦。本证的治疗大法为淡渗分利，通调水道，药用滑石、猪苓、茯苓、泽泻、萆薢、通草分利湿邪，小便通利则便泄自止，湿邪一去则口渴自愈，所谓"治湿不利小便非其治也"，亦符合"利小便所以实大便"之旨。佐入桔梗、杏仁、大豆黄卷，意在宣开上焦肺气，因肺为水之上源，主宣发肃降，通调水道，宣开上焦肺气有助于下焦水道的通利，故曰"源清则流自洁"。

【原文】 13. 湿热证，四五日，忽大汗出，手足冷，脉细如丝或绝，口渴，茎痛，而起坐自如，神清语亮，乃汗出过多，卫外之阳暂亡，湿热证之邪仍结，一时表里不通，脉故伏，非真阳外脱也，宜五苓散去术加滑石、酒炒川连、生地、芪皮等味。(29)

【解析】本条论述湿热蕴阻下焦，卫阳暂亡的证治。

湿热病症出现大汗出，手足冷，脉细如丝或绝之症，证似阴盛阳亡之象，但患者起坐自如，神清语亮，提示非阳亡之征。本证的病理实质为湿热蕴结下焦，一时表里不通，而又因汗出过多，卫表阳气过度发泄所致，而非阴盛阳亡之证。其脉之细如丝或绝，实际上是指"脉伏"而言。由于湿热郁结于下焦，阻碍气机流通，以致表里阳气不能交通，而产生"脉伏"之象。治疗当以清热利湿，兼以固表，滋养阴液为主，药用茯苓、猪苓、泽泻、滑石、黄连清热利湿，通利小便；桂枝、黄芪皮固卫气以止汗；生地滋养阴液；黄连酒炒者，取其性兼流通，防其守而不走，但病在下焦，黄连不如黄柏，去术不如去桂，以下焦湿热非桂枝所宜，芪、术合用，可以固表止汗。

四、邪入营血

【原文】 14. 湿热证，壮热口渴，舌黄或焦红，发痉，神昏谵语，或笑，邪灼心包，营血已耗，宜犀角、羚羊角、连翘、生地、玄参、钩藤、银花露、鲜菖蒲、至宝丹等味。(5)

【解析】本条论述湿热病湿热化燥，深入营血，邪灼心营的证治。

湿热之邪在致病过程中大多留恋于气分，但一旦湿热化燥化火，则极易内逼营血，熏灼心包，引动肝风。本证为湿热化燥，内陷营血，心窍闭阻，肝风内动，但气分之邪尚未尽除，故舌焦红，神昏谵语或笑，发痉的同时伴有壮热口渴。治法为清营凉血，清心开窍，凉肝息风，滋养阴液，药用犀角、生地、玄参清心凉营，滋阴养液；银花露、连翘清气泄热，透热转气；羚羊角、钩藤凉肝息风；至宝丹、石菖蒲芳香宣窍，辟秽化浊。本证身热，渴饮较甚，石膏、知母等清热生津之品，可以加入。

【原文】 15. 湿热证，壮热烦渴，舌焦红或缩，斑疹，胸痞，自利，神昏痉厥，是热邪充斥表里三焦，宜大剂犀角、羚羊角、生地、玄参、银花露、紫草、方

诸水①、金汁、鲜菖蒲等味。（7）

【词解】

① 方诸水：又名明水，方诸为古代在月下承取露水的器具名称。一说方诸水用大蛤，磨之令热，向月取之则水生，即当明月当空时取蚌体分泌之汁液，性甘寒无毒，功能止渴除烦，明目定心。

【解析】本条讨论湿热化燥，热邪充斥表里三焦气血的证治。

湿热之邪化火化燥，充斥表里气血三焦，闭阻心包，引动肝风，故见壮热烦渴、舌焦红或缩、斑疹、胸痞、自利、神昏痉厥等危重表现。治疗当清热解毒，凉血养阴，息风开窍。以犀角、生地、玄参清营凉血，解毒救阴；银花露、紫草、金汁、方诸水清热解毒；羚羊角凉肝息风；鲜菖蒲芳香开窍；方诸水，性甘寒无毒，功能清热解毒，生津止渴，除烦，明目定心，多用于治小儿烦热，疗烫火伤。

【原文】16. 湿热证，经水适来，壮热口渴，谵语神昏，胸腹痛，或舌无苔，脉滑数，邪陷营分，宜大剂犀角、紫草、茜根、贯众、连翘、鲜菖蒲、银花露等味。（32）

【解析】本条讨论湿热化火，热邪深入血分的证治。

妇人月经适来，血室空虚，感受湿热，湿热化火，邪热陷入，热与血结，而成热入血室之证。临床表现为壮热口渴，谵语神昏，胸腹痛，或舌无苔，脉滑数。治以凉血解毒，活血化瘀，宁心安神。犀角、紫草、连翘、银花露、贯众凉血解毒，鲜菖蒲辟秽开窍，茜根活血散瘀。

【原文】17. 湿热证，上下失血或汗血，毒邪深入营分，走窜欲泄，宜大剂犀角、生地、赤芍、丹皮、连翘、紫草、茜根、银花等味。（33）

【解析】本条讨论湿热化火，深入营血，迫血妄行的证治。

湿热化燥化火，内逼营血，损伤血络，迫血外溢而致上下失血或汗血，治当清热解毒，凉血散血。以犀角地黄汤清热解毒，凉血化瘀；银花、连翘、紫草清热解毒；茜草活血行瘀。薛生白提出方中当增入咸寒之味，是遵《内经》"热淫于内，治以咸寒"之旨，因出血过多必伤阴，咸能入肾，咸寒可清热养阴，如玄参、知母、阿胶之类。

五、变证、类证

（一）变证

【原文】18. 湿热证，三四日即口噤，四肢牵引拘急，甚则角弓反张，此湿热证侵入经络脉隧中，宜鲜地龙、秦艽、威灵仙、滑石、苍耳子、丝瓜藤、海风藤、

酒炒黄连等味。(4)

【解析】本条讨论湿热兼夹风邪侵袭经脉而致痉的证治。

湿热之邪夹风邪侵袭阳明、太阴经络，可见口噤，四肢牵引拘急，甚则角弓反张。其病位在中焦脾胃，但非在脾胃之脏腑，而是在脾胃之经络，属脾胃之表，且发生较早，全身未见明显的湿热化火化燥的表现。湿热病中出现痉证一般有两种情况：一为湿热化火而引动肝风，在筋脉挛急的同时多伴有神识迷乱之象，即所谓"痉厥并见"；二为湿热侵犯经络而致痉，临床仅表现为筋脉拘急，而无神识昏迷，且多见于湿热病的早期。本证即属后者，治疗当祛风化湿，清热通络。秦艽、威灵仙、苍耳子祛风胜湿，鲜地龙镇痉通络，丝瓜络、海风藤通络舒筋，滑石、黄连利湿清热。

【原文】19. 湿热证，发痉，神昏笑妄，脉洪数有力，开泄不效者，湿热蕴结胸膈，宜仿凉膈散；若大便数日不通者，热邪闭结肠胃，宜仿承气微下之例。(6)

【解析】本条讨论湿热化燥，热结于里而致发痉神昏的证治。本证的发痉，实为湿热化燥，邪热蕴结阳明气分所致。辨证的关键，一为舌脉之象，热入心包、热盛动风的神昏痉厥，舌必红绛，脉多细数或弦数，而本证脉洪数有力，且无舌绛，说明其证不属邪入厥阴心肝之证；其二为"开泄不效"，应用安宫牛黄丸、至宝丹等清心开窍之剂无效，亦说明本证病位不在心包、肝经。本证的病理本质为湿热化燥，热邪内结，其昏痉见症为邪热波及心神和肝经所致。"上结"是指实热结于上焦胸膈，如热灼胸膈之证；"下结"是指实热结于肠腑，即热结肠腑证。将热结胸膈归于"阳明实热"是指热结胸膈在病势及病理性质上与热结肠腑证有相似之证，非指胸膈属于阳明。本证的治疗当通下蕴结之邪热，釜底抽薪，即"阳明之邪仍假阳明为出路"，以苦寒攻下、通腑泄热为治疗大法。对于热邪蕴结于胸膈者，可以凉膈散凉泄在上之热结，方中的大黄、芒硝等味，寓有承气汤攻下之意；实热结于肠腑者，可用承气汤通泄肠腑之热结。若邪热已深入手足厥阴，当须配合清心开窍、凉肝息风之品，如安宫牛黄丸、紫雪丹、羚角钩藤汤等，吴鞠通之牛黄承气汤即属此例。

【原文】20. 湿热证，发痉撮空，神昏笑妄，舌苔干黄起刺或转黑色，大便不通者，热邪闭结胃腑，宜用承气汤下之。(36)

【解析】本条讨论湿热化燥，热结阳明，上乘心神，内动肝风的证治。

湿热化燥，传入肠腑，阳明实热内结，波及手足厥阴，可致发痉撮空，神昏笑妄，大便不通，脉洪数有力或沉实有力，舌苔干黄起刺或转为黑色。本证形似邪入心包，热盛动风，而究其病机实系邪热蕴结阳明肠腑所致。治疗当通下蕴结之邪，釜底抽薪，以承气汤通泄肠腑热结。若邪热已深入手足厥阴，当须配合清心开窍，凉肝息风之品，如安宫牛黄丸、紫雪丹、羚角钩藤汤等。在本证症状中的"撮空"，其表现为神志昏糊时两手无意识地抓空而动,它既可见于大实之证,又可见于大虚之证。大实证中见之为邪热犯于手、足厥阴的表现,在出现撮空的同时,兼见舌苔干黄起燥,或转黑色,大便不通等症,为腑实邪热扰于厥阴所致,证属实;大虚之证则见于垂死之前,系元气将脱,神明涣散所致。

【原文】 21. 湿热证,口渴,苔黄起刺,脉弦缓,囊缩舌硬,谵语昏不知人,两手撮搦。津枯邪滞,宜鲜生地、芦根、生首乌、鲜稻根等味。若脉有力,大便不通,大黄亦可加入。(35)

【解析】本条讨论湿热化燥,热结阴伤,肝风内动的证治。

本证的谵语昏不知人为湿热化燥,阳明实热炽甚,肠腑邪热上扰心神的表现,非邪热内陷心包之象;大便不通,苔黄起刺,脉弦缓,为阳明腑实,热结内盛的表现,根据本证的病理特点,脉缓当为阳明热结的沉迟之脉,而非湿热内阻的濡缓之脉;口渴乃阴液损伤的征象;囊缩舌硬,两手撮搦为邪热炽盛,燔灼筋脉,肝风内动的表现。综合上述病理表现,本证的病理实质为湿热化燥,传入阳明肠腑,腑热炽盛,损伤阴液,引动肝风。治疗当滋阴通下,药用鲜生地、芦根、生首乌、鲜稻根生津养液,大黄攻下热结。运用时可加入羚羊角、钩藤、桑叶、菊花、紫雪丹等凉肝泄热、息风止痉之品。

【原文】 22. 湿热证,数日后,汗出热不除,或痉,忽头痛不止者,营液大亏,厥阴风火上升,宜羚羊角、蔓荆子、钩藤、玄参、生地、女贞子等味。(20)

【解析】本条讨论湿热化燥,损伤营阴,肝风内动的证治。

湿热化燥,营阴亏耗,肝风上逆,可见汗出热不除,或痉,忽头痛不止,本证之"痉"与热盛动风之痉厥的表现有所不同,为痉而不厥,神志大多清楚,其痉亦多为痉挛、拘急,较少肢体抽搐,或角弓反张。本证的病机既有邪热的熏蒸,更有阴液亏损,筋脉失养,即"血不荣筋而痉"。具体分析其病机特点有以下两方面:一是从自注"热气已退"可知,本证虽属湿热化燥化火,但邪热已不甚,而是以阴液大亏,肝阳独亢,风阳内动为主,其痉故多表现为痉挛、拘急,而很少抽搐或角弓反张;二是其病理既有邪热未去而风火上升的一面,又有营液耗伤而肝失濡养的一面,与温热病后期肝肾阴亏而引起的虚风内动有所不同,属虚中夹实之候。"热气已退"并非指邪热已经解除,而是指邪热不是太甚,"汗出而热不除",即是邪热仍在的表现。治疗当滋养阴液,息风止痉,药用玄参、生地、女贞子滋阴,羚羊角、钩藤息风止痉,蔓荆子疏散风热。

【原文】 23. 湿热证,发痉神昏,独足冷阴缩。下体外受客寒,仍宜从湿热证治,只用辛温之品煎汤熏洗。(30)

【解析】本条讨论湿热化燥,内陷手足厥阴,动风痉厥的证治。

湿热化火，内陷厥阴，引动肝风，蒙蔽心包，可见发痉神昏，足冷，阴缩。其足冷、阴缩，虽类似阳虚阴寒内盛之象，但参考昏痉之症，可知其病机不是虚寒，而是热陷厥阴，阳气郁闭不能达于肢末而引起足冷；肝脉络于阴器，厥阴肝经热极则筋脉挛急而阴囊内缩。邪热伏之越深，阳气郁闭越重，故属热厥性质，即薛氏所谓"一时营气不达"。"阴缩"虽属厥阴外候，但其中亦有虚实之分。本证阴缩为热闭阳遏之象，其证属实；属虚者，则如章虚谷所言"邪重内闭，厥阴将绝"，多为虚竭之象。其辨证的关键是有无舌卷的表现。治以清心开窍，凉肝息风，可用紫雪丹、至宝丹、安宫牛黄丸开窍息风。"仍从湿热治之"实际上应按湿热化燥化火、内陷厥阴证施治，即使用清心开窍、凉肝息风之法，而不是仍从清热化湿论治。以辛温之品熏洗有助于阳气外达，故可改善足冷、阴缩，此为治标之法，尤其对于发痉神昏之证，用辛温之品熏洗，虽无大碍，但未必有益。

【原文】 24. 湿热证，七八日，口不渴，声不出，与饮食亦不却，默默不语，神识昏迷，进辛开凉泄，芳香逐秽，俱不效。此邪入厥阴，主客浑受，宜仿吴又可三甲散，醉地鳖虫、醋炒鳖甲、土炒穿山甲、生僵蚕、柴胡、桃仁泥等味。(34)

【解析】本条讨论湿热病后期气血凝滞，灵机失运的证治。

湿热病后期络脉凝瘀，气血呆滞，灵机不运，可出现口不渴，声不出，与饮食亦不却，默默不语，神识昏迷的证候，此种表现并不是通常所谓之神昏谵语，或昏聩不语，而是一种神情呆钝的表现。本证之口不渴，说明不是阳明热盛上蒸心包所致神昏；与饮食亦不却，可知其神识并未完全消失，不属腑实热盛熏蒸心包之证；且予辛开凉泄、芳香逐秽俱不效，知非热闭或痰蒙心包之证。所以本证所见的神志改变，实际上是神情呆钝，其原因是湿热先伤阳分，日久及阴分，即由气分入于营血，而致阴阳两困，气血凝滞，病邪无外泄之机，继而深入厥阴，使血络凝瘀。心主血脉且主神明，血脉凝瘀则灵气不通，故见神不清而默默不语，声不出，与饮食亦不却。治疗应主以活血通络，破滞散瘀，用吴又可三甲散去龟甲之滋、牡蛎之涩，而以地鳖虫破瘀通滞之品易之，用桃仁引其入血分，使血分之邪泄于下；鳖甲破积消瘀，用柴胡作引，使阴中之邪外达于表；山甲搜风通络，用僵蚕引其入络，使络中痰瘀之邪消散而解。

【原文】 25. 湿热证，四五日，口大渴，胸闷欲绝，干呕不止，脉细数，舌光如镜。胃液受劫，胆火上冲，宜西瓜汁、金汁、木香、香附、乌药等味。(15)

【解析】本条讨论湿热证湿热化燥，胃阴大伤，胃气上逆的证治。

湿热证湿热化燥，胃阴大伤，胆火上冲，胃气上逆，临床表现多为口大渴，舌光如镜，脉细数，胸闷欲绝，干呕不止。治疗当滋养胃津，疏理肝胆气机，药用西瓜汁、金汁、鲜生地汁、甘蔗汁滋养胃阴，郁金、木香、香附、乌药疏理肝胆气机。本证阴虚与气逆同时存在，如投滋阴有壅滞之害，如进香散又有耗液之弊。所以必须滋阴与行气并施，采用诸"汁"滋胃液，清邪热，滋而不腻，磨服辛香散逆的诸"香"，调气而不伤阴，意在"取其气"。其实诸汁以"鲜"者，更善养阴，诸"香"磨服则行气之力更强。

【原文】26. 湿热证，呕吐清水，或痰多，湿热证内留，木火上逆，宜温胆汤加瓜蒌、碧玉散等味。(16)

【解析】本条讨论湿热内留，木火上逆的证治。

湿热证痰热内阻，夹胆火上逆，常表现为呕吐清水，胸闷痰多等，治法为化痰降逆，清泄胆热，一以涤饮，一以降逆，药用温胆汤化痰涤饮，和胃降逆；瓜蒌清化痰热；碧玉散清利湿热而兼清肝胆。

【原文】27. 湿热证，呕恶不止，昼夜不瘥，欲死者，肺胃不和，胃热移肺，肺不受邪也，宜用川连三四分，苏叶二三分，两味煎汤，呷下即止。

【解析】本条讨论湿热余邪在胃而致呕恶的证治。

"呕恶不止，昼夜不瘥，欲死"，是形容呕吐的剧烈，并不代表病情的危重。其实此时只是湿热余邪在胃，病势比较轻浅。病机为湿热余邪留胃，胃失和降，胃气上逆。治法为清胃泄热，化湿利气。药用黄连清热燥湿，清降胃火；苏叶通降顺气。对本证的治疗，薛氏用川连清除湿热，降胃火上冲；苏叶降逆顺气。川连苦寒恐有伤阴之弊，但药轻且与甘辛芳香之苏叶同用，以其温散节制苦寒，药仅两味，配伍得当，且分量极轻，对于湿热阻胃引起胃气上逆，但病邪不重者，投之可获良效。

(二) 类证

1. 下利

【原文】28. 湿热证，十余日后，左关弦数，腹时痛，时圊血，肛门热痛。血液内燥，热邪传入厥阴之证，宜仿白头翁法。(23)

【解析】本条讨论湿热内迫肠道而下利的证治。

湿热郁滞肠道，损伤肠络，肠腑气机失调，传导失司，可致便下脓血，肛门热痛，腹时痛，左关弦数，并可伴里急后重等症状。治疗以清化肠道湿热，凉血止痢为主，方用白头翁汤。以白头翁、黄连、黄柏清热解毒，秦皮清肝凉血。

【原文】29. 湿热证，十余日后，尺脉数，下利，或咽痛，口渴心烦。下泉不足①，热邪直犯少阴之证，宜仿猪肤汤凉润法。(24)

【词解】

① 下泉不足：下泉指肾阴，下泉不足即肾阴不足。

【解析】本条讨论湿热化燥，肾阴受伤，虚火上浮，阴液外泄的证治。

湿热病后期，湿热化燥，劫烁肾阴，水亏火浮，故见下利、尺脉数、咽痛、口渴、心烦等阴虚内热征象；热邪在下，阴津外泄故伴见下利。因属病变后期，邪热之势不甚，故咽痛而不剧烈，下利也不频繁。治法为滋养肾阴，兼制虚火，用《伤寒论》猪肤汤。一般认为猪肤即为猪皮，可滋肾养阴；白蜜甘寒润肺，清在上之虚火而润燥；白粉即米粉，可健脾和中止利。

【原文】30. 湿热证内滞太阴，郁久而为滞下，其证胸痞腹痛，下坠窘迫，脓血稠黏，里结后重，脉软濡数者，宜厚朴、黄芩、神曲、陈皮、木香、槟榔、柴胡、煨葛根、银花炭、荆芥炭等味。(41)

【解析】本条讨论湿热痢疾的证治。

湿热之邪侵犯中焦，脾胃运化失常，升降失司，气机壅滞，可见胸痞腹痛，里急后重；湿热壅滞肠道，蒸腐肠道脂膜，损伤肠络，故见便下脓血稠黏；脉软数即为濡数之脉，为湿热内蕴之象。总之，本证为湿热积滞壅结肠道，伤及气血而致的痢疾。薛生白认为本证的形成机制为"湿热证内滞太阴"，此处的"太阴"，是从太阴脾之运化失常而致痢来说的，但"太阴"非单纯指脾，确切地说当是指胃肠。痢疾古称滞下，其种类很多，在湿热痢中，以伤气为主者，则多表现为痢下白脓；以伤血为主者，则痢下脓血；气血并伤，则痢下赤白；湿热极甚，则可痢下五色。湿热痢疾的治疗大法为清肠止痢，化湿导滞。药用厚朴、木香、槟榔、陈皮理气行滞化湿，葛根、柴胡升举下陷之清阳之气，银花、连翘、荆芥炭清解肠道热毒，黄芩清热燥湿，神曲消食化滞。在药物加减方面，薛生白认为热盛于里者可加黄连，大实而痛者加大黄。

【原文】31. 痢久伤阳，脉虚滑脱者，真人养脏汤加甘草、当归、白芍。(42)

【解析】本条讨论痢久损伤脾胃阳气的证治。

湿热痢久不愈，脾阳大伤，而中气下陷，其临床表现常见大便滑脱不禁，脉虚弱，并可伴有痢下白脓，腹痛喜按，形寒怕冷，舌淡，苔白润滑等。治疗当温中补虚，涩肠固脱，以真人养脏汤加甘草、当归、白芍治之。若虚寒甚而滑脱明显者，为脾阳久虚致肾阳不足，其治疗"欲温土中之阳，必补命门之火"，可加入附子温补肾阳。

【原文】32. 痢久伤阴，虚坐努责者，宜用熟地炭、炒当归、炒白芍、炙甘草、广皮之属。(43)

【解析】本条讨论痢久损伤阴液的证治。

湿热痢迁延日久，不仅可损伤阳气，更易耗伤阴液。痢久伤阴多表现为虚坐努责，急迫欲便但又不得解出，潮热，口干而渴，舌光红或剥，脉细数等。治疗当和营养阴，佐以和中理气，药用熟地炭滋阴补血，当归、白芍和血补血，陈皮、甘草和中理气。熟地有滋阴润肠之效，其炭可收敛止血，但其也有腻滞碍邪、滋腻碍脾之弊，特别是在湿热之邪尚未尽解，或脾胃未醒之时。故方药中须配合理气行滞之品，如陈皮、枳壳、砂仁等，以防滋腻养阴之品恋邪碍胃。

2. 寒湿

【原文】33. 湿热证，身冷脉细，汗泄胸痞，口渴舌白。湿中少阴亡阳，宜人参、白术、附子、茯苓、益智等味。(25)

【解析】本条讨论湿从寒化损伤阳气的证治。

在湿热证病变过程中由于患者素体阳气不足，或湿邪久留损伤阳气，或治疗中使用寒凉药物太过等，都可导致湿从寒化，寒湿内阻，损伤阳气。其身冷，胸痞，脉细，舌白，为寒湿内阻，阳气不足的表现；口渴为寒湿内盛，阳气虚弱不能上布津液于目的表现；汗泄为阳气大伤而有外脱之势。治疗当温阳化湿，即薛生白提出的"扶阳除湿"，以人参、附子、益智补阳温肾，白术、茯苓健脾化湿。

【原文】34. 暑月病初起，但恶寒，面黄，口不渴，神倦，四肢懒，脉沉弱，腹痛下利。湿困太阴之阳，宜仿缩脾饮，甚则大顺散、来复丹等法。(26)

【解析】本条为寒湿困遏脾阳的证治。

夏月起病恶寒，倦怠，四肢懒，似为湿热初起郁伤卫表之证，但见面黄，口不渴，腹痛下利，脉沉弱，并无发热、渴不引饮、脉濡数等症，可知此非湿热为患，乃湿邪内盛，困阻脾阳之寒湿证。其辨证要点在于恶寒不热，脉沉弱和下利不渴。对此"太阴告困，湿浊诱漫"之证薛氏提出"宜温宜散"，轻者用缩脾饮温脾化湿，方以砂仁、草果理脾逐湿，扁豆、甘草培土和中，葛根升胃气，乌梅制砂仁、草果之燥烈，适用于湿重于寒而脾气虚者；病情重者用大顺散，方以干姜、肉桂温中散寒，杏仁、甘草利气调脾，适用于寒重于湿而阳气虚者，或用来复丹温热助阳，苦温香燥，以去湿化浊，使阴寒湿浊得开而阳气来复。方以硫黄纯阳之性，伍硝石苦寒之味，有阴阳相济之妙。另有玄精石制硫黄之火性，青皮、陈皮健胃理气，五灵脂引石性之药走肝胆之经，能治上盛下虚，心腹冷痛，大便泄泻等证。

【原文】35. 暑热内袭，腹痛吐利，胸痞脉缓者，湿浊内阻太阴，宜缩脾饮。(44)

【解析】本条为湿困脾阳而致吐利的证治。

暑湿浊邪内袭，脾阳为湿所困，运化升降失调，则腹痛吐利；湿邪内阻，气机宣化不利故胸痞，脉缓。治宜温脾和中之缩脾饮。本条与上条病机、证治相仿，只是本条为湿重热微，上条为寒湿内侵，且因寒之微甚不同，分别拟有三个不同处方。本条针对湿重吐利之证，用缩脾饮在于温运脾阳，去其所恶之湿，且葛根、乌梅一升一敛，升则振脾阳敷布之权，敛则缩脾阳缓纵之势。

【原文】36. 暑月饮冷过多，寒湿内留，水谷不分，上吐下泻，肢冷脉伏者，

宜大顺散。(45)

【解析】本条为寒湿内侵脾胃而致吐利的证治。

本证亦见吐利，但较上条寒湿为甚，以致阳气不能达于四肢，营气不能通达而并见四肢逆冷，脉沉伏。治疗以温脾祛寒化湿之大顺散投之。

【原文】 37. 腹痛下利，胸痞，烦躁，口渴，脉数大，按之豁然空者，宜冷香饮子^①。(46)

【词解】

① 冷香饮子：出自《张氏医通》，由生附子、草果、橘红、甘草、生姜等组成。

【解析】本条讨论寒湿损伤脾肾阳气的证治。

寒湿伤阳，脾肾阳虚，虚阳外越，可见腹痛下利，胸痞，烦躁，口渴，脉数大，按之豁然空。治疗当温补脾肾，回阳散寒，方用冷香饮子。本证的病理性质为湿热病湿从寒化或感受寒湿之邪，损伤脾肾阳气，阳气大伤，虚阳外越所致，为真寒假热之证。其"烦躁，口渴，脉数大"，非实热证之象，而是虚阳外越的假热之象，其虽口渴，但必不欲饮或喜热饮；脉虽数大，但按之必豁然中空；虽烦躁，但无蒸发热、气粗声重、舌红苔黄之症。同时必伴有小便清长、大便稀溏，舌苔白滑、舌质淡胖等阴寒之象。"热药冷服"取反佐法之意，主要用于真寒假热之证，因虚阳外越，投以热药恐被虚阳格拒而发生呕吐，致使药物不能发挥应有的作用，因而采用热药冷服之法，使"药气与病气无扞格之虞"。此"药气"当为温补药物之阳热之性；此"病气"当为虚阳外越的假热之病性。

3. 暑病

【原文】 38. 湿热证，湿热伤气，四肢困倦，精神减少，身热气高，心烦溺黄，口渴自汗，脉虚者，用东垣清暑益气汤主治。(38)

【解析】本条讨论暑热耗伤津气的证治。

本证虽名为"湿热伤气"，而究其实质为暑热损伤津气所致，多见于暑温病暑热炽盛，津气损伤的病变。因暑热病邪极易消灼津气，津气损伤则见四肢困倦，精神不振，气促，口渴，自汗，脉虚；暑热炽盛则见身热，心烦，溺黄，治疗当补益津气，清暑泄热，方用清暑益气汤。李东垣清暑益气汤用参、芪补气，当归、麦冬、五味子养阴生津敛液，青皮、陈皮、神曲、甘草调气和中，升麻、葛根解肌热而使清气上行，苍术、白术、泽泻、黄柏燥湿利湿。全方补养气阴，健脾和中为主，清化湿热为辅，清暑泄热之味较少，有清暑之名而无清暑之实，所以薛生白提出"方中药味颇多，学者当于临证时斟酌去取可也"。

【原文】 39. 湿热证，咳嗽昼夜不安，甚至喘不得眠者，暑邪入于肺络，宜葶苈、枇杷叶、六一散等味。(18)

【解析】本条讨论暑湿侵肺而致咳喘的证治。

暑湿犯肺，肺失宣降，气逆于上，可致咳嗽频繁而剧烈，昼夜不安，重者可因肺气壅塞而喘不得眠。治疗当泻肺清暑利湿，药用葶苈子泻肺平喘，枇杷叶肃肺止咳，佐以六一散清暑利湿。

【原文】40. 暑月热伤元气，气短倦怠，口渴多汗，肺虚而咳者，宜人参、麦冬、五味子等味。(39)

【解析】本条讨论暑热伤肺津气大伤的证治。

本证的病理特点为暑热虽解，但津气大伤，肺脏受损，故见气短而咳，倦怠，口渴，多汗，若津气损伤严重，津气欲脱者，常伴有身热骤降，脉散大无力，甚至脉虚欲绝。治疗当以生脉散益气生津，敛肺固脱。药用人参养肺益元气，麦冬滋养肺胃阴液，五味子敛津止汗。王氏清暑益气汤证的病机特点为暑热未清而津气受伤，既有暑热，又有津气损伤，其临床表现仍有身热、口渴、心烦等暑热见症。

【原文】41. 暑月乘凉饮冷，阴气为阴寒所遏，皮肤蒸热，凛凛畏寒，头痛头重，自汗烦渴，或腹痛吐泻者，宜香薷、厚朴、扁豆等味。(40)

【解析】本条讨论夏月寒湿的证治。

夏季暑热当令一般多暑热为患，但因天气炎热，常有乘凉露宿或过食生冷而遭受寒湿侵袭者。邪郁肌表，阳气为阴寒所遏，常表现为皮肤蒸热，凛凛畏寒，头痛头重；寒湿内犯中焦脾胃，则见腹痛吐泻等。治疗当散寒透表，和中化湿，以香薷饮加减。药用香薷发汗解肌，宣化湿邪；扁豆祛暑渗湿和脾；厚朴和中理气燥湿。

六、善后调理

【原文】42. 湿热证，数日后脘中微闷，知饥不食。湿邪蒙绕三焦，宜藿香叶、薄荷叶、鲜荷叶、枇杷叶、佩兰叶、芦根尖、冬瓜仁等味。(9)

【解析】本条讨论湿热病后期湿热未清，胃气未醒的证治。

湿热证后期湿热之邪已基本解除，热势已衰或已不发热，但余邪蒙绕三焦，气机不畅，胃气未醒，可见脘中微闷，知饥不食等表现。本证病位偏上，病情较轻，故治疗当主以轻清，以轻清芳化之品，宣泄湿热余邪，通畅气机，醒脾舒胃。药用枇杷叶清宣肺气；薄荷叶、鲜荷叶清泄余热，藿香叶、佩兰叶芳香化湿，醒脾舒胃；芦尖、冬瓜仁淡渗利湿。此即后世所谓之"薛氏五叶芦根汤"。

【原文】43. 湿热证，十余日，大势已退，唯口渴汗出，骨节痛。余邪留滞经络，宜元米汤泡于术，隔一宿，去术煎饮。(19)

【解析】本条讨论湿热病后期余邪留滞经络的证治。

湿热病后期，大势已退，病趋恢复，患者热退神清，但仍有骨节痛、口渴、汗出等临床表现，此乃湿热损伤阴液，余湿留滞经络所致。治疗时要针对本证阴已伤而湿未尽的特点，既要祛湿，又须养阴。但祛湿之品易于伤阴，养阴之味每易助湿，故薛生白提出"救液则助湿，治湿则劫阴"。为了避免治疗中的矛盾，故用元米汤泡于术治之，以于术化湿，元米养阴补脾，二药相配，有养阴而不碍湿，化湿而不伤阴之妙。

【原文】44. 湿热证，按法治之，数日后，或吐下一时并至者，中气亏损，升降悖逆，宜生谷芽、莲心、扁豆、薏仁、半夏、甘草、茯苓等味，甚则用理中法。(22)

【解析】本条讨论湿热病后期中气亏损，升降悖逆的证治。

湿热病后期中气亏损，脾失升运，胃失和降，可出现吐下一时并至的表现。治疗当轻补中虚，降逆和胃，以莲心、扁豆、甘草健脾，生谷芽、半夏和胃降逆，薏苡仁、茯苓利湿。本证虽为湿热已解，中气亏损，但用药不宜过于壅补，一则防其留滞病邪，二则避免壅塞气机，上述诸药补中兼运，较为舒适。理中汤功能温中散寒，吐泻属中焦脾胃虚寒者方可使用。

【原文】45. 湿热证，按法治之，诸证皆退，惟目瞑则惊悸梦惕。余邪内留，胆气未舒，宜酒浸郁李仁、姜汁炒枣仁、猪胆皮等味。(27)

【解析】本条讨论湿热病后期胆热内扰，神魂不安的证治。

湿热证后期湿热余邪未净，留滞肝胆，上扰心神，可见目瞑则惊悸梦惕。治疗当清泄胆经余邪，安神定惊，药用酒浸郁李仁泄邪下行，用酒制者取"酒气独归胆"之意，引药至胆，以助肝胆之邪外泄；姜汁炒枣仁，以枣仁安神定惊，以姜汁制者，取其散邪之意；猪胆皮清泄肝胆余邪，并防姜汁过于温散。薛生白认为本证的病机为：湿热之邪留于胆中，胆热内扰，肝魂不安。

【原文】46. 湿热证，曾开泄下夺，恶候皆平，独神思不清，倦语不思食，溺数，唇齿干，胃气不输，肺气不布，元神大亏，宜人参、麦冬、石斛、木瓜、生甘草、生谷芽、鲜莲子等味。(28)

【解析】本条讨论湿热病后期肺胃气阴两虚的证治。本证曾有恶候，说明湿热化燥较甚，已伤津耗液，又经开泄下夺，邪虽去而正已伤，形成气虚阴亏之证。表现神思不清，倦语，非神识昏迷，而是神不清爽，倦怠不欲言的一种精神萎靡不振的状态，为元气大伤，气虚未复之象；不思饮食说明胃气虚弱，胃阴亦伤；溺数为肺阴不足，肺气不得通畅所致；唇齿干乃胃津不得上承。总由元神大亏，但以肺胃气阴两虚为主，治宜清补元气为大法，以人参益气生津，麦冬、石斛、木瓜、甘草酸甘化阴，滋养肺胃阴液，生谷芽、鲜莲子和中醒胃。

第十三章
吴鞠通《温病条辨》

【学习目的】

1. 了解吴鞠通《温病条辨》的主要学术思想和对温病学的主要贡献。

2. 掌握温病的三焦传变和辨治规律。

3. 明确温病与伤寒在临床表现、治法等方面的区别。

4. 了解温病忌汗、斑疹治禁、淡渗之禁等治疗禁忌。

5. 理解背诵上焦篇原文第1、2、4、43条，中焦篇原文第1、17、63条，下焦篇原文第1条及"治病法论"的内容。

第一节　吴鞠通《温病条辨》简介

《温病条辨》是吴鞠通经多年的努力，采辑历代医家著述，结合自己的经验写成。约成书于1798年，刊行于1813年。全书共265条，附方208首，以三焦为纲，病名为目，在体裁上仿《伤寒论》逐条叙证，文尚简要，以便于记诵，但又恐简则不明，于是又在每一条下自加注释以阐述其未尽之义。读吴氏书除熟读其条文之外，也须结合研究其注释，因为注释也反映了他的医学思想。具体来说有以下几个方面：①建立了完全独立于伤寒的温病学说体系，创立三焦辨证纲领，由上及下、由浅入深，旨在"认证无差"。②提出了一系列的温病治疗原则，以温邪易耗阴液为立法的依据，倡导养阴保液之法，并据临床实践，提炼叶天士医案温病治法，化裁处方，以切实用。③在温病的分类上也有自己的见解，依据各种温病病因的有别，治法有异，把它们按照病变的性质归纳为温热病与湿热病两大类。

第二节 《温热论》原文类编

一、温病概念

【原文】 **1. 温病者，有风温，有温热，有温疫，有温毒，有暑温，有湿温，有秋燥，有冬温，有温疟。（上焦篇 1）**

此九条，见于王叔和《伤寒例》中居多。叔和又引《难经》之文以神其说。按时推病，实有是证，叔和治病时，亦实遇是证。但叔和不能别立治法，而叙于《伤寒例》中，实属蒙混。以《伤寒论》为治外感之妙法，遂将一切外感悉收入《伤寒例》中，而悉以治伤寒之法治之。后人亦不能打破此关，因仍苟简，千余年来，遗患无穷，皆叔和之作俑[1]，无怪见驳于方有执，喻嘉言诸公也。然诸公虽驳叔和，亦未曾另立方法，喻氏虽立治法，仍不能脱却伤寒圈子，弊与叔和无二，以致后人无所遵依。本论详加考核，准古酌今，细立治法，除伤寒宗仲景法外，俾四时杂感，郎若列眉[2]。未始非叔和有以肇其端，东垣、河间、安道、又可、嘉言、天士宏其议，而塘得以善其后也。

风温者，初春阳气始开，厥阴行令，风夹温也。温热者，春末夏初，阳气弛张，温盛为热也。温疫者，疠气流行，多兼秽浊，家家如是，若役使然也。温毒者，诸温夹毒，秽浊太甚也。暑温者，正夏之时，暑病之偏于热者也。湿温者，长夏初秋，湿中生热，即署病之偏于湿者也。秋燥者，秋金燥烈之气也。冬温者，冬应寒而反温，阳不潜藏。民病温也。温疟者、阴气先伤，又因于署，阳气独发也。

按：诸家论温，有顾此失彼之病，故是编首揭诸温之大纲，而名其书曰《温病条辨》。

【词解】
① 作俑：指创始，但具贬义。
② 朗若列眉：所见真切，如人的眉毛那样明白显见。

【解析】本节指出温病为多种热病的总称。

自《内经》以来，温病一名，一直是隶属于伤寒范围之内，其后虽渐有寒温异气等认识，但正式提出温病一名以概括多种热病。该书使其含义至广，为多种热病之总称者，则自吴氏本书始。

本节提出温病包括有九种，吴氏所说的风温是指初春之时，感受风热之邪而病者，初起热势较轻；温热是指春末夏初之时，因温热之气亢盛而病者，初起热势较甚。但现在一般将以上二者中发病之初见肺卫表热证者称为风温，发病之初即有里热炽盛表现者称为春温。温疫则是一种可造成沿门阖户皆病的传染性疾病，乃疠气兼夹秽浊之气而成，发病后一般病情较急而危重。温毒则为温热兼夹秽浊毒气而致病，发病后有局部红肿热痛或发斑疹等热毒见症。现代一般把温病中发生显著传染流行的称为温疫，而把温病中出现局部热毒见症者称为温毒，因而不再把温疫、温毒作为独立的温病病名。至于暑温、湿温吴氏均归为暑病，但暑温发于正夏之时，以暑热见症为主要表现；湿温则多发生于长夏初秋，属于湿中生热，其初起时每以湿象偏重为主要表现。秋燥则是感受秋季燥烈之气而致的一种温病。冬温是发生于冬季，感受冬令反常之温气而致的一种温病。王孟英明确提出冬温与风温是同类温病，只是发病季节不同而已。他说："冬春感风热之邪而病者，首先犯肺名曰风温，其病于冬者亦曰冬温"温疟则为疟疾中的一种，系夏季感受暑气而致病，体内原已阴分受伤，阳热亢盛，因而发病后以热势亢炽为主要特征。

吴氏在论述这些温病时，并论及伏暑以及疟、痢、疸、痹等，因此，本书所论温热疾病实际不止九种。虽然温病所包者广，然按其性质来说，大体可分为三类，吴氏将风温、温热、温疫、温毒、冬温归为一类（温热性质）；暑温（伏暑）、湿温归为一类（湿热性质）；秋燥单独一类（燥热性质）。这样归类，诊治时便易于执简驭繁。

二、温病起病

【原文】 2. 凡病温者，始于上焦，在手太阴。（上焦篇2）

伤寒由毛窍而入，自下而上，始足太阳。足太阳膀胱属水，寒即水之气，同类相从。故病始于此。古来但言膀胱主表，殆未尽其义。肺者，皮毛之合也，独不主表乎？治法必以仲景六经次传为祖法。温病由口鼻而入，自上而下，鼻通于肺。始于手太阴金也，温者火之气，风者火之母，火未有不克金者，故病始于此，必从河间三焦定论。再寒为阴邪，虽《伤寒论》中亦言中风，此风从西北方来，乃觱发①之寒风也，最善收引，阴盛必伤阳，故首郁遏太阳经中之阳气。而为头痛，身热等证。太阳阳腑也，伤寒阴邪也，阴盛伤人之阳也。温为阳邪，此论中亦言伤风，此风从东方来，乃解冻之温风也，最善发泄，阳盛必伤阴，故首郁遏太阴经中之阴气，而为咳嗽、自汗、口渴、头痛、身热、尺热等证。太阴阴脏也，温热阳邪也，阳盛伤人之阴也。阴阳两大法门之辨，可了然于心目间矣。

【词解】
① 觱发：指寒冷的风。

【解析】本节论述了温病感邪途径，与发病部位。

自吴又可提出"邪从口鼻而入"之说之后，叶天士继之，而有"温邪上受，首先犯肺"之说。吴鞠通亦承继此说，并且发挥了他的理论，他说："古来但言膀胱主表，殆未尽其义。肺者，皮毛之合也，独不主表乎。"这种敢于持新说向前人挑战的精神，是很可贵的。由于本书宗旨是"羽翼伤寒"，所以他在说明肺主一身之表的同时，也为膀胱主一身之表曲为回护，可见其对仲景的尊崇。

应指出的是，吴氏在这里所说的："凡病温者，始于上焦，在手太阴"是指风温、温热、温疫、温毒、冬温这几种温病而言的，并不代表其他各种温病皆起病于肺经。即使是上述几种温病也有的并不起始于肺经，如温疫。至于其他温病有起自少阳的，如春温；有起自阳明的，如暑温；有起自中焦脾胃的，如湿温等。故我们可以这样认为，温病始于上焦只是其中较为常见的一种形式，不是说所有的温病都如此。

三、邪犯肺卫

【原文】**3. 太阴风温、温热、温疫、冬温、初起恶风寒者，桂枝汤主之；但热不恶寒而渴者，辛凉平剂银翘散主之。温毒、暑温、湿温、温疟不在此例。**（上焦篇4）

按仲景《伤寒论》原文大阳病（谓如太阳证，即上文头痛、身热、恶风、自汗也），但恶热不恶寒而渴者，名曰温病，桂枝汤主之。盖温病忌汗，最喜解肌，桂枝本为解肌，且桂枝芳香化浊，芍药收阴敛液，甘草败毒和中，姜枣调和营卫，温病初起原可用之。此处却变易前法，恶风寒者主以桂枝，不恶风寒主以辛凉者，非敢擅违古训也。仲景所云不恶风寒者，非全不恶风寒也，其先亦恶风寒，追既热之后，乃不恶风寒耳，古文简质，且对太阳中风热时亦恶风寒言之，故不暇详耳。

方论：按温病忌汗，汗之不惟不解，反生他患。盖病在手经，徒伤足太阳无益病；自口鼻吸受而生，徒发其表亦无益也。且汗为心液，心阳受伤，必有神明内乱、谵语癫狂、内闭外脱之变。再误汗虽曰伤阳，汗乃五液之一，未始不伤阴也。《伤寒论》曰：尺脉微者，为里虚。禁汗，其义可见。其曰伤阳者，特举其伤之重者而言之耳。温病最善伤阴，用药又复伤阴，岂非为贼立帜乎？此古来用伤寒法治温病之大错也。

【解析】本节论述了风温、温热、温疫、冬温等初起治法。在本条，吴氏特别阐述了温病忌汗的意义。当然，这种忌汗是指辛温开表发汗而言，至于辛凉透邪之法，则不必忌，作者在本书《杂说篇》有《汗论》，认为汗之为物，以阳气为运用，以阴精为材料。《伤寒论》一书，始终以救阳气为主。其有阳气有余，阴精不足，又为温热升发之药所烁，而汗自出，或不出者，必用辛凉以止其自出之汗，用甘凉、甘润培养其阴精为材料，以为正汗之地，又该篇有《本论起银翘散论》之文，特别提到银翘散一方用于温病初起的意义，所以说辛凉一法，能使邪从外透，也能使升发蒸热之汗得清而自止，而无碍于透邪，是通用于温病初起之正法。

吴氏既言温病忌用辛温发汗，而初起恶风寒者又用桂枝汤主之。颇贻人以口实。对此，可根据吴氏所述读本书应前后互参之旨。就可不难理解，作者在《本论起银翘散论》一文中便提到："……方用桂枝汤者，以初春余寒之气未消，虽曰风温，少阳紧承厥阴，厥阴根于寒水，初起恶寒之证当多，故仍以桂枝汤首。"所以，桂枝汤的运用，只是一权宜之计的变法，按常法还是以银翘散为第一方。认证无差，知常通变，我们应采取这样的态度。但为初学者说法，初起外有寒邪，而里热征象尚未显露的，可先取微辛轻解以透邪（如葱豉汤），继用银翘散辛凉以逐热，较之用桂枝汤自是稳当，桂枝汤必须在患者具有桂枝证时才可应用。

值得一提的是，银翘散一方的服法，其法取药杵为散，每服二钱，鲜苇根汤煎，香气大出，即取服。病重者约二时一服（二时即两个时辰，约计现时的四小时），日三服夜再一服，轻者三时一服，日二服，夜再一服，病不解者，作再服。因肺位最高，药重则过病所，少用又有病重药轻之患。吴氏用药，讲求服药方法，这对现在临证来说，仍有其指导意义。

银翘散组成是遵《内经》："风淫于内，治以辛凉，佐以苦甘，热淫于内，治以咸寒，佐以甘苦"之训。此方之妙，在于能顾护其虚，纯然清肃上焦，不犯中下，无开门揖盗之弊，有轻可去实之能，用之得当，自然奏效。吴氏不讳言其书许多方来自叶天士临证治案，即如本方的方信说明，便提到"此叶氏立法，所以迥出诸家也"。

本书虽以三焦为纲，病名为目，而实以卫气营血贯穿其中，观本书对银翘散之化裁运用（如银翘散去豆豉，加生地、丹皮、大青叶、倍元参方，银翘散加生地、丹皮、赤芍、麦冬方，银翘散去牛蒡子、玄参、芥穗加杏仁、石膏、黄芩方以及加减银翘散等），便充分说明了此点。而在银翘散的方后说明中，便提到"邪有在卫者，在胸中者，在营中者，入血者。"可知其论三焦，实际是结合卫气营血辨证的。病在手太阴，法取辛凉，吴氏共列了三方，其病势较轻，只见"但咳，身不甚热，微渴者"。只取辛凉轻剂之桑菊饮即可；病位虽在上焦，然邪热甚炽，已呈热渴脉洪之气分症状者，则用辛凉重剂之白虎汤，要皆属于辛凉法之运用，然就温病的一般发病情况来说，银翘散应是温病开首的第一方，具有其代表性。

四、阳明温病

（一）阳明经腑二证

【原文】 4. 面目俱赤，语声重浊，呼吸俱粗，大便闭，小便涩，舌苔老黄，甚则黑有芒刺，但恶热不恶寒，日晡益甚者，传至中焦，阳明温病也。脉浮洪躁甚者，白虎汤主之；脉沉数有力，甚则脉体反小而实者，大承气汤主之；暑温、湿温、温疟不在此例。（中焦篇1）

阳明之脉荣于面，《伤寒论》谓：阳明病，面缘缘正赤①，火盛必克金，故目白睛亦赤也。语声重浊，金受火刑而音不清也。呼吸俱粗谓鼻息来去俱粗。其粗也平等，方是实证；若来粗去不粗，去粗来不粗，或竟不粗，则非阳明实证，当细辨之。粗则喘之渐也。大便闭，阳明实也，小便涩，火腑不通而阴气不化也。口燥渴，火烁津也。舌苔老黄，肺受胃浊，气不化津也，甚则黑者。黑，水色也，火极而似水也。又水胜火，大凡五行之极盛，必兼胜己之形。芒利，苔久不化，热极而起坚硬之刺也，倘刺软者，非实证也。不恶寒，但恶热者，传至中焦，已无肺证阳明者，两阳合明也，温邪之热与阳明之热相搏，故但恶热也。或用白虎，或用承气者，证同而脉异也。浮洪躁甚，邪气近表，脉浮者不可下。凡逐邪者，随其所在，就近而逐之，脉浮则出表为顺，故以白虎之金飚以退烦热。若沉小有力，病纯在里，则非下夺不可矣，故主以大承气。按吴又可《温疫论》中云：舌苔边白但见中微黄者，即加大黄，甚不可从。虽云伤寒重在误下，温病重在误汗，即误下不似伤寒之逆之甚，究竟承气非可轻尝之品，故云舌苔老黄，甚则黑有芒刺，脉体沉实，的系燥结痞满，方可用之。

【词解】

① 缘缘正赤：整个部位俱为红色。

【解析】 本节言阳明经腑证治。在吴氏本意，认为凡逐邪当随其所近而逐之。在经者以出表为顺，故主以白虎而退烦热；如邪已入腑，病纯在里，则非主以承气等下夺不可，在这里，除舌诊外，脉象的变化最足为据：阳明经证系阳明无形邪热亢盛，充斥表里，故其脉形浮洪躁甚，治疗当用白虎汤清之，阳明腑证系热邪与燥屎互结于肠腑，故其脉形沉数有力，甚则小而实，治疗当用大承气汤下之。但攻下之法易耗阴伤正，用时宜慎，一般应见舌苔老黄或黑有芒刺，脉沉实，确属热结肠腑者方可用下。当然，也强调不可等待痞满燥实坚诸症俱备而坐失时机。

读本条所需注意者，为"甚则脉体反小而实者，大承气汤主之"之文，作者自注云："沉小有力，病纯在里，非下夺不可矣。"此种阳格似阴之脉，一经误诊误治，祸如反掌。一是不能作为虚脉虚证看，而误用壅补；二是病纯在里，而仅予白虎，反抑邪毒，对病不利。

（二）热结阴亏

【原文】 5. 阳明温病，无上焦证，数日不大便，当下之。若其人阴素虚，不可行承气者，增液汤主之。服增液汤已，周十二时观之，若大便不下者，合调胃承气汤微和之。（中焦篇11）

此方所以代吴又可承气养荣汤法也。妙在寓泻于补，以补药之体作泻药之用，既可攻实，又可防虚。余治体虚之温病，与前医误伤津液不大便，半虚半实之证，专以此法救之，无不应手而效方论：温病之不大便，不出热结液干二者之外。其偏于阳邪炽甚，热结之实证，则从承气法矣；其偏于阴亏液涸之半虚半实证，则不可混施承气，故以此法代之。……（元参、麦冬、生地）三者合用，作增水行舟之计，故汤名增液，但非重用不为功。本论于阳明下证，峙立三法：热结液干之大实证，则用大承气；偏于热结而液不干者，旁流是也，则用调胃承气，偏于液干多而热结少者，则用增液，所以回护其虚，务存津液之心法也。

【解析】温病中由于热结而致大便不行者，固往往而有；由于液干而致便秘者，亦不少见，此所以作者有本条之设。对液汤之义特加发挥，谓本方妙在寓泻于补，即以补药之体，作泻药之用，既可攻实，又可防虚。凡体虚温病，因劫液而致不大便，形成半虚半实之证者，用此法无不应手而效。此方虽云代又可承气养荣之法，实际上较承气养荣轻清灵动，凡体虚患温，不任峻补峻攻者，此方最为贴切。也有的患者服本方周十二时而大便依然不下，应考虑是否同时有液亏与热结两重因素，如果是那样，则应以本方配合调胃承气汤（即增液承气汤意）以微和之。这与本书17条之"津液不足，无水舟停者，间服增液，再不下者，增液承气汤主之"是一个意思。

所需说明者，人体津液一旦丧失，恢复本自不易，故对"周十二时"（相当于现时的 24 小时）一语亦不要拘执看待，无非说明遇上类似情况，既要注意津液之耗伤程度，亦须注意有无热结的因素。因为温病是邪外感，与纯虚致病毕竟是不一样的。作者在自注中总结阳明用下三法：热结液干之大实证，用大承气；偏于热结而见旁流，用调胃承气；偏于液干，热结不属主要的，用增液承气。总的是不要人为地耗液，直接间接的治疗都是为了护液。此法用之得当，固可取效。用之不当，其弊有三：其一是邪在阳明心包两处，如不先开心包，徒攻阳明，则大便虽下仍然昏迷谵语。至于后文其二、三两点说明下后作战汗的，及虽作战汗而阴气大伤，转成上嗽下泻，都无非是从多方面阐明津液关系着疾病的预后，所以必须密切注意。

（三）腑实兼证

【原文】6. 阳明温病，下之不通，其证有五：应下失下，正虚不能运药，不运药者死，新加黄龙汤主之。喘促不宁，痰涎壅滞，右寸实大，肺气不降者，宣白承气汤主之。左尺牢坚，小便赤痛，时烦渴甚，导赤承气汤主之。邪闭心包。神昏舌短，内窍不通，饮不解渴者，牛黄承气汤主之。津液不足，无水舟停者，间服增液，再不下者，增液承气汤主之。（中焦篇17）

《经》谓下不通者死，盖下而至于不通，其为危险可知，不忍因其危阶难治而遂弃之。兹按温病中下之不通者共有五因：其因正虚不运药者，正气既虚，邪气复实，勉拟黄龙法，以人参补正，以大黄逐邪，以冬、地增液，邪退正存一线，即可以大队补阴而生，此邪正合治法也。其因肺气不降，而里证又实者，必喘促寸实，则以杏仁、石膏宣肺气之痹，以大黄逐肠胃之结，此脏腑合治法也。其因火腑不通，左尺必现牢坚之脉，小肠热盛，下注膀胱，小便必涓滴赤且痛也，则以导赤去淡通之阳药，加连、柏之苦通火腑，大黄、芒硝承胃气而通大肠，此二肠同治法也。其因邪闭心包，内窍不通者，前第五条已有先与牛黄丸，再与承气之法，此条系已下而不通，舌短神昏，闭已甚矣，饮不解渴，消亦甚矣，较前条仅仅谵语，则更急而又急，立刻有闭脱之虞，阳明大实不通，有消亡肾液之虞，其势不可少缓须臾，则以牛黄丸开手少阴之闭，以承气急泻阳明，救足少阴之消，此两少阴合治法也。在此条亦系三焦俱急，当与前第九条用承气、陷胸合法者参看。其因阳明太热，津液枯燥，水不足以行舟，而结粪不下者，非增液不可。服增液两剂，法当自下，其或脏燥太甚之人，竟有不下者，则以增液合调胃承气汤，缓缓与服，约二时服半杯沃之，此一腑中气血合治法也。

【解析】本节讨论阳明温病，虽用承气后依然未能通下，而采用的变通治法。

吴氏强调："下而至于不通，其为危险可知"，可知病至阳明而用通下，是处理外感病的一大关键，此而失治，则土实而水亏，水亏则木旺，液涸风动，种种险候，可以接踵而至。但已下而尚不通，应该考虑有无其他因素，作者提出五个方面，为临床处理时所应该熟练掌握的。

一是邪气流连而正气内虚，下之不通是正虚不能运药，可变黄龙汤法，而成新加黄龙汤，此即所谓"邪正合治"。

二是肺气不降，痰涎壅盛，而阳明结热，里证又实，必须一面宣肺气之痹，一面逐胃肠之结，方用宣白承气汤是为"脏腑合治"之法。

三是小肠火腑不通，致热注膀胱。小便涩痛，复兼里实，必须于通腑之同时兼泻小肠，方用导赤承气汤，是为"二肠合治"之法。

四是邪闭心包，又兼腑实，致神昏舌短，饮不解渴，此时徒攻阳明无益，必须同时开其窍闭，方用牛黄承气汤，是为"阳明心包合治"之法。

五是阳明热结，复兼津液枯燥，致结粪不下，作者认为可权衡虚实程度，用增液汤以增水行舟，如仍不下，可用增液承气汤，此之谓腑中之"气血合治"之法。

五、邪入心包

【原文】7. 邪入心包，舌謇肢厥，牛黄丸主之，紫雪丹亦主之。（上焦篇17）

厥者，尽也。阴阳极造其偏，皆能致厥。伤寒之厥，足厥阴病也，温热之厥，手厥阴病也。舌卷囊缩，虽同系厥阴见证，要之，舌属手，囊属足也。盖舌为心窍，包络代心用事，肾囊前后，皆肝经所过，断不可以阴阳二厥，混而为一，若陶节庵所云："冷过肘膝，便为阴寒"，恣用大热。再热厥之中，亦有三等：有邪在络居多，而阳明证少者，则从芳香，本条所云是也；有邪搏阳明，阳明太实，上冲心包，神迷肢厥，甚至通体皆厥，当从下法，本论载入中焦篇；有日久邪杀阴亏而厥者，则从育阴潜阳法，本论载入下焦篇。

【解析】本条言邪入心包之证治。在自注里，则着重阐述了厥的发病机制。厥，有"极"之意。凡阴（寒）极或阳（热）极，均可致厥，厥在症状上表现为手足厥冷，但却有寒热之分。厥多出现在外感病的严重阶段，故对寒厥与热厥，必须明辨精切，不然，一经误治，贻害非轻。

再就是热厥之中，也可以分为三类：

其一，邪热主要在手厥阴心包络，应该着重于开心包之窍闭，而予以芳香宣窍之法。如牛黄丸或紫雪丹之类。

其二，热炽阳明，而成胃实，上冲心包，以致神迷肢厥，应着重泻阳明之火热，或前说之阳明心包合治。

其三，邪热郁久伤及肝肾之阴，而又痉厥神昏，舌短烦躁，手少阴证未罢者，如下焦篇18条，先用牛黄、紫雪之属，再予复脉存阴，三甲潜阳。

同一热厥。而治法不同，说明其分析入微，充分体现了辨证论治思想在《伤寒论》时期，人们比较重视寒厥的变化，温病学说兴起，热厥之治渐渐引起注意。其实按之临床实际，热厥固不少见，寒厥也不是绝无仅有，临床时须细加辨察。

六、邪入营分

【原文】8. 阳明温病，舌黄燥，肉色绛，不渴者，邪在血分，清营汤主之。若滑者不可与也，当于湿温中求之。（中焦篇20）

温病传里，理当渴甚，今反不渴者，以邪气深入血分，格阴于外，上潮于口，故反不渴也。曾过气分，故苔黄而燥；邪居血分，故舌之肉色绛也。若舌苔白滑、灰滑、淡黄而滑，不渴者，乃湿气蒸腾之象，不得用清营柔以济柔也。

【解析】本节指出阳明温病之邪由气入营的证治。

舌绛，是为邪入营血的体征，叶氏所谓"邪热入营，舌色必绛"，更何况是病在营分。由于邪系由阳明气分而来，所以舌黄燥。法用清营汤，虽清血热，实含有透营泄热之意。上焦篇30条指出"手厥阴暑温，清营汤主之，舌白滑者。不可与也"，可知作者是把清营汤视为邪入手厥阴，出现营血证候之专剂，但必须舌赤或舌绛，而舌滑者则不可与。

综上所述，吴氏指出了邪入营血分的两个值得引起注意的症状。

一是口反不渴。温为阳邪，最易耗液，病初即有口渴的见症。至邪气入里，气分热甚，口渴是一常见症状。今邪入营血，而口反不渴，吴氏以"格阴于外，上潮于口"作解释。这说明邪热一旦伤及营阴，虽可出现舌干等症状，却并不渴而喜饮。

二是舌质绛。叶氏云："其热传营，舌色必绛。"绛舌是邪入营血之表现。当然，邪入营血也还有其他症状，但这两个症状有其一定的诊断意义，所以在这里仅举此两端，不等于不注意其他方面。作者在本条提到了口反不渴，这也是具有诊断意义的。自注云："温病传里，理当渴甚，今反不渴者，以邪气深入血分，格阴于上，上潮于口，故反不渴也。"这与上焦篇15条"太阴温病，舌绛而干，法当渴，今反不渴者，热在营中也。"作者自注："邪热入营，蒸腾营气上升，故不渴是同一机制。"

七、真阴耗伤

【原文】**9.** 风温、温热、温疫、温毒、冬温，邪在阳明久羁，或已下，或未下，身热面赤，口干舌燥，甚则齿黑唇裂，脉沉实者，仍可下之；脉虚大，手足心热甚于手足背者，加减复脉汤主之。（下焦篇1）

温邪久羁中焦，阳明阳土，未有不克少阴癸水者。或已下而阴伤，或未下而阴竭若实证居多，正气未至溃散，脉来沉实有力，尚可假手于一下，即《伤寒论》中急下以存津液之谓；若中无结粪，邪热少而虚热多，其人脉必虚。手足心主里，其热必甚于手足背之表也。若再下其热，是竭其津而速之死也。故以复脉汤复其津液，阴复则阳留，庶可不至于死也。去参、桂、姜、枣之补阳，加白芍收三阴之阴，故云加减复脉汤。在仲景当日，治伤于寒者之结代，自有取于参、桂、姜、枣，复脉中之阳；今治伤于温者之阳亢阴竭，不得再补其阳也。用古法而不拘用古方，医者之化裁也。

【解析】本节讨论了温邪久羁，伤及少阴之阴的证治。

温邪在中焦留连过久，阳明燥热，未有不伤及少阴之阴者。此时治法，如审其人体气尚实，以排除邪热，诚如《伤寒论》少阴"三急下"一样。如果不是那样，而是邪少虚多，中无结粪，证见脉虚大、手足心热甚于手足背的，则不能妄下竭其阴，此时必须以复脉为基本方，迅速复其真阴，使阴复阳留，庶可使患者得到挽救。

总之，此种关键时刻，审脉证之虚实至关重要，本条前面所述已不是没有虚证，但后面所述则是邪少虚多，故用药诚如曹炳章所说："一则速下存液，一则但复其液"，轻重缓急之间，不容有一点含糊。《温病条辨》下焦篇一连八条，均提到复脉。除本条所示证候外，如心中震震，舌强神昏，脉结代，甚则脉两至，以及口燥咽干，神倦欲眠，舌赤苔老等，均宜复脉。并提到耳聋一症，此为真阴亏竭，与邪在少阳者截然不同，故不得以小柴胡等升泄少阳之法，而必须迅速以复脉复其阴。本书下焦篇尚有救逆以及一甲、二甲、三甲、大定风珠等，均以复脉之加减方，吴氏认为热邪深入，不论是在少阴或厥阴，均宜复脉。可知本方对温病深入下焦的作用了。

八、暑温证治

（一）暑温大纲

【原文】10. 形似伤寒，但右脉洪大而数，左脉反小于右，口渴甚，面赤，汗大出者，名曰暑温，在手太阴，白虎汤主之；脉芤甚者，白虎加人参汤主之。（上焦篇22）

此标暑温之大纲也。按温者热之渐，热者温之极也。温盛为热，木生火也；热极湿动，火生上也。上热下湿，人居其中而暑成炎。若纯热不兼湿者，仍归前条温热例；不得混入暑也。形似伤寒者，谓头痛、身痛、发热恶寒也。水火极不同性，各造其偏之极，反相同也。故《经》谓水极而似火也，火极而似水也。伤寒伤于水气之寒，故先恶寒而后发热，寒郁人身卫阳之气而为热也。故仲景《伤寒论》中，有"已发热"，"或未发"之文，若伤暑则先发热，热极而后恶寒。盖火盛必克金，肺性本寒。而复恶寒也。然则伤暑之发热恶寒，虽与伤寒相似，其所以然之故实不同也。学者诚则究心于此，思过半矣。

【解析】本节论述暑温的致病特点与治法。

吴氏在本条里分析了暑的形成，是热极湿动，上热下湿，因而成暑。故吴氏心目中所谓暑温一证，实质上是一种湿热相兼之病。至于暑温与湿温的区别，则以热的多少为定。本书上焦篇35条云："暑兼湿热，偏于暑之热者为暑温……偏于暑之湿者为湿温"说明吴氏对暑温性质的看法，实质上是指一种湿热相兼的病。至于暑温与湿温的区别点，在上焦篇三十五条提到，以湿与热之偏重而定偏于热重者为暑温；偏于湿重者为湿温。二者之间，可以说是"证本一源"，故其治法也就可以"前后互参"。

暑温也有发热恶寒的症状，但与伤寒似同而实异。伤寒是"或已发热，或未发热。必恶寒、体痛、呕逆……"就是说，病在阳经，病初发热必然先有恶寒；至于暑温，则往往是热象显著，热极而后恶寒。其病机，照吴氏分析，是火盛必克金，肺性本寒，所以热极而复恶寒。也有热为寒遏，致发热恶寒而无汗，那又是另一种情况。

白虎为辛凉透邪之重剂，也为退烦暑之正方，所以在此处取白虎以治暑温而见烦热口渴之证，如患者见脉芤甚。则以白虎加人参汤，以治邪热伤气，而救化源之欲绝。

（二）小儿暑痫

【原文】11. 小儿暑温，身热，卒然痉厥，名曰暑痫，清营汤主之，亦可少与紫雪丹。（上焦篇33）

小儿之阴。更虚于大人，况暑月乎？一得暑温，不移时有过卫入营者，盖小儿之脏腑薄也。血络受火邪逼迫，火极而内风生，俗名"急惊"，混与发散消导，死不旋踵，惟以清营汤，清营分之热而保津液。使液充阳和，自然汗出而解，断断不可发汗也。可少与紫雪者，清包络之热而开内窍也。

【解析】本节论小儿暑痫之证治。

小儿脏腑柔嫩，阴气未充，又加之感受暑邪，暑性酷烈，极易侵入心营，而为手厥阴心包证候，本条虽未详舌诊，但从主以清营汤来看，应是有心营症状的，少与紫雪丹，所以开包络之闭，曰以息风止痉，实为手足厥阴之药。

西医学中的流行性乙型脑炎，其症状与中医学中的"暑痫"相类，然舌不必赤，痉厥先见。亦可酌予清营、紫雪之属，此或因邪热迅极，故邪虽入营，而舌象则未及变化，但昏陷惊厥已见，因此，必须舍舌从证，而与以清营合紫雪丹。然据吴氏经验，凡舌反滑（灰滑、白滑或淡黄而滑），则又必须变通治法，清营又非其所宜。

九、湿温证治

【原文】12. 头痛恶寒，身重疼痛，舌白不渴，脉弦细而濡，面色淡黄，胸闷不饥，午后身热，状若阴虚，病难速已。名曰湿温。汗之则神昏耳聋，甚则目瞑不欲言；下之则洞泄；润之则病深不解；长夏深秋冬日同法，三仁汤主之。（上焦篇43）

湿为阴邪，自长夏而来，其来有渐，且其性氤氲黏腻，非若寒邪之一汗即解，温邪之一凉则退，故难速已。世医不知其为湿温，见其头痛恶寒，身重疼痛也，以为伤寒而汗之，汗伤心阳，湿随辛温发表之药蒸腾上逆，内蒙心窍则神昏，上蒙清窍则耳聋、目瞑不言。见其中满不饥，以为停滞而大下之，误下伤阴，而重抑脾阳之升，脾气转陷，湿邪乘势内溃，故洞泄。见其午后身热，以为阴虚而用柔药润之，湿为胶滞阴邪，再加柔润阴药，二阴相合，同气相求，遂有锢结而不可解之势。惟以三仁汤轻开上焦肺气，盖肺主一身之气，气化则湿亦化也。湿气弥漫。本无形质，以重浊滋味之药治之，愈治愈坏。伏暑、湿温，吾乡俗名秋呆子，悉以陶氏《六书》法治之，不知从何处学来。医者呆，反名病呆，不亦诬乎！再按湿温较诸温病，势虽缓而实重。上焦最少，病势不甚显张；中焦病最多，详见中焦篇，以湿为阴邪故也，当于中焦求之。

【解析】本节指出湿温初起的证候特点及治疗宜忌。

湿为阴邪，湿热相合，则如油入面，最难骤解，故湿温一证，较之其他温病其势似"缓"，而其证反多缠绵难愈。医者治不如法，往往使病情反复多变。吴氏提出了三仁汤作为本证初起的基本方，旨在轻开肺气以化湿，因肺主一身之气，气化则湿易化，更何况本方尚有化湿之品，所以用于湿温初起最为切合。但湿邪始虽外受，终归脾胃，所以作者又提到本证上焦病较少。病势亦较短暂，而留连于中焦时间最久，中焦属脾胃，主运化水湿，湿温系湿热之邪为患最易困遏脾胃气机，故湿温在中焦不仅邪气留连，而且证候也较复杂，作者提到本证当于中焦求之，要人们对这一阶段处理倍加注意。

湿温初起既易被忽视，也易误诊。例如，头痛恶寒，身重疼痛，有似伤寒，若误作伤寒治，而妄用辛温发汗，则湿浊蒸腾，上蒙诸窍，而为神昏，耳聋，甚则目瞑不欲言。又如胸闷不饥，甚则腹胀，有似食滞内结，若妄予攻下，则湿邪内溃，往往可以形成洞泄不禁。又如午后身热，状若阴虚，但不等于阴虚，若误作阴虚而用滋润之剂，则以柔济柔，必致湿邪胶滞，使病深莫解。妄汗、妄下、妄滋均为湿温初起所忌，这便是医家们常提到的湿温初起"三禁"，当然，这也不是绝对的。在湿温初起邪在卫气时，辛温发汗固然不宜，但芳透之法却不可少。湿温发展到一定阶段，致成阳明里实者，通下亦当用。若湿热之邪化燥伤阴，滋润仍属必需。所以关键还在于辨证，不要把一些疑似证误为可汗、可下、可滋之证。作者在文中提出一些疑似症状的辨别。值得细加分析，引起注意。

十、伏暑证治

【原文】 13. 长夏受暑，过夏而发者，名曰伏暑，霜未降而发者少轻，霜既降而发者则重，冬日发者尤重，子午丑未之年为多也。（上焦篇36）

长夏盛暑，气壮者不受也；稍弱者，但头晕片刻，或半日而已；次则即病。其不即病而内舍于骨髓，外舍于分肉之间者，气虚者也。盖气虚不能传送暑邪外出，必待秋凉金气相搏而后出也。金气本所以退烦暑。金欲退之，而暑无所藏，故伏暑病发也。其有气虚甚者，虽金风亦不能击之使出，必待深秋大凉，初冬微寒，相逼而出，故尤为重也。

【解析】本节阐发伏暑之发病病机。

作者在自注中便提到，夏令感受暑邪，壮者气行则已，怯者则着而为病。如气虚之甚，则邪气往往伏而后发。人身骨髓、分肉，俱为邪伏所在。关于伏暑内发之机制，吴氏认为与气候转凉。当令之气与邪相搏，逼而使出有关。如果正气更虚，则初秋之气尚不能逼之使出，必待深秋气候大凉，或初冬微寒，然后发病。

鞠通立"伏暑"这一病名，仅见于上焦篇，原因是伏暑与暑温名虽异而病变性质实有其相似之处，不同的就是伏暑为秋凉之气引发而已，较之暑温为尤重。而正气愈虚，则邪伏愈深，而发之愈迟，则其病也就愈重。当然，这仅就发病迟早这一方面来说。临床上，尚须结合一些具体情况来分析。例如，感邪的轻重，有无他种疾病与之相兼，治疗是否及时或是否曾经误治，以及患者体质方面是否尚有他种因素等。

十一、温毒证治

【原文】 14. 温毒咽痛喉肿，耳前耳后肿，颊肿，面正赤，或喉不痛，但外肿，甚则耳聋，俗名大头温、虾蟆温者，普济消毒饮去柴胡、升麻主之。初起一二日再去芩、连，三四日加之佳。（上焦篇 18）

温毒者，秽浊也。凡地气之秽，未有不因少阳之气而自能上升者，春夏地气发泄，故多有是证；秋冬地气间有不藏之时，亦或有是证。人身之少阴素虚，不能上济少阳，少阳升腾莫制，亦多成是证；小儿纯阳火多，阴未充长，亦多有是证。

治法，总不能出李东垣普济消毒饮之外。其方之妙，妙在以凉膈散为主，而加化清气之马勃、僵蚕、银花，得轻可去实之妙；再加元参、牛蒡、板蓝根，败毒而利肺气，补肾水以上济邪火；去柴胡、升麻者，以升腾飞越大过之病，不当再用升也。说者谓共引经，亦甚愚矣！凡药不能直至本经者，方用引经药作引。此方皆系轻药，总走上焦，开天气，肃肺气，岂须用升、柴直升经气耶？去黄芩、黄连者，芩、连清里药也。病初起未至中焦，不得先用里药，故犯中焦也。

【解析】本条阐述温毒的发病特点及治法。

温毒具火热特点，患者除发热恶寒等全身症状外，尚有某一局部红肿掀痛的症状，治疗原则上同于其他温病，不过解毒一法尤应注重。

吴氏又认为温毒是一种秽浊之气致病，浊气在下，却可以借少阳升发之气，自口鼻而侵犯人体。同时又从气候因素、体质因素来阐发本病的发病机制。例如，春夏地气发泄，易于上升，所以本病易于流行，秋冬一般肃杀潜藏，但也有"非其时而有其气"（如秋应凉而反热，冬应寒而反温），因此，虽在秋冬，也有不藏之时，温毒秽浊之邪，便可以趁此流行致病。至于人之体质，一是少阴素虚之人，不能上济少阳，致少阳之火升腾莫制，极易构成本病的发病条件，再就是小儿体秉纯阳，阴气未充，易致动火，也比较易患本病。这种结合气候及人的内在因素等来认识外感病的发病机制，显然是以《内经》的理论为指导思想的。

吴氏于此类病，比较强调护液，所以虽主用东垣普济消毒饮，却主张去升麻、柴胡。原因是本证既已升腾飞越太过，再加升提，恐其化火动风，重伤其液，这样考虑是比较周全的。如患者真阴素亏，病初又有头痛、头眩等火旺症状，去升、柴为稳，如果并无阴虚火旺，则虽为温毒初起，升、柴也不是绝不可用。再就是初起一二日去芩、连，三四日加之佳的问题，初起一二日尚无里证。用芩、连恐其凉遏，到了三四日病邪入里，用芩、连恰是时候。这也是示初学者以大法，其实如初起邪势急重，里证已见，用芩、连亦未尝不可。

温毒除内服药外亦可配合外治（该书上焦篇 19、20 条），外敷水仙膏，即取水仙根去赤皮，捣烂外敷，在局部中心留一孔以通气，干则易之，至皮肤间起小水泡

（即所谓"小黄疱如黍米者"）为度，如敷之过久易致皮肤溃烂。如已溃烂，则取三黄二香散初用细茶汁调敷，干则易之，后可改用香油调敷。

温毒病邪入里，与风温、温热等同法，在《温病条辨》一书里，虽有专条论及，却不是另立一门。而是与风温、温热诸病共同讨论的，按之临床实际，也确是如此。如证见阳明腑实，即用承气通腑；邪毒入营，内逼心包，则用清营、紫雪、牛黄丸等。

十二、秋燥

（一）燥伤手太阴

【原文】15. 秋感燥气，右脉数大，伤手太阴气分者，桑杏汤主之。（上焦篇54）

前人有云：六气之中，惟燥不为病，似不尽然。盖以《内经》少"秋感于燥"一条，数有此议耳。如阳明司天之年，岂无燥金之病乎？大抵春秋二令，气候较夏冬之偏寒偏热为平和，其由于冬夏之伏气为病者多其由于本气自病者少，其由于伏气而病者重，本气自病者轻耳。其由于本气自病之燥证，初起必在肺卫，故以桑杏汤清气分之燥也。

【解析】本条论述秋燥邪在肺卫时的证治。

本条自注中明确提出，燥邪致病，初起必在肺卫。其治疗与风热之邪初犯肺卫相似，但因燥邪具有干燥耗阴之性，所以用药宜辛润，所用的桑杏汤中除有桑叶、杏仁、淡豆豉等辛凉发散之品外，还有沙参、梨皮等甘润之品。

【原文】16. 感燥而咳者，桑菊饮主之。（上焦篇55）

亦救肺卫之轻剂也。

【解析】在以上二条里，作者除阐明秋燥初起的常见症状及其治法外，特别对前人所谓"六气之中，惟燥不为病"之说，提出了不同看法。由于《内经》没有"秋感于燥"的内容，所以后人对之有不同议论。其实《内经》一书，本非出自一人手笔，其所议论，亦多有未能完整之处，但如能前后互参，则善学者亦可看出前人意旨，故作者在此提出反问，即"如阳明司天之年，岂无燥金之病乎"？所以，秋燥致病还是有的，只是由于春秋二令，气候较冬夏为平和，伏气为病者多，本气自病者少耳。

（二）燥伤肺胃

【原文】17. 燥伤肺胃阴分，或热或咳者，沙参麦冬汤主之。（上焦篇56）

此条较上二条，则病深一层矣，故以甘寒救其津液。

【解析】本条是指燥伤肺卫阴分，虽病位仍在肺，但其热炽液伤程度则比前者进了一层，所以选用沙参麦冬汤，以甘寒清热，而救其津液。

（三）燥气化火

【原文】18. 燥气化火，清窍不利者，翘荷汤主之。（上焦篇 57）

清窍不利，如耳鸣目赤，龈胀咽痛之类。翘荷汤者，亦清上焦气分之燥热也。

【解析】本条是因燥气化火，以致清窍不利，症见耳鸣目赤，龈胀咽痛，病机与前三条均不同，前者务在润燥或救其液，此则应着眼于清其燥火，观翘荷汤虽法本辛凉，然其配伍用药主要用黑栀皮、绿豆皮等以清火解毒，甚者可再加鲜菊叶、苦丁茶、夏枯草、牛蒡子、黄芩等，耳鸣火盛者可再加羚羊角。

（四）燥伤胃阴

【原文】20. 燥伤胃阴，五汁饮主之，玉竹麦门冬汤亦主之。（中焦篇 100）

【解析】秋燥伤及胃阴，症见口干舌燥，此时当用甘寒养液之剂，吴氏选五汁饮及玉竹麦门冬汤，旨在滋其津液，而益胃阴。两方组成虽有不同，然其滋燥益阴则一，故可以任选一方，其甚者也可以用玉竹麦门冬汤，同时含服五汁饮。

（五）燥证气血两燔

【原文】21. 燥证气血两燔者，玉女煎主之。（中焦篇 102）

【解析】燥证而致气血两燔，法当气血双清，此与他种温病似无二致。然须知此证之气血两燔系由燥邪所致，滋液救焚，更不可缓。

（六）燥伤肝肾之阴

【原文】22. 燥久伤及肝肾之阴，上盛下虚，昼凉夜热，或干咳，或不咳，甚则痉厥者，三甲复脉汤主之。定风珠亦主之，专翁大生膏亦主之。（下焦篇 78）

肾主五液而恶燥，或由外感邪气久羁而伤及肾阴，或不由外感而内伤致燥，均以培养津液为主，肝木全赖肾水滋养，肾水枯渴，肝断不能独治，所谓乙癸同源，故肝肾并称也。三方由浅入深，定风浓于复脉，皆用汤，从急治。专谕，取乾坤之静，多用血肉之品，熬膏为丸，从缓治。盖下焦深远，草木无情，故用有情缓治。再暴虚易复者，则用二汤。久虚难复者，则用专翁。专翁之妙，以下焦丧失皆腥臭脂膏，即以腥臭脂膏补之，较之丹溪之知柏地黄，云治雷龙之火而安肾燥，明眼自能辨之。盖凡甘能补，凡苦能泻，独不知苦先入心，其化以燥乎！再雷龙不能以刚药直折也，肾水足则静，自能安其专翕之性；肾水亏则动而躁，因燥而躁也。善安雷龙者，莫如专翕，观者察之。

【解析】温邪久羁，阳明之热，未有不伤及下焦癸水，而呈上盛下虚之候，而况秋燥乃亢盛之邪，其本身便易耗阴。本节论述了秋燥伤及下焦肝肾之阴之候，其处理，可视证之轻重，稍轻者用三甲复脉、大定风珠，甚者则用专翕大生膏，取重浊之剂，以安雷绝之火，而救其液。

十三、温病治禁

（一）温病忌汗

【原文】23. 大阴温病，不可发汗，发汗而汗不出者，必发斑疹，汗出过多者，必神昏论语发斑者，化斑汤主之；发疹者，银翘散去豆豉加细生地、丹皮、大青叶，倍元参主之。禁升麻、柴胡、当归、防风、羌活、白芷、葛根、三春柳。神昏谵语者，清宫汤主之，牛黄丸、紫雪丹、局方至宝丹亦主之。（上焦篇16）

温病忌汗者，病由口鼻而入，邪不在足大阳之表，故不得伤太阳经也。时医不知而误发之，若其人热甚血燥，不能蒸汗，温邪郁于肌表血分，故必发斑疹也。若其人表疏，一发而汗出不止。汗为心液，误汗亡阳，心阳伤而神明乱，中无所主，故神昏；心液伤而心血虚，心以阴为体，心阴不能济阳，则心阳独亢，心主言，故谵语不休也。且手经逆传，世罕知之。手太阴病不解，本有必传手厥阴心包之理，况又伤其气血乎？

【解析】本节指出温邪忌汗之理，以及出现斑疹昏错等变证的治法。

温邪忌汗当然是指辛温解表而言，这一类药如果用得不当，可以导致一系列变证，本节所提到的斑疹、神昏等便是指这种变证而言的。

吴氏主以化斑汤治斑，银翘散去豆豉加诸凉血药治疹，便是按这种轻重而分的，然大旨均以凉血透邪，如临床遇到夹斑带疹，则必须斟酌于两者之间，化裁运用。至于本条提到的升麻、柴胡以及葛根、三春柳等那是指寻常风疹、麻疹初起用药法。用于本证，是犯"温邪忌汗"之戒。

（二）斑疹治禁

【原文】24. 斑疹，用升提则衄，或厥，或呛咳。（中焦篇23）

此治斑疹之禁也。斑疹之邪在血络，只喜轻宣凉解。若用柴胡、升麻辛温之品，直升少阳，使热血上循清道则衄；过升则下竭，下竭者必上厥；肺为华盖，受热毒之熏蒸则呛咳；心位正阳，受升提之摧迫则昏痉。

【解析】上节言升、柴、归、防、羌、芷、葛、三春柳等为辛温发表之品，也为升提之品，本节就是说升提对斑疹也不适用。

斑疹本属邪入血络，逼血外窜，所以只需用轻宣凉解一法，以透营泄热。如用升提，直升少阳，则血循清道而为衄，且过升则下竭，下竭者上必厥。过升则肺热升腾，失其肃降之性，劫其津液，而为呛咳等症。营血内扰，本已病及神志，升提则益助其火煽，故为昏痓。

(三) 淡渗之禁

【原文】25. 温病小便不利者，淡渗不可与也，忌五苓、八正辈。(中焦篇30)

此用淡渗之禁也。热病有余于火，不足于水，惟以滋水泻火为急务，岂可再以淡渗动阳而烁津乎？奈何吴又可于小便条下，特立猪苓汤，乃去仲景原方之阿胶，反加木通、车前，渗而又渗乎？其治小便血分之桃仁汤中，仍用滑石，不识何解？

【解析】本节言温病小便不利忌用淡渗之机制。

吴鞠通《温病条辨》，原概括温暑而言，此处则单指风温、温热等一类病证。凡见小便不利，首先应考虑是否津液不继所引起，而不得妄利其小便。淡渗如茯苓、泽泻，惟温邪夹湿者为宜，无湿而小便不利，增液犹恐不及，妄利则更损其阴，故曰"不可与"。

对于温病阴伤而小便不利者，其治疗当滋阴以益其水源，泻火以除其邪。如反投以淡渗，强利其尿，势必更耗竭其阴，因而不可用五苓散、八正散之类。对其治法可参《温病条辨》中焦篇二十九条，用甘苦合化法，予冬地三黄汤。

(四) 苦寒之禁

【原文】26. 温病燥热，欲解燥者，先滋其干，不可纯用苦寒也，服之反燥甚。(中焦篇31)

此用苦寒之禁也。温病有余于火，不用淡渗犹易明，并苦寒亦设禁条，则未易明也。举世皆以苦能降火，寒能泻热，坦然用之而无疑不知苦先入心，其北以燥，服之不应，愈化愈燥。宋人以目为火户，设立三黄汤，久服竟至于瞽，非化燥之明征乎？吾见温病而惠用苦寒，津液干涸不救者甚多。盖化气比本气更烈，故前条冬地三黄汤甘寒十之八九，苦寒仅十之一二耳。

【解析】本节阐述温病不可纯用苦寒之理。

温为亢热之证。苦寒本为常用，本条则从保津的角度，言苦寒不可滥用纯用，因"苦先入心，其化为燥，服之不应，愈化愈燥"。如有必要须用，也应以甘苦合化之法，比较妥当。苦寒纯用，除耗液之弊而外，还须防其遏邪，作者于温毒初起一二日，用清瘟败毒饮去芩、连便是一例。

(五）数下亡阴之戒

【原文】27. 阳明温病，下后脉静，身不热，舌上津回，十数日不大便，可与益胃、增液辈，断不可再与承气也。下后舌苔未尽退，口微渴，面微赤，脉微数，身微热，日浅者，亦与增液辈。日深舌微干者，属下焦复脉法也。勿轻与承气，轻与者肺燥而咳，脾滑而泄，热反不除，渴反甚也，百日死。（中焦篇33）

此数下亡阴之大戒也。下后不大便十数日，甚至二十日，乃肠胃津液受伤之故，不可强责其便，但与复阴，自能便也。此条脉静身凉，人犹易解，至脉虽不躁而未静，身虽不壮热而未凉，俗医必谓邪气不尽，必当再下，在又可法中，亦必再下。不知大毒治病，十衰其六，但与存阴退热，断不误辛。若轻与苦燥，频伤胃阴，肺之母气受伤，阳明化燥，肺无秉气，反为燥逼，焉得不咳？燥咳久者，必身热而渴也，若脾气为快利所伤，必致滑泄，滑泄则阴伤而热渴愈加类。迁延三月，天道小变之期，其势不能再延，故曰百日死也。

【解析】本节指出数下亡阴，而致大便不下者，断不可妄用攻下。

温病本易伤液，数下之后，势必更伤其液，此时常见液亏而大便不下，必须详审脉证，酌用生津养液之药，而断不可再与攻下。

其一，脉静身凉，舌上津回，但十数日不大便，此为肠胃津液受伤过甚，虽舌上津回，胃肠尚乏液润，此时不可攻下，但与复阴，阴液复则便自通。

其二，脉虽不躁而未静，身虽不壮热而未凉，如有十数日不大便，很容易为人误诊为邪气未尽，必议再下，在又可书中不乏再下的例子，其实，大毒治病，十衰其六，而但予存阴泄热，断不误事。当然，如下后邪气复聚，大热大渴，面正赤，脉躁甚者，又不在此例。

其三，如果邪气已深，舌微干而不大便，必须考虑下焦复脉一法，忌用承气攻下。

总之，上面的例子都忌用苦寒下夺，下后胃阴更伤，肺之母病为燥所逼，焉得不咳，咳久阴伤，则必身热渴饮，再就是下夺又可能伤及脾气，脾气一伤，必致滑泄，而热反不除，日久而成虚损，后果必然不良。

十四、汗论

【原文】28. 汗也者，合阳气阴精蒸化而出者出。《内经》云："人之汗，以天地之雨名之"。盖汗之为物，以阳气为运用，以阴精为材料。阴精有余，阳气不足，则汗不能自出。不出则死。阳气有余，阴精不足，多能自出，再发则痉，痉亦死；或熏灼而不出，不出亦死也。其有阴精有余，阳气不足，又为寒邪肃杀之气所搏，不能自出者，必用辛温味薄急走之药，以运用其阳气。仲景之治伤寒是也。《伤寒》

一书，始终以救阳气为主。其有阳气有余，阴精不足，又为温热升发之气所烁，而汗自出，或不出者，必用辛凉以止其自出之汗，用甘凉甘润培养其阴精为材料，以为正汗之地，本论之治温热是也。本论始终以救阴精为主，此伤寒所以不可不发汗，温热病断不可发汗之大较也。

【解析】本节是作者关于汗之专论，并说明伤寒、温病初起治法的不同。

出汗，必须赖阳气为之鼓动，然亦须有阴津为之资助。伤寒为人体受寒邪肃杀之气所搏使阳气不得伸，无从发挥鼓动之力，故汗不出。汗不出则邪不去，必用辛温味薄急走之药，以助阳气而发汗，汗出而邪自退。温病则不同，是人体为温热之气所伤，此时邪热熏蒸，常自汗出，必用辛凉透邪，使邪热退而熏蒸之汗自止。也有的患者因热灼津伤，无源作汗而汗不出，其性质与伤寒之阳不伸而汗不出者不同，必用甘凉甘润之药，以滋其化源，使邪从汗解。

文中所谓"阴精有余，阳气不足，则汗不能自出"；"阳气有余，阴精不足，多能自出"二语，是运用阴阳概念相对而提的。总之，伤寒以救阳为主，温病以救阴为主，这是两者治法上的不同点，也是本节的主要精神所在。

十五、治病法论

【原文】29. 治外感如将（兵贵神速，机圆法活，去邪务尽，善后务细，盖早平一日，即人少受一日之害）；治内伤如相（坐镇从容，神机默运，无功可言，无德可见，而人登寿域）。治上焦如羽（非轻不举）；治中焦如衡（非平不安）；治下焦如权（非重不沉）。

【解析】本节提出了外感与内伤以及三焦分证的治疗原则。

治外感如指挥作战，要掌握战机，还要灵活机动；治内伤则不同，内伤病势缓起，但恢复亦慢，不可能急切图功，而应从容镇定，讲求策略，调理脏腑气血，使疾病逐步向愈。所以前人有治外感如将、治内伤如相的说法。

邪在上焦，法取轻清，不要任意用苦重之药，过重反过病所，所以说"治上焦如羽"，邪在中焦，热势较盛，必平其亢疠，使归于平。或者湿热为患，伤害脾胃，必须视其湿与热之孰为偏重，而予以相应的治法，这便是所谓"治中焦如衡"；邪在下焦，此时肝肾之阴大伤，必须厚味滋填，或介类潜镇，以复其阴，而息其内动之虚风，这便是所谓"治下焦如权"。

十六、吴又可温病禁黄连论

【原文】30. 唐宋以来，治温热病者，初用辛温发表，见病不为药衰，则恣用苦寒，大队芩、连、知、柏，愈服愈燥，河间且犯此弊。盖苦先入心，其化以燥，燥气化火，反见齿板黑，舌短黑，唇裂黑之象，火极而似水也。吴又可非之，诚是。但又不识苦寒化燥之理，以为黄连守而不走，大黄走而不守。夫黄连不可轻用，大黄与黄连同一苦寒药，迅利于黄连百倍，反可轻用哉？余用普济消毒饮于温病初起，必去芩、连，畏其入里而犯中下焦也。于应用芩、连方内，必大队甘寒以监之，但令清热化阴，不令化燥。如阳亢不寐，火腑不通等证，于酒客便溏频数者，则重用之。湿温门则不惟不忌芩、连，仍重赖之，盖欲其化燥也。语云："药用当而通神"，医者之于药，何好何恶，惟当之是求。

【解析】本节叙述苦寒化燥之理，力斥滥用苦寒之弊。

苦寒化燥之理，作者在本书中焦篇 31 条已论及，此处则系作一专篇来讨论。至于作者评吴又可不识苦寒化燥之理，其实又可当时遇到的是一种湿热之疫，所以苦寒之药，不是绝不可用。又可虽反对妄投黄连，却主张用透达（如达原饮），攻下（如承气汤）等方法宣通气机，祛除邪气，其论亦同样有参考价值。

观又可与鞠通，均为温热名家，"治热以寒"之理，在他们不是不理解，对于苦寒类药，不是不用，却反对滥用，这一点，值得临床上注意。

十七、燥气论

【原文】31. 前三焦篇所序之燥气，皆言化热伤津之证，治以辛甘微凉（金必克木，木受克，则子为母复仇，火来胜复类），未及寒化。盖燥气寒化，乃燥气之正，《素问》谓"阳明所至为清劲"是也。《素问》又谓"燥极而泽"（土为金母，水为金子也），本论多类及于寒湿、伏暑门中，如腹痛、呕吐之类，经谓"燥淫所胜，民病善呕，心胁痛不能转侧"者是也。治以苦温，《内经》治燥之正法也。前人有六气之中，惟燥不为病之说盖以燥统于寒（吴氏《素问》注云：寒统燥湿。暑统风火，故云寒暑六入也），而近于寒，几是燥病，只以为寒而不知其为燥也。合六气而观之，余俱主生，独燥主杀，岂不为病者乎？细读《素问》自知。再前三篇原为温病而设，而类及于暑温、湿温，其于伏暑、湿温门中，尤必三致意者，盖以秋日暑湿踞于内。新凉燥气加于外，燥湿兼至。最难界限清楚，稍不确当，其败坏不可胜言。《经》谓粗工治病，湿证未己，燥证复起，盖谓此也（湿有兼热兼寒，暑有兼风兼燥，燥有寒化热化。先将暑湿燥分开，再将寒热辨明，自有准的）。

【解析】吴氏在完成上焦篇秋燥一证之后，由于感到所论秋燥，只是燥之复气、标气，亦即《素问》所谓"燥化于天，热反胜之"，故所用治法只是辛凉、苦甘之法。然而，这却与《素问》所说的"燥淫所胜，民病善呕，心胁痛"而"治以苦温"原则相悖。故在上焦篇秋燥之后，又加上"秋燥之气，轻则为燥，重则为寒，化气为湿，复气为火"等内容，而且感到意犹未尽，故于三焦分证之后，又于杂说中加上这一篇，以胜复之理，来说明燥有正化对化，从本从标的不同。燥之复气、标气固然可用辛凉、苦甘之法，对于燥之本气却不适合，燥之本气性质近于寒，可说与感寒同类。前人以暑统风火，寒统湿燥，前者属阳，后者属阴，从"民病善呕，心胁痛""治以苦温"来看，燥病在某些方面，性质与寒与湿相近。所以二者均以寒来统之。昔冯楚瞻论冷燥，谓冷燥虽见便秘燥结，实由阴寒过极，如隆冬之水，遇隆冬而成层冰燥裂也，《条辨》古方有半硫丸，正为此证而设等语。而半硫丸一药，寒湿中即用，可见三者之间，区别不是太大的。《素问》虽有"治以苦温"之文，然只是一原则说明，还在于善学者自己体会。

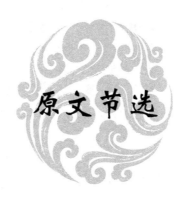

《温热论》

　　温邪上受，首先犯肺，逆传心包。肺主气属卫，心主血属营，辨营卫气血虽与伤寒同，若论治法则与伤寒大异也。(1)

　　大凡看法，卫之后方言气，营之后方言血。在卫汗之可也，到气才可清气，入营犹可透热转气，如犀角、玄参、羚羊角等物，入血就恐耗血动血，直须凉血散血，如生地、丹皮、阿胶、赤芍等物。否则前后不循缓急之法，虑其动手便错，反致慌张矣。(8)

　　盖伤寒之邪留恋在表，然后化热入里，温邪则热变最速。未传心包，邪尚在肺，肺主气，其合皮毛，故云在表。在表初用辛凉轻剂。挟风则加入薄荷、牛蒡之属，挟湿加芦根、滑石之流。或透风于热外，或渗湿于热下，不与热相搏，势必孤矣。(2)

　　不尔，风挟温热而燥生，清窍必干，为水主之气不能上荣，两阳相劫也。湿与温合，蒸郁而蒙蔽于上，清窍为之壅塞，浊邪害清也。其病有类伤寒，其验之之法，伤寒多有变证，温热虽久，在一经不移，以此为辨。(3)

　　前言辛凉散风，甘淡驱湿，若病仍不解，是渐欲入营也。营分受热，则血液受劫，心神不安，夜甚无寐，或斑点隐隐，即撤去气药。如从风热陷入者，用犀角、竹叶之属；如从湿热陷入者，犀角、花露之品，参入凉血清热方中。若加烦躁，大便不通，金汁亦可加入，老年或平素有寒者，以人中黄代之，急急透斑为要。(4)

　　若其邪始终在气分流连者，可冀其战汗透邪，法宜益胃，令邪与汗并，热达腠开，邪从汗出。解后胃气空虚，当肤冷一昼夜，待气还自温暖如常矣。盖战汗而解，邪退正虚，阳从汗泄，故渐肤冷，未必即成脱证。此时宜令病者，安舒静卧，以养阳气来复，旁人切勿惊惶，频频呼唤，扰其元神，使其烦躁，但诊其脉，若虚软和缓，虽倦卧不语，汗出肤冷，却非脱证；若脉急疾，躁扰不卧，肤冷汗出，便为气脱之证矣。更有邪盛正虚，不能一战而解，停一二日再战汗而愈者，不可不知。（6）

再论气病有不传血分，而邪留三焦，亦如伤寒中少阳病也。彼则和解表里之半，此则分消上下之势，随证变法，如近时杏、朴、苓等类，或如温胆汤之走泄。因其仍在气分，犹可望其战汗之门户，转疟之机括。（7）

再论三焦不得从外解，必致成里结。里结于何，在阳明胃与肠也。亦须用下法，不可以气血之分，就不可下也。但伤寒邪热在里，劫烁津液，下之宜猛；此多湿邪内搏，下之宜轻。伤寒大便溏为邪已尽，不可再下；湿温病大便溏为邪未尽，必大便硬，慎不可再攻也，以粪燥为无湿矣。（10）

再人之体，脘在腹上，其地位处于中，按之痛，或自痛，或痞胀，当用苦泄，以其入腹近也。必验之于舌：或黄或浊，可与小陷胸汤或泻心汤，随证治之；或白不燥，或黄白相兼，或灰白不渴，慎不可乱投苦泄。其中有外邪未解，里先结者，或邪郁未伸，或素属中冷者，虽有脘中痞闷，宜从开泄，宣通气滞，以达归于肺，如近俗之杏、蔻、橘、桔等，是轻苦微辛，具流动之品可耳。（11）

再前云舌黄或浊，须要有地之黄。若光滑者，乃无形湿热中有虚象，大忌前法。其脐以上为大腹，或满或胀或痛，此必邪已入里矣，表证必无，或十只存一。亦要验之于舌，或黄甚，或如沉香色，或如灰黄色，或老黄色，或中有断纹，皆当下之，如小承气汤，用槟榔、青皮、枳实、元明粉、生首乌等。若未见此等舌，不宜用此等法，恐其中有湿聚太阴为满，或寒湿错杂为痛，或气壅为胀，又当以别法治之。（12）

且吾吴湿邪害人最广，如面色白者，须要顾其阳气，湿胜则阳微也，法应清凉，然到十分之六七，即不可过于寒凉，恐成功反弃，何以故耶？湿热一去，阳亦衰微也；面色苍者，须要顾其津液，清凉到十分之六七，往往热减身寒者，不可就云虚寒而投补剂，恐炉烟虽熄，灰中有火也，须细察精详，方少少与之，慎不可直率而往也。又有酒客里湿素盛，外邪入里，里湿为合。在阳旺之躯，胃湿恒多；在阴盛之体，脾湿亦不少，然其化热则一。热病救阴犹易，通阳最难。救阴不在血，而在津与汗；通阳不在温，而在利小便，然较之杂证，则有不同也。（9）

再舌苔白厚而干燥者，此胃燥气伤也，滋润药中加甘草，令甘守津还之意。舌白而薄者，外感风寒也，当疏散之。若白干薄者，肺津伤也，加麦冬、花露、芦根汁等轻清之品，为上者上之也。若白苔绛底者，湿遏热伏也，当先泄湿透热，防其就干也，勿忧之，再从里透于外，则变润也。初病舌就干，神不昏者，急加养正透邪之药；若神已昏，此为内匮矣，不

可救药。(19)

舌苔不燥,自觉闷极者,属脾湿盛也。或有伤痕血迹者,必问曾经搔挖否?不可以有血便为枯证,仍从湿治可也。再有神情清爽,舌胀大不能出口者,此脾湿胃热,郁极化风而毒延口也。用大黄磨入当用剂内,则舌胀自消矣。(21)

再舌上白苔黏腻,吐出浊厚涎沫,口必甜味也,为脾瘅病,乃湿热气聚,与谷气相搏,土有余也,盈满则上泛,当用省头草芳香辛散以逐之则退。若舌上苔如碱者,胃中宿滞挟浊秽郁伏,当急急开泄,否则闭结中焦,不能从膜原达出矣。(22)

若舌白如粉而滑,四边色紫绛者,温疫病初入膜原,未归胃府,急急透解,莫待传陷而入,为险恶之病,且见此舌者,病必见凶,须要小心。(26)

再黄苔不甚厚而滑者,热未伤津,犹可清热透表;若虽薄而干者,邪虽去而津受伤也,苦重之药当禁,宜甘寒轻剂可也。(13)

若舌无苔而有如烟煤隐隐者,不渴肢寒,知挟阴病。如口渴烦热,平时胃燥舌也,不可攻之。若燥者,甘寒益胃;若润者,甘温扶中。此何故?外露而里无也。(23)

若舌黑而滑者,水来克火,为阴证,当温之。若见短缩,此肾气竭也,为难治。欲救之,加人参、五味子勉希万一。舌黑而干者,津枯火炽,急急泻南补北。若燥而中心厚者,土燥水竭,急以咸苦下之。(24)

又不拘何色,舌上生芒刺者,皆是上焦热极也,当用青布拭冷薄荷水揩之,即去者轻,旋即生者险矣。(20)

再论其热传营,舌色必绛,绛,深红色也。初传绛色,中兼黄白色,此气分之邪未尽也。泄卫透营,两和可也。纯绛鲜泽者,包络受病也,宜犀角、鲜生地、连翘、郁金、石菖蒲等。延之数日,或平素心虚有痰,外热一陷,里络就闭,非菖蒲、郁金等所能开,须用牛黄丸、至宝丹之类以开其闭,恐其昏厥为痉也。(14)

再色绛而舌中心干者,乃心胃火燔,劫烁津液,即黄连、石膏亦可加入。若烦渴烦热,舌心干,四边色红,中心或黄或白者,此非血分也,乃上焦气热烁津,急用凉膈散,散其无形之热,再看其后转变可也。慎勿用血药,以滋腻难散。至舌绛望之若干,手扪之原有津液,此津亏湿热熏蒸,将成浊痰蒙蔽心包也。(15)

舌色绛而上有黏腻似苔非苔者,中挟秽浊之气,急加芳香逐之。舌绛欲伸出口,而抵齿难骤伸者,痰阻舌根,有内风也。舌绛而光亮,胃阴亡也,急用甘凉濡润之品。若舌绛而干燥者,火邪劫营,凉血清火为要。舌绛而有碎点白黄者,当生疳也,大红点者,热毒乘心也,用黄连、金汁。

其有虽绛而不鲜，干枯而痿者，肾阴涸也，急以阿胶、鸡子黄、地黄、天冬等救之，缓则恐涸极而无救也。（17）

其有舌独中心绛干者，此胃热心营受灼也，当于清胃方中，加入清心之品，否则延及于尖，为津干火盛也。舌尖绛独干，此心火上炎，用导赤散泻其腑。（18）

再有热传营血，其人素有瘀伤宿血在胸膈中，挟热而搏，其舌色必紫而暗，扪之湿，当加入散血之品，如琥珀、丹参、桃仁、丹皮等。不尔，瘀血与热为伍，阻遏正气，遂变如狂发狂之证。若紫而肿大者，乃酒毒冲心。若紫而干晦者，肾肝色泛也，难治。（16）

舌淡红无色者，或干而色不荣者，当是胃津伤而气无化液也，当用炙甘草汤，不可用寒凉药。（25）

再温热病，看舌之后，亦须验齿。齿为肾之余，龈为胃之络，热邪不燥胃津，必耗肾液，且二经之血，皆走其地，病深动血，结瓣于上。阳血者，色必紫，紫如干漆；阴血者，色必黄，黄如酱瓣。阳血若见，安胃为主，阴血若见，救肾为要。然豆瓣色者多险，若证还不逆者尚可治，否则难治矣。何以故耶，盖阴下竭，阳上厥也。（31）

齿若光燥如石者，胃热甚也。若无汗恶寒，卫偏胜也，辛凉泄卫，透汗为要。若如枯骨色者，汗液枯也，为难治。若上半截润，水不上承，心火上炎也，急急清心救火，俟枯处转润为妥。（32）

若咬牙啮齿者，湿热化风，痉病，但咬牙者，胃热气走其络也。若咬牙而脉证皆衰者，胃虚无谷以内荣，亦咬牙也，何以故耶？虚则喜实也。舌本不缩而硬，而牙关咬定难开者，此非风痰阻络，即欲作痉证，用酸物擦之即开，木来泄土故也。（33）

若齿垢如灰糕样者，胃气无权，津亡湿浊用事，多死。而初病齿缝流清血，痛者，胃火冲激也；不痛者，龙火内燔也，齿焦无垢者，死，齿焦有垢者，肾热胃劫也，当微下之，或玉女煎清胃救肾可也。（34）

凡斑疹初见，须用纸捻照看胸背两胁，点大而在皮肤之上者为斑，或云头隐隐，或琐碎小粒者为疹，又宜见而不宜多见。按方书谓斑色红者属胃热，紫者热极，黑者胃烂，然亦必看外证所合，方可断之。（27）

若斑色紫，小点者，心包热也，点大而紫，胃中热也，黑斑而光亮者，热胜毒盛，虽属不治，若其人气血充者，或依法治之，尚可救；若黑而晦者必死；若黑而隐隐，四旁赤色，火郁内伏，大用清凉透发，间有转红成可救者。若挟斑带疹，皆是邪之不一，各随其部而泄。然斑属血者恒多，疹属气者不少，斑疹皆是邪气外露之象，发出宜神情清爽，为外解里和之意，如斑疹出而昏者，正不胜邪，内陷为患，或胃津内涸之故。（29）

然而春夏之间，湿病俱发疹为甚，且其色要辨。如淡红色，四肢清，

原文节选

口不甚渴，脉不洪数，非虚斑即阴斑。或胸微见数点，面赤足冷，或下利清谷，此阴盛格阳于上而见，当温之。（28）

再有一种白㾦，小粒如水晶色者，此湿热伤肺，邪虽出而气液枯也，必得甘药补之。或未至久延，伤及气液，乃湿郁卫分，汗出不彻之故，当理气分之邪。或白如枯骨者多凶，为气液竭也。（30）

再妇人病温与男子同，但多胎前产后，以及经水适来适断。大凡胎前病，古人皆以四物加减用之，谓护胎为要，恐来害妊，如热极用井底泥，蓝布浸冷，复盖腹上等，皆是保护之意，但亦要看其邪之可解处。如血腻之药不灵，又当省察，不可认板法。然须步步保护胎元，恐损正邪陷也。

至于产后之法，按方书谓慎用苦寒，恐伤其已亡之阴也，然亦要辨其邪能从上中解者，稍从证用之，亦无妨也，不过勿犯下焦，且属虚体，当如虚怯人病邪而治。总之无犯实实虚虚之禁，况产后当气血沸腾之候，最多空窦，邪势必乘虚内陷，虚处受邪，为难治也。（36）

如经水适来适断，邪将陷血室，少阳伤寒言之详悉，不必多赘。但数动与正伤寒不同，仲景立小柴胡汤，提出所陷热邪，参、枣扶胃气，以冲脉隶属阳明也，此与虚者为合治。若热邪陷入，与血相结者，当从陶氏小柴胡汤去参、枣加生地、桃仁、楂肉、丹皮或犀角等。若本经血结自甚，必少腹满痛，轻者刺期门，重者小柴胡汤去甘药加延胡、归尾、桃仁，挟寒加肉桂心，气滞者加香附、陈皮、枳壳等。然热陷血室之证，多有谵语如狂之象，防是阳明胃实，当辨之。血结者身体必重，非若阳明之轻旋便捷者。何以故耶？阴主重浊，络脉被阻，侧旁气痹，连胸背皆拘束不遂，故祛邪通络，正合其病，往往延久，上逆心包，胸中痛，即陶氏所谓血结胸也。王海藏所制的桂枝红花汤加海蛤、桃仁，原是表里上下一齐尽解之理，看此方大有巧手，故录出以备学者之用。（37）

《湿热病篇》

湿热证，始恶寒，后但热不寒，汗出胸痞，舌白，口渴不引饮。

湿热证，恶寒无汗，身重头痛。湿在表分，宜藿香、香薷、羌活、苍术皮、薄荷、牛蒡子等味。颈不痛者，去羌活。（2）

湿热证，恶寒发热，身重，关节疼痛。湿在肌肉，不为汗解，宜滑石、大豆黄卷、茯苓皮、苍术皮、藿香叶、鲜荷叶、白通草、桔梗等味。不恶寒者，去苍术皮。（3）

湿热证，胸痞发热，肌肉微疼，始终无汗者，膝理暑邪内闭。宜六一散一两，薄荷叶三四分，泡汤调下即汗解。（21）

湿热证，初起壮热口渴，脘闷懊憹，眼欲闭，时谵语。浊邪蒙蔽上焦，宜涌泄，用枳壳、桔梗、淡豆豉、生山栀，无汗者加葛根。(31)

湿热证，初起即胸闷不知人，瞀乱大叫痛。湿热阻闭中上二焦，宜草果、槟榔、鲜菖蒲、芫荽、六一散各重用，或加皂角，地浆水煎。(14)

湿热证，寒热如疟。湿热阻遏膜原，宜柴胡、厚朴、槟榔、草果、藿香、苍术、半夏、干菖蒲、六一散等味。(8)

湿热证，舌遍体白，口渴，湿滞阳明，宜用辛开，如厚朴、草果、半夏、干菖蒲等味。(12)

湿热证，初起发热，汗出胸痞，口渴舌白。湿伏中焦，宜藿梗、蔻仁、杏仁、枳壳、桔梗、郁金、苍术、厚朴、草果、半夏、干菖蒲、佩兰叶、六一散等味。(10)

湿热证，舌根白，舌尖红。湿渐化热，余湿犹滞，宜辛泄佐清热，如蔻仁、半夏、干菖蒲、大豆黄卷、连翘、绿豆衣、六一散等味。(13)

湿热证，壮热口渴，自汗，身重，胸痞，脉洪大而长者，此太阴之湿与阳明之热相合，宜白虎加苍术汤。(37)

湿热证，数日后自利，溺赤，口渴，湿流下焦，宜滑石、猪苓、茯苓、泽泻、草薢、通草等味。(11)

湿热证，四五日，忽大汗出，手足冷，脉细如丝或绝，口渴，茎痛，而起坐自如，神清语亮，乃汗出过多，卫外之阳暂亡，湿热证之邪仍结，一时表里不通，脉故伏，非真阳外脱也，宜五苓散去术加滑石、酒炒川连、生地、芪皮等味。(29)

湿热证，壮热口渴，舌黄或焦红，发痉，神昏谵语，或笑，邪灼心包，营血已耗，宜犀角、羚羊角、连翘、生地、玄参、钩藤、银花露、鲜菖蒲、至宝丹等味。(5)

湿热证，壮热烦渴，舌焦红或缩，斑疹，胸痞，自利，神昏痉厥，是热邪充斥表里三焦，宜大剂犀角、羚羊角、生地、玄参、银花露、紫草、方诸水、金汁、鲜菖蒲等味。(7)

湿热证，经水适来，壮热口渴，谵语神昏，胸腹痛，或舌无苔，脉滑数，邪陷营分，宜大剂犀角、紫草、茜根、贯众、连翘、鲜菖蒲、银花露等味。(32)

湿热证，上下失血或汗血，毒邪深入营分，走窜欲泄，宜大剂犀角、生地、赤芍、丹皮、连翘、紫草、茜根、银花等味。(33)

湿热证，三四日即口噤，四肢牵引拘急，甚则角弓反张，此湿热证侵入经络脉隧中，宜鲜地龙、秦艽、威灵仙、滑石、苍耳子、丝瓜藤、海风藤、酒炒黄连等味。(4)

湿热证，发痉，神昏笑妄，脉洪数有力，开泄不效者，湿热蕴结胸膈，

宜仿凉膈散；若大便数日不通者，热邪闭结肠胃，宜仿承气微下之例。（6）

湿热证，发痉撮空，神昏笑妄，舌苔干黄起刺或转黑色，大便不通者，热邪闭结胃腑，宜用承气汤下。（36）

湿热证，口渴，苔黄起刺，脉弦缓，囊缩舌硬，谵语昏不知人，两手搐搦。津枯邪滞，宜鲜生地、芦根、生首乌、鲜稻根等味。若脉有力，大便不通，大黄亦可加入。（35）

湿热证，数日后，汗出热不除，或痉，忽头痛不止者，营液大亏，厥阴风火上升，宜羚羊角、蔓荆子、钩藤、玄参、生地、女贞子等味。（20）

湿热证，发痉神昏，独足冷阴缩。下体外受客寒，仍宜从湿热证治，只用辛温之品煎汤熏洗。（30）

湿热证，七八日，口不渴，声不出，与饮食亦不却，默默不语，神识昏迷，进辛开凉泄，芳香逐秽，俱不效。此邪入厥阴，主客浑受，宜仿吴又可三甲散，醉地鳖虫、醋炒鳖甲、土炒穿山甲、生僵蚕、柴胡、桃仁泥等味。（34）

湿热证，四五日，口大渴，胸闷欲绝，干呕不止，脉细数，舌光如镜。胃液受劫，胆火上冲，宜西瓜汁、金汁、木香、香附、乌药等味。（15）

湿热证，呕吐清水，或痰多，湿热证内留，木火上逆，宜温胆汤加瓜蒌、碧玉散等味。（16）

湿热证，呕恶不止，昼夜不瘥，欲死者，肺胃不和，胃热移肺，肺不受邪也，宜用川连三四分，苏叶二三分，两味煎汤，呷下即止。

湿热证，十余日后，左关弦数，腹时痛，时圊血，肛门热痛。血液内燥，热邪传入厥阴之证，宜仿白头翁法。（23）

湿热证，十余日后，尺脉数，下利，或咽痛，口渴心烦。下泉不足，热邪直犯少阴之证，宜仿猪肤汤凉润法。（24）

湿热证内滞太阴，郁久而为滞下，其证胸痞腹痛，下坠窘迫，脓血稠黏，里结后重，脉软濡数者，宜厚朴、黄芩、神曲、陈皮、木香、槟榔、柴胡、煨葛根、银花炭、荆芥炭等味。（41）

痢久伤阳，脉虚滑脱者，真人养脏汤加甘草、当归、白芍。（42）

痢久伤阴，虚坐努责者，宜用熟地炭、炒当归、炒白芍、炙甘草、广皮之属。（43）

湿热证，身冷脉细，汗泄胸痞，口渴舌白。湿中少阴亡阳，宜人参、白术、附子、茯苓、益智等味。（25）

暑月病初起，但恶寒，面黄，口不渴，神倦，四肢懒，脉沉弱，腹痛下利。湿困太阴之阳，宜仿缩脾饮，甚则大顺散、来复丹等法。（26）

暑热内袭，腹痛吐利，胸痞脉缓者，湿浊内阻太阴，宜缩脾饮。（44）

暑月饮冷过多，寒湿内留，水谷不分，上吐下泻，肢冷脉伏者，宜大

顺散。(45)

腹痛下利，胸痞，烦躁，口渴，脉数大，按之豁然空者，宜冷香饮子。(46)

湿热证，湿热伤气，四肢困倦，精神减少，身热气高，心烦溺黄，口渴自汗，脉虚者，用东垣清暑益气汤主治。(38)

湿热证，咳嗽昼夜不安，甚至喘不得眠者，暑邪入于肺络，宜葶苈、枇杷叶、六一散等味。(18)

暑月热伤元气，气短倦怠，口渴多汗，肺虚而咳者，宜人参、麦冬、五味子等味。(39)

暑月乘凉饮冷，阳气为阴寒所遏，皮肤蒸热，凛凛畏寒，头痛头重，自汗烦渴，或腹痛吐泻者，宜香薷、厚朴、扁豆等味。(40)

湿热证，数日后脘中微闷，知饥不食。湿邪蒙绕三焦，宜藿香叶、薄荷叶、鲜荷叶、枇杷叶、佩兰叶、芦根尖、冬瓜仁等味。(9)

湿热证，十余日，大势已退，唯口渴汗出，骨节痛。余邪留滞经络，宜元米汤泡于术，隔一宿，去术煎饮。(19)

湿热证，按法治之，数日后，或吐下一时并至者，中气亏损，升降悖逆，宜生谷芽、莲心、扁豆、薏仁、半夏、甘草、茯苓等味，甚则用理中法。(22)

湿热证，按法治之，诸证皆退，惟目瞑则惊悸梦惕。余邪内留，胆气未舒，宜酒浸郁李仁、姜汁炒枣仁、猪胆皮等味。(27)

湿热证，曾开泄下夺，恶候皆平，独神思不清，倦语不思食，溺数，唇齿干，胃气不输，肺气不布，元神大亏，宜人参、麦冬、石斛、木瓜、生甘草、生谷芽、鲜莲子等味。(28)

《温病条辨》

温病者，有风温，有温热，有温疫，有温毒，有暑温，有湿温，有秋燥，有冬温，有温疟。(上焦篇1)

此九条，见于王叔和《伤寒例》中居多。叔和又引《难经》之文以神其说。按时推病，实有是证，叔和治病时，亦实遇是证。但叔和不能别立治法，而叙于《伤寒例》中，实属蒙混。以《伤寒论》为治外感之妙法，遂将一切外感悉收入《伤寒例》中，而悉以治伤寒之法治之。后人亦不能打破此关，因仍苟简，千余年来，遗患无穷，皆叔和之作俑，无怪见驳于方有执，喻嘉言诸公也。然诸公虽驳叔和，亦未曾另立方法，喻氏虽立治法，仍不能脱却伤寒圈子，弊与叔和无二，以致后人无所遵依。本论详加考核，准古酌今，细立治法，除伤寒宗仲景法外，俾四时杂感，郎若列眉。未始非叔和有以肇其端，东垣、河间、安道、又可、嘉言、天士宏其议，而塘得以善其后也。

风温者，初春阳气始开，厥阴行令，风夹温也。温热者，春末夏初，阳气弛张，温盛为热也。温疫者，厉气流行，多兼秽浊，家家如是，若役使然也。温毒者，诸温夹毒，秽浊太甚。暑温者，正夏之时，暑病之偏于热者也。湿温者，长夏初秋，湿中生热，即暑病之偏于湿者也。秋燥者，秋金燥烈之气也。冬温者，冬应寒而反温，阳不潜藏。民病温也。温疟者，阴气先伤，又因于暑，阳气独发也。

按：诸家论温，有顾此失彼之病，故是编首揭诸温之大纲，而名其书曰《温病条辨》。

凡病温者，始于上焦，在手太阴。（上焦篇2）

伤寒由毛窍而入，自下而上，始足太阳。足太阳膀胱属水，寒即水之气，同类相从。故病始于此。古来但言膀胱主表，殆未尽其义。肺者，皮毛之合也，独不主表乎？治法必以仲景六经次传为祖法。温病由口鼻而入，自上而下，鼻通于肺。始于手太阴金也，温者火之气，风者火之母，火未有不克金者，故病始于此，必从河间三焦定论。再寒为阴邪，虽《伤寒论》中亦言中风，此风从西北方来，乃肃发之寒风也，最善收引，阴盛必伤阳，故首郁遏太阳经中之阳气。而为头痛，身热等证。太阳阳腑也，伤寒阴邪也，阴盛伤人之阳也。温为阳邪，此论中亦言伤风，此风从东方来，乃解冻之温风也，最善发泄，阳盛必伤阴，故首郁遏太阴经中之阴气，而为咳嗽、自汗、口渴、头痛、身热、尺热等证。太阴阴脏也，温热阳邪也，阳盛伤人之阴也。阴阳两大法门之辨，可了然于心目间矣。

太阴风温、温热、温疫、冬温、初起恶风寒者，桂枝汤主之；但热不恶寒而渴者，辛凉平剂银翘散主之。温毒、暑温、湿温、温疟不在此例。（上焦篇4）

按仲景《伤寒论》原文大阳病（谓如太阳证，即上文头痛、身热、恶风、自汗也），但恶热不恶寒而渴者，名曰温病，桂枝汤主之。盖温病忌汗，最喜解肌，桂枝本为解肌，且桂枝芳香化浊，芍药收阴敛液，甘草败毒和中，姜枣调和营卫，温病初起原可用之。此处却变易前法，恶风寒者主以桂枝，不恶风寒主以辛凉者，非敢擅违古训也。仲景所云不恶风寒者，非全不恶风寒也，其先亦恶风寒，追既热之后，乃不恶风寒耳，古文简质，且对太阳中风热时亦恶风寒言之，故不暇详耳。

方论：按温病忌汗，汗之不惟不解，反生他患。盖病在手经，徒伤足太阳无益病；自口鼻吸受而生，徒发其表亦无益也。且汗为心液，心阳受伤，必有神明内乱、谵语癫狂、内闭外脱之变。再误汗虽曰伤阳，汗乃五液之一，未始不伤阴也。《伤寒论》曰：尺脉微者，为里虚。禁汗，其义可见。其曰伤阳者，特举其伤之重者而言之耳。温病最善伤阴，用药又复伤阴，岂非为贼立帜乎？此古来用伤寒法治温病之大错也。

面目俱赤，语声重浊，呼吸俱粗，大便闭，小便涩，舌苔老黄，甚则黑有芒刺，但恶热不恶寒，日晡益甚者，传至中焦，阳明温病也。脉浮洪躁甚者，白虎汤主之；脉沉数有力，甚则脉体反小而实者，大承气汤主之；暑温、湿温、温疟不在此例。（中焦篇1）

阳明之脉荣于面，《伤寒论》谓：阳明病，面缘缘正赤，火盛必克金，故目白睛亦赤也。语声重浊，金受火刑而音不清也。呼吸俱粗谓鼻息来去俱粗。其粗也平等，方是实证；若来粗去不粗，去粗来不粗，或竟不粗，则非阳明实证，当细辨之。粗则喘之渐也。大便闭，阳明实也，小便涩，火腑不通而阴气不化也。口燥渴，火烁津也。舌苔老黄，肺受胃浊，气不化津也，甚则黑者。黑，水色也，火极而似水也。又水胜火，大凡五行之极盛，必兼胜己之形。芒利，苔久不化，热极而起坚硬之刺也，倘刺软者，非实证也。不恶寒，但恶热者，传至中焦，已无肺证阳明者，两阳合明也，温邪之热与阳明之热相搏，故但恶热也。或用白虎，或用承气者，证同而脉异也。浮洪躁甚，邪气近表，脉浮者不可下。几逐邪者，随其所在，就近而逐之，脉浮则出表为顺，故以白虎之金飚以退烦热。若沉小有力，病纯在里，则非下夺不可矣，故主以大承气。按吴又可《温疫论》中云：舌苔边白但见中微黄者，即加大黄，甚不可从。虽云伤寒重在误下，温病重在误汗，即误下不似伤寒之逆之甚，究竟承气非可轻尝之品，故云舌苔老黄，甚则黑有芒刺，脉体沉实，的系燥结痞满，方可用之。

阳明温病，无上焦证，数日不大便，当下之。若其人阴素虚，不可行承气者，增液汤主之。服增液汤已，周十二时观之，若大便不下者，合调胃承气汤微和之。（中焦篇11）

此方所以代吴又可承气养荣汤法也。妙在寓泻于补，以补药之体作泻药之用，既可攻实，又可防虚。余治体虚之温病，与前医误伤津液不大便，半虚半实之证，专以此法救之，无不应手而效。

方论：温病之不大便，不出热结液干二者之外。其偏于阳邪炽甚，热结之实证，则从承气法矣；其偏于阴亏液涸之半虚半实证，则不可混施承气，故以此法代之……（元参、麦冬、生地）三者合用，作增水行舟之计，故汤名增液，但非重用不为功。本论于阳明下证，峙立三法：热结液干之大实证，则用大承气；偏于热结而液不干者，旁流是也，则用调胃承气，偏于液干多而热结少者，则用增液，所以回护其虚，务存津液之心法也。

阳明温病，下之不通，其证有五：应下失下，正虚不能运药，不运药者死，新加黄龙汤主之。喘促不宁，痰涎壅滞，右寸实大，肺气不降者，宣白承气汤主之。左尺牢坚，小便赤痛，时烦渴甚，导赤承气汤主之。邪闭心包，神昏舌短，内窍不通，饮不解渴者，牛黄承气汤主之。津液不足，无水舟停者，间服增液，再不下者，增液承气汤主之。（中焦篇17）

《经》谓下不通者死，盖下而至于不通，其为危险可知，不忍因其危阶难治而遂弃之。兹按温病中下之不通者共有五因：其因正虚不运药者，正气既虚，邪气复实，勉拟黄龙法，以人参补正，以大黄逐邪，以冬、地增液，邪退正存一线，即可以大队补阴而生，此邪正合治法也。其因肺气不降，而里证又实者，必喘促寸实，则以杏仁、石膏宣肺气之痹，以大黄逐肠胃之结，此脏腑合治法也。其因火腑不通，左尺必现牢坚之脉，小肠热盛，下注膀胱，小便必涓滴赤且痛也，则以导赤去淡通之阳药，加连、柏之苦通火腑，大黄、芒硝承胃气而通大肠，此二肠同治法也。其因邪闭心包，内窍不通者，前第五条已有先与牛黄丸，再与承气之法，此条系已下而不通，舌短神昏，闭已甚矣，饮不解渴，消亦甚矣，较前条仅仅谵语，则更急而又急，立刻有闭脱之虞，阳明大实不通，有消亡肾液之虞，其势不可少缓须臾，则以牛黄丸开手少阴之闭，以承气急泻阳明，救足少阴之消，此两少阴合治法也。在此条亦系三焦俱急，当与前第九条用承气、陷胸合法者参看。其因阳明太热，津液枯燥，水不足以行舟，而结粪不下者，非增液不可。服增液两剂，法当自下，其或脏燥太甚之人，竟有不下者，则以增液合调胃承气汤，缓缓与服，约二时服半杯沃之，此一腑中气血合治法也。

邪入心包，舌謇肢厥，牛黄丸主之，紫雪丹亦主之。（上焦篇17）

厥者，尽也。阴阳极造其偏，皆能致厥。伤寒之厥，足厥阴病也，温热之厥，手厥阴病也。舌卷囊缩，虽同系厥阴见证，要之，舌属手，囊属足也。盖舌为心窍，包络代心用事，肾囊前后，皆肝经所过，断不可以阴阳二厥，混而为一，若陶节庵所云："冷过肘膝，便为阴寒"，恣用大热。再热厥之中，亦有三等：有邪在络居多，而阳明证少者，则从芳香，本条所云是也；有邪搏阳明，阳明太实，上冲心包，神迷肢厥，甚至通体皆厥，当从下法，本论载入中焦篇；有日久邪杀阴亏而厥者，则从育阴潜阳法，本论载入下焦篇。

阳明温病，舌黄燥，肉色绛，不渴者，邪在血分，清营汤主之。若滑者不可与也，当于湿温中求之。（中焦篇20）

温病传里，理当渴甚，今反不渴者，以邪气深入血分，格阴于外，上潮于口，故反不渴也。曾过气分，故苔黄而燥；邪居血分，故舌之肉色绛也。若舌苔白滑、灰滑、淡黄而滑，不渴者，乃湿气蒸腾之象，不得用清营柔以济柔也。

风温、温热、温疫、温毒、冬温，邪在阳明久羁，或已下，或未下，

身热面赤，口千舌燥，甚则齿黑唇裂，脉沉实者，仍可下之；脉虚大，手足心热甚于手足背者，加减复脉汤主之。（下焦篇1）

温邪久羁中焦，阳明阳土，未有不克少阴癸水者。或已下而阴伤，或未下而阴竭若实证居多，正气未至溃散，脉来沉实有力，尚可假手于一下，即《伤寒论》中急下以存津液之谓；若中无结粪，邪热少而虚热多，其人脉必虚。手足心主里，其热必甚于手足背之表也。若再下其热，是竭其津而速之死也。故以复脉汤复其津液，阴复则阳留，庶可不至于死也。去参、桂、姜、枣之补阳，加白芍收三阴之阴，故云加减复脉汤。在仲景当日，治伤于寒者之结代，自有取于参、桂、姜、枣，复脉中之阳；今治伤于温者之阳亢阴竭，不得再补其阳也。用古法而不拘用古方，医者之化裁也。

形似伤寒，但右脉洪大而数，左脉反小于右，口渴甚，面赤，汗大出者，名曰暑温，在手太阴，白虎汤主之；脉芤甚者，白虎加人参汤主之。（上焦篇22）

此标暑温之大纲也。按温者热之渐，热者温之极也。温盛为热，木生火也；热极湿动，火生土也。上热下湿，人居其中而暑成焉。若纯热不兼湿者，仍归前条温热例；不得混入暑也。形似伤寒者，谓头痛、身痛、发热恶寒也。水火极不同性，各造其偏之极，反相同也。故《经》谓水极而似火也，火极而似水也。伤寒伤于水气之寒，故先恶寒而后发热，寒郁人身卫阳之气而为热也。故仲景《伤寒论》中，有"已发热""或未发"之文，若伤暑则先发热，热极而后恶寒。盖火盛必克金，肺性本寒。而复恶寒也。然则伤暑之发热恶寒，虽与伤寒相似，其所以然之故实不同也。学者诚则究心于此，思过半矣。

小儿暑温，身热，卒然痉厥，名曰暑痫，清营汤主之，亦可少与紫雪丹。（上焦篇33）

小儿之阴。更虚于大人，况暑月乎？一得暑温，不移时有过卫入营者，盖小儿之脏腑薄也。血络受火邪逼迫，火极而内风生，俗名"急惊"，混与发散消导，死不旋踵，惟以清营汤，清营分之热而保津液。使液充阳和，自然汗出而解，断断不可发汗也。可少与紫雪者，清包络之热而开内窍也。

头痛恶寒，身重疼痛，舌白不渴，脉弦细而濡，面色淡黄，胸闷不饥，午后身热，状若阴虚，病难速已。名曰湿温。汗之则神昏耳聋，甚则目瞑不欲言；下之则洞泄；润之则病深不解；长夏深秋冬日同法，三仁汤主之。（上焦篇43）

湿为阴邪，自长夏而来，其来有渐，且其性氤氲黏腻，非若寒邪之一汗即解，温邪之一凉则退，故难速已。世医不知其为湿温，见其头痛恶寒，身重疼痛也，以为伤寒而汗之，汗伤心阳，湿随辛温发表之药蒸腾上逆，内蒙心窍则神昏，上蒙清窍则耳聋、目瞑不言。见其中满不饥，以为停滞而大下之，误下伤阴，而重抑脾阳之升，脾气转陷，湿邪乘势内溃，故洞泄。见其午后身热，以为阴虚而用柔药润之，湿为胶滞阴邪，再加柔润阴药，二阴相合，同气相求，遂有锢结而不可解之势。惟以三仁汤轻开上焦肺气，盖肺主一身之气，气化则湿亦化也。湿气弥漫。本无形质，以重浊滋味之药治之，愈治愈坏。伏暑、湿温，吾乡俗名秋呆子，悉以陶氏《六书》法治之，不知从何处学来。医者呆，反名病呆，不亦诬乎！再按湿温较诸温病，势虽缓而实重。上焦最少，病势不甚显张；中焦病最多，详见中焦篇，以湿为阴邪故也，当于中焦求之。

长夏受暑，过夏而发者，名曰伏暑，霜未降而发者少轻，霜既降而发者则重，冬日发者尤重，子午丑未之年为多也。（上焦篇36）

长夏盛暑，气壮者不受也；稍弱者，但头晕片刻，或半日而已；次则即病。其不即病而内舍于骨髓，外舍于分肉之间者，气虚者也。盖气虚不能传送暑邪外出，必待秋凉金气相搏而后出也。金气本所以退烦暑。金欲退之，而暑无所藏，故伏暑病发也。其有气虚甚者，虽金风亦不能击之使出，必待深秋大凉，初冬微寒，相逼而出，故尤为重也。

温毒咽痛喉肿，耳前耳后肿，颊肿，面正赤，或喉不痛，但外肿，甚则耳聋，俗名大头温、虾蟆温者，普济消毒饮去柴胡、升麻主之。初起一二日再去芩、连，三四日加之佳。（上焦篇18）

温毒者，秽浊也。凡地气之秽，未有不因少阳之气而自能上升者，春夏地气发泄，故多有是证；秋冬地气间有不藏之时，亦或有是证。人身之少阴素虚，不能上济少阳，少阳升腾莫制，亦多成是证；小儿纯阳火多，阴未充长，亦多有是证。

治法，总不能出李东坦普济消毒饮之外。其方之妙，妙在以凉膈散为主，而加化清气之马勃、僵蚕、银花，得轻可去实之妙；再加元参、牛蒡、板蓝根，败毒而利肺气，补肾水以上济邪火；去柴胡、升麻者，以升腾飞越大过之病，不当再用升也。说者谓共引经，亦甚愚矣！凡药不能直至本经者，方用引经药作引。此方皆系轻药，总走上焦，开天气，肃肺气，岂须用升、柴直升经气耶？去黄芩、黄连者，芩、连清里药也。病初起未至中焦，不得先用里药，故犯中焦也。

秋感燥气，右脉数大，伤手太阴气分者，桑杏汤主之。（上焦篇54）

前人有云：六气之中，惟燥不为病，似不尽然。盖以《内经》少"秋感于燥"一条，数有此议耳。如阳明司天之年，岂无燥金之病乎？大抵春秋二令，气候较夏冬之偏寒偏热为平和，其由于冬夏之伏气为病者多其由于本气自病者少，其由于伏气而病者重，本气自病者轻耳。其由于本气自病之燥证，初起必在肺卫，故以桑杏汤清气分之燥也。

感燥而咳者，桑菊饮主之。（上焦篇55）

亦救肺卫之轻剂也。

燥伤肺胃阴分，或热或咳者，沙参麦冬汤主之。（上焦篇56）

此条较上二条，则病深一层矣，故以甘寒救其津液。

燥气化火，清窍不利者，翘荷汤主之。（上焦篇57）

清窍不利，如耳鸣目赤，龈胀咽痛之类。翘荷汤者，亦清上焦气分之燥热也。

燥伤胃阴，五汁饮主之，玉竹麦门冬汤亦主之。（中焦篇100）

燥证气血两燔者，玉女煎主之。（中焦篇102）

燥久伤及肝肾之阴，上盛下虚，昼凉夜热，或干咳，或不咳，甚则痉厥者，三甲复脉汤主之。定风珠亦主之，专翁大生膏亦主之。（下焦篇78）

肾主五液而恶燥，或由外感邪气久羁而伤及肾阴，或不由外感而内伤致燥，均以培养津液为主，肝木全赖肾水滋养，肾水枯渴，肝断不能独治，所谓乙癸同源，故肝肾并称也。三方由浅入深，定风浓于复脉，皆用汤，从急治。专翁，取乾坤之静，多用血肉之品，熬膏为丸，从缓治。盖下焦深远，草木无情，故用有情缓治。再暴虚易复者，则用二汤。久虚难复者，则用专翁。专翁之妙，以下焦丧失皆腥臭脂膏，即以腥臭脂膏补之，较之丹溪之知柏地黄，云治雷龙之火而安肾燥，明眼自能辨之。盖凡甘能补，凡苦能泻，独不知苦先入心，其化以燥乎！再雷龙不能以刚药直折也，肾水足则静，自能安其专翁之性；肾水亏则动而躁，因燥而躁也。善安雷龙者，莫如专翁，观者察之。

大阴温病，不可发汗，发汗而汗不出者，必发斑疹，汗出过多者，必神昏论语发斑者，化斑汤主之；发疹者，银翘散去豆豉加细生地、丹皮、大青叶，倍元参主之。禁升麻、柴胡、当归、防风、羌活、白芷、葛根、三春柳。神昏谵语者，清宫汤主之，牛黄丸、紫雪丹、局方至宝丹亦主之。（上焦篇16）

温病忌汗者，病由口鼻而入，邪不在足大阳之表，故不得伤太阳经也。时医不知而误发之，若其人热甚血燥，不能蒸汗，温邪郁于肌表血分，故必发斑疹也。若其人表疏，一发而汗出不止。汗为心液，误汗亡阳，心阳伤而神明乱，中无所主，故神昏；心液伤而心血虚，心以阴为体，心阴不能济阳，则心阳独亢，心主言，故谵语不休也。且手经逆传，世罕知之。手太阴病不解，本有必传手厥阴心包之理，况又伤其气血乎？

斑疹，用升提则衄，或厥，或呛咳。（中焦篇23）

此治斑疹之禁也。斑疹之邪在血络，只喜轻宣凉解。若用柴胡、升麻辛温之品，直升少阳，使热血上循清道则衄；过升则下竭，下竭者必上厥；肺为华盖，受热毒之熏蒸则呛咳；心位正阳，受升提之摧迫则昏痉。

温病小便不利者，淡渗不可与也，忌五苓、八正辈。（中焦篇30）

原文节选

此用淡渗之禁也。热病有余于火，不足于水，惟以滋水泻火为急务，岂可再以淡渗动阳而烁津乎？奈何吴又可于小便条下，特立猪苓汤，乃去仲景原方之阿胶，反加木通、车前，渗而又渗乎？其治小便血分之桃仁汤中，仍用滑石，不识何解？

温病燥热，欲解燥者，先滋其干，不可纯用苦寒也，服之反燥甚。（中焦篇31）

此用苦寒之禁也。温病有余于火，不用淡渗犹易明，并苦寒亦设禁条，则未易明也。举世皆以苦能降火，寒能泻热，坦然用之而无疑不知苦先入心，其北以燥，服之不应，愈化愈燥。宋人以目为火户，设立三黄汤，久服竟至于瞎，非化燥之明征乎？吾见温病而患用苦寒，津液干涸不救者甚多。盖化气比本气更烈，故前条冬地三黄汤甘寒十之八九，苦寒仅十之一二耳。

阳明温病，下后脉静，身不热，舌上津回，十数日不大便，可与益胃、增液辈，断不可再与承气也。下后舌苔未尽退，口微渴，面微赤，脉微数，身微热，日浅者，亦与增液辈。日深舌微干者，属下焦复脉法也。勿轻与承气，轻与者肺燥而咳，脾滑而泄，热反不除，渴反甚也，百日死。（中焦篇33）

此数下亡阴之大戒也。下后不大便十数日，甚至二十日，乃肠胃津液受伤之故，不可强责其便，但与复阴，自能便也。此条脉静身凉，人犹易解，至脉虽不躁而未静，身虽不壮热而未凉，俗医必谓邪气不尽，必当再下，在又可法中，亦必再下。不知大毒治病，十衰其六，但与存阴退热，断不误辛。若轻与苦燥，频伤胃阴，肺之母气受伤，阳明化燥，肺无秉气，反为燥逼，焉得不咳？燥咳久者，必身热而渴也，若脾气为快利所伤，必致滑泄，滑泄则阴伤而热渴愈加类。迁延三月，天道小变之期，其势不能再延，故曰百日死也。

汗也者，合阳气阴精蒸化而出者出。《内经》云："人之汗，以天地之雨名之"。盖汗之为物，以阳气为运用，以阴精为材料。阴精有余，阳气不足，则汗不能自出。不出则死。阳气有余，阴精不足，多能自出，再发则痉，痉亦死；或熏灼而不出，不出亦死也。其有阴精有余，阳气不足，又为寒邪肃杀之气所搏，不能自出者，必用辛温味薄急走之药，以运用其阳气。仲景之治伤寒是也。《伤寒》一书，始终以救阳气为主。其有阳气有余，阴精不足，又为温热升发之气所烁，而汗自出，或不出者，必用辛凉以止其自出之汗，用甘凉甘润培养其阴精为材料，以为正汗之地，本论之治温热是也。本论始终以救阴精为主，此伤寒所以不可不发汗，温热病断不可发汗之大较也。

治外感如将（兵贵神速，机圆法活，去邪务尽，善后务细，盖早平一日，即人少受一日之害）；治内伤如相（坐镇从容，神机默运，无功可言，无德可见，而人登寿域）。治上焦如羽（非轻不举）；治中焦如衡（非平不安）；治下焦如权（非重不沉）。

唐宋以来，治温热病者，初用辛温发表，见病不为药衰，则恣用苦寒，大队芩、连、知、柏，愈服愈燥，河间且犯此弊。盖苦先入心，其化以燥，燥气化火，反见齿板黑，舌短黑，唇裂黑之象，火极而似水也。吴又可非之，诚是。但又不识苦寒化燥之理，以为黄连守而不走，大黄走而不守。夫黄连不可轻用，大黄与黄连同一苦寒药，迅利于黄连百倍，反可轻用哉？余用普济消毒饮于温病初起，必去芩、连，畏其入里而犯中下焦也。于应用芩、连方内，必大队甘寒以监之，但令清热化阴，不令化燥。如阳亢不寐，火腑不通等证，于酒客便溏频数者，则重用之。湿温门则不惟不忌芩、连，仍重赖之，盖欲其化燥也。语云："药用当而通神"，医者之于药，何好何恶，惟当之是求。

前三焦篇所序之燥气，皆言化热伤津之证，治以辛甘微凉（金必克木，木受克，则子为母复仇，火来胜复类），未及寒化。盖燥气寒化，乃燥气之正，《素问》谓"阳明所至为清劲"是也。《素问》又谓"燥极而泽"（土为金母，水为金子也），本论多类及于寒湿、伏暑门中，如腹痛、呕吐之类，经谓"燥淫所胜，民病善呕，心胁痛不能转侧"者是也。治以苦温，《内经》治燥之正法也。前人有六气之中，惟燥不为病之说盖以燥统于寒（吴氏《素问》注云：寒统燥湿。暑统风火，故云寒暑六入也），而近于寒，几是燥病，只以为寒而不知其为燥也。合六气而观之，余俱主生，独燥主杀，岂不为病者乎？细读《素问》自知。再前三篇原为温病而设，而类及于暑温、湿温，其于伏暑、湿温门中，尤必三致意者，盖以秋日暑湿踞于内。新凉燥气加于外，燥湿兼至。最难界限清楚，稍不确当，其败坏不可胜言。《经》谓粗工治病，湿证未已，燥证复起，盖谓此也（湿有兼热兼寒，暑有兼风兼燥，燥有寒化热化。先将暑湿燥分开，再将寒热辨明，自有准的）。